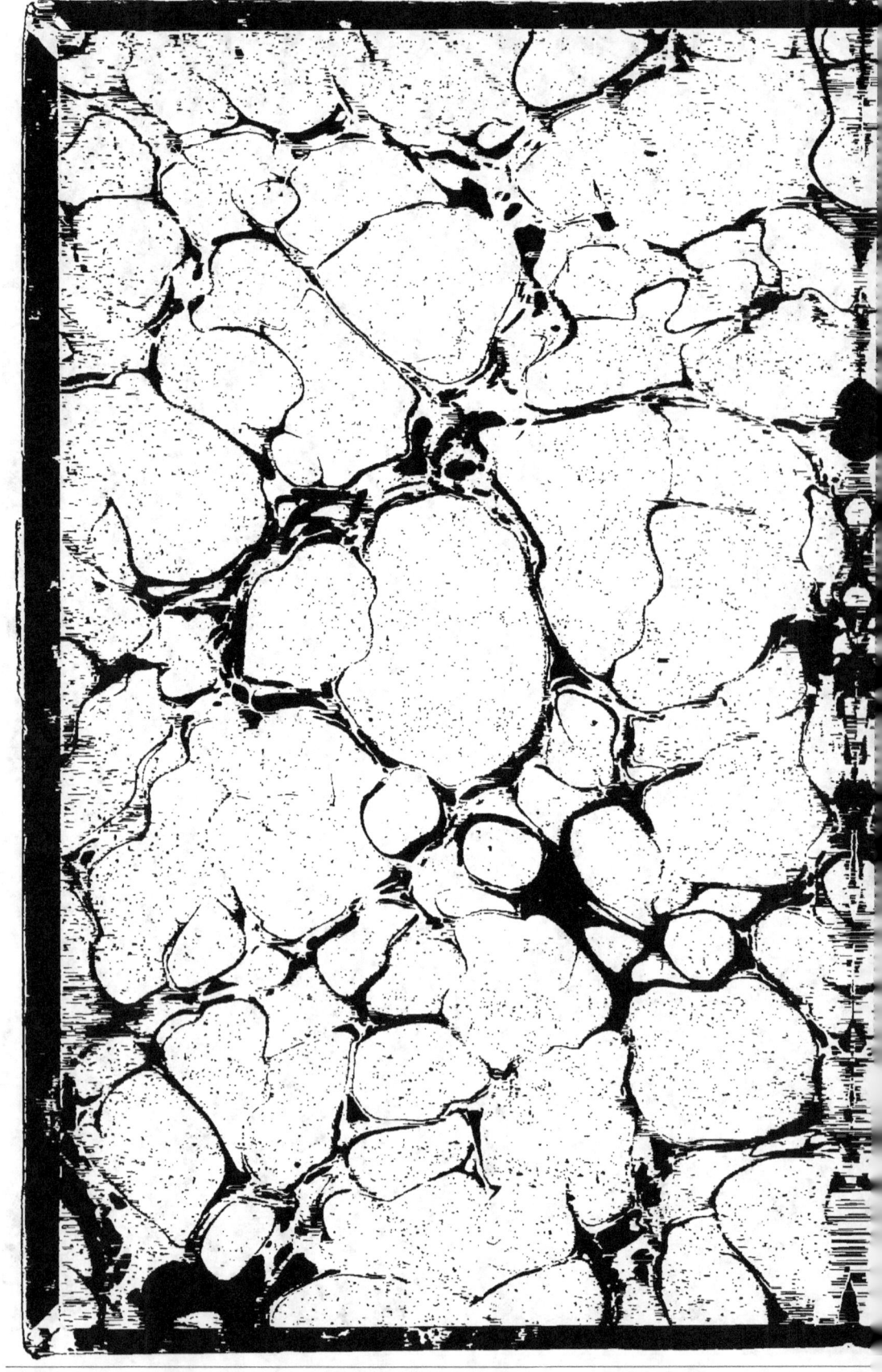

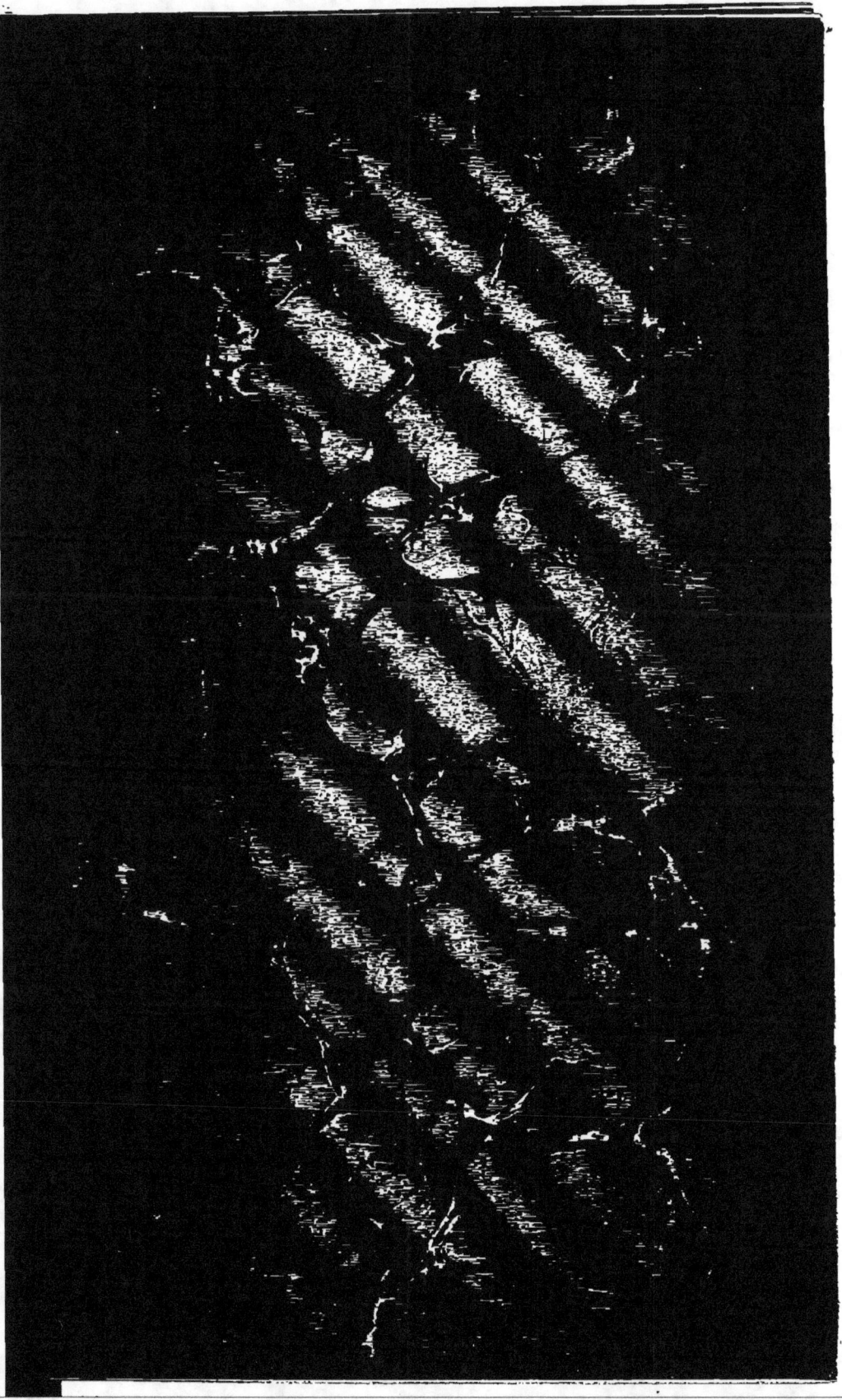

COURS THÉORIQUE ET PRATIQUE

DE

PHYSIOLOGIE, D'HYGIÈNE ET DE THÉRAPEUTIQUE

DE LA VOIX

PARLÉE ET CHANTÉE

HYGIÈNE ET MALADIES DU CHANTEUR ET DE L'ORATEUR

PRINCIPAUX TRAVAUX DU Dr GARNAULT

Sur la spermatogénèse du Cyclostoma elegans. Soc. des sc. ph. de Bordeaux. 1884.

Sur les applications thérapeutiques des sels solubles de bismuth. Ibid. 1885.

Sur la glande à concrétions du Cyclostoma elegans. Comptes rendus de l'Acad. des sciences. 1887.

Recherches anatomiques et histologiques sur le Cyclostoma elegans. Thèse de doctorat ès sciences naturelles (de la Sorbonne). Actes de la Soc. linnéenne de Bordeaux. In-8°, 160 p., et 18 pl. doubles. 1887.

Sur la structure et le développement de l'œuf et de son follicule chez les Chitonides. Comptes rendus de l'Académie des sciences, t. II, p. 621. 1887.

Sur la structure des organes génitaux, l'ovogénèse et les premiers stades de la fécondation chez l'Helix aspersa. Comptes rendus de l'Acad. des sciences, et Procès-verbaux de la Soc. linnéenne de Bordeaux. 1888.

Sur l'organisation de la Valvata piscinalis. Comptes rendus de l'Acad. des sc., et Procès-verbaux de la Soc. linnéenne de Bordeaux, 1888

Recherches sur la structure de l'œuf et de son follicule chez les Chitonides. Thèse de doctorat en médecine, couronnée par la Faculté de médecine de Bordeaux et Archives de zoologie expérimentale. 1888.

Sur le système nerveux des mollusques prosobranches. Zoologischer Anzeiger, et Procès-verbaux de la Soc. linéenne de Bordeaux, 1888.

Sur la signification des globules polaires d'après Weismann. Rev. scient., 1888.

Sur un cas de castration parasitaire chez l'Helyx aspersa. Procès-verbaux de la Soc. linnéenne de Bordeaux et Bulletin scientifique de France et de Belgique, de Giard, avec 1 planche. 1889.

Sur les phénomènes de la fécondation chez l'Helix aspersa et l'Arion empiricorum. Zoologischer Anzeiger, nos 296, 297, 298. 1888-1889.

De la karyokinèse et de ses relations avec le processus de la fécondation. Traduit de Waldeyer, 180 p. Arch. de Tocologie. 1889.

Sur la structure des organes reproducteurs de la Valvata piscinalis. Zoologischer Anzeiger, 1889.

De la karyokinèse et de ses relations avec le processus de la fécondation. Supplément. Traduit de Waldeyer avec l'exposé de mes recherches sur la fécondation chez l'Helix aspersa et l'Arion empiricorum et 1 pl. originale. Bull. scient. de Giard. 1890.

Le traitement de l'otorrhée par les sels solubles de bismuth. Société de laryngologie de Paris, 1892.

Le massage vibratoire et électrique des muqueuses du nez, du pharynx et du larynx. Semaine médicale. 1892.

L'ozène et son traitement. Semaine médicale, 1893.

La voix, le chant et la parole. par Browne et Behnke, trad. de l'anglais. 1 vol. de 330 p., avec 40 fig., 1893. 8 fr.

Les rapports des maladies de l'oreille avec les maladies générales. Semaine médicale, 1894.

Le massage vibratoire et électrique dans les affections de la gorge, des oreilles et du nez. Société d'éditions scientifiques. 1 volume de 160 pages. 1894. 3 fr. 50

Observations sur trois cas d'extraction de l'étrier. Communiqué au Congrès de Rome, 1894.

Le massage vibratoire et électrique dans le traitement des affections de la gorge, des oreilles et du nez. Congrès de Rome, 1894.

Les maladies du nez, dans le *Traité général de Médecine,* publié chez Maloine, 1895.

Le traitement manuel de Ling dans ses applications à la médecine et à la chirurgie, par le Dr Kellgren, traduit de l'anglais sur la 2e édition, 1895. Maloine, édit. 6 fr.

Anatomie normale et pathologique des fosses nasales et de leurs annexes pneumatiques, par Zuckerkandl. Traduit de l'allemand sur la 2e édition, avec le Dr Lichtwitz. 1 vol. de 600 p. et 1 atlas de 58 pl. Masson, édit. 1895. 40 fr.

Précis des maladies de l'oreille. 1 vol. de 550 p., avec 175 fig. Doin, éditeur, 1895. 8 fr.

Peut-on d'après les caractères anthropologiques du crâne prévoir les dispositions anatomiques rendant plus ou moins dangereuses les opérations sur le rocher. Société de Biologie et in extenso. Maloine, 1895. 2 fr. 50

Le traitement des affections du nez, de la gorge et des oreilles par les mouvements du massage rythmé ou vibratoire. Académie de médecine, 1895.

Contribution à l'étude de la morphologie des fosses nasales chez les Vertébrés et recherches sur l'organe de Jacobson. Société de Biologie, 1895.

L'organe de Jacobson des Chiroptères. En collaboration avec le prof. Mathias Duval. Société de Biologie, 1895.

En préparation :

Traité des maladies des voies respiratoires supérieures. Maloine, édit.

COURS THÉORIQUE ET PRATIQUE
DE
PHYSIOLOGIE, D'HYGIÈNE ET DE THÉRAPEUTIQUE
DE LA VOIX
PARLÉE ET CHANTÉE
HYGIÈNE ET MALADIES DU CHANTEUR ET DE L'ORATEUR

(En douze leçons)

PROFESSÉ PAR

Le Dr Paul GARNAULT

Docteur en médecine, docteur ès sciences,
Ex-chef des travaux d'anatomie et d'histologie comparées
à la Faculté des sciences de Bordeaux.
Médecin spécialiste pour les maladies de la gorge, du nez et des oreilles.

Ce cours sera accompagné de démonstrations pratiques de physique, d'anatomie, de physiologie, d'exercices de spirométrie, etc., etc. Les auditeurs seront exercés au maniement du laryngoscope, sur eux-mêmes et sur d'autres personnes; un sujet, dont la gorge est insensible et chez lequel, par conséquent, l'examen laryngoscopique est très facile, sera mis à leur disposition.

En raison des exercices individuels que l'on fera pratiquer aux auditeurs, leur nombre sera très limité; ils seront admis aux divers cours, dans l'ordre de leur inscription.

Il y a trois cours par an :

Le premier commence dans les premiers jours de janvier.
— second — — de mars.
— troisième — — de novembre [1].

Les leçons seront au nombre de trois par semaine;
La durée d'un cours entier sera donc de un mois.

On s'inscrit chez le Dr GARNAULT, rue Vignon, 15 (Madeleine)

---

[1] Le cours de novembre n'aura pas lieu en 1895.

COURS THÉORIQUE ET PRATIQUE

DE

PHYSIOLOGIE, D'HYGIÈNE ET DE THÉRAPEUTIQUE

DE LA VOIX

PARLÉE ET CHANTÉE

HYGIÈNE ET MALADIES DU CHANTEUR ET DE L'ORATEUR

PAR

Le Dr PAUL GARNAULT (de Paris)

Docteur en médecine, Docteur ès sciences naturelles
Ex-chef des travaux d'anatomie et d'histologie comparées
à la Faculté des sciences de Bordeaux.

Avec 82 figures dans le texte

ET UN QUESTIONNAIRE

PARIS

A. MALOINE	E. FLAMMARION
Éditeur	Éditeur
21, PLACE DE L'ÉCOLE-DE-MÉDECINE	26, RUE RACINE

1896

Tous droits réservés.

PRÉFACE

Parmi les ouvrages, plus ou moins récents, traitant de la physiologie de la voix et du chant, un seul, celui de Mandl, dont la publication remonte déjà à dix-huit années, paraît avoir eu quelque influence sur les chanteurs et sur l'enseignement du chant. C'est d'ailleurs sur un seul point qu'elle s'est fait ressentir : sur les méthodes de respiration dans le chant; et encore cette influence est-elle beaucoup plus théorique que pratique, car bien que, depuis cette époque, la supériorité de la respiration diaphragmatique soit généralement admise, les femmes continuent à respirer par le haut de la poitrine, exactement comme auparavant, parfois il est vrai avec l'illusion qu'elles emploient la méthode abdominale. Mais, en dehors de la question de la respiration, beaucoup d'autres parties de l'enseignement de l'art du chant nécessitent de profondes modifications, certaines même, une refonte complète, notamment en ce qui concerne l'emploi et l'éducation des registres, le meilleur fonctionnement et l'éducation des cavités de résonance, et ces transformations ne peuvent être basées que sur la science.

Assurément, la plupart des artistes et beaucoup de professeurs sont peu disposés à s'intéresser aux questions présentées sous une forme scientifique, et c'est évidemment là une des causes pour lesquelles l'art du chant, contrairement à tous les autres arts, n'a fait aucun progrès dans ces dernières années et n'a nullement bénéficié des découvertes scientifiques modernes; mais cette cause n'est pas la seule. Je pense qu'il faut également en chercher la raison dans la façon dont sont composés les ouvrages consacrés à la physiologie du chant. Je crois qu'ils n'ont pas ce caractère suffisamment simple et suffisamment démonstratif, nécessaire, à un si haut degré, pour intéresser ou instruire des personnes qui, par caractère et profession, sont peu préparées à plier leur esprit à la rigueur et à l'apparente sécheresse des méthodes scientifiques.

Il est cependant essentiel que ces notions scientifiques pénètrent dans le monde des chanteurs et des professeurs, car c'est d'eux que nous devons attendre le progrès dans l'art et dans l'enseignement, et ce progrès ne saurait être basé que sur le développement de leurs connaissances scientifiques.

Pénétré de l'importance de ces desiderata, j'ai eu l'idée de créer un cours, dont l'analogue n'existe nulle part, qui a été déjà professé et suivi par plusieurs personnes s'intéressant aux questions qui se rapportent à l'art et à l'enseignement du chant. J'ai donné à ce cours, par les expériences et les démonstrations qui l'accompagnent, un caractère absolument pratique, bien que l'esprit qui le dirige, soit scientifique au plus haut degré.

Dans la première leçon, j'exécute toutes les expériences fondamentales de l'acoustique; puis, en m'aidant de très nombreuses figures, de pièces anatomiques en carton, représentant d'une façon parfaite les organes de l'homme, d'organes provenant des animaux de boucherie, je fais une démonstration complète de la structure des organes phonateurs et de leur mode de fonctionnement. J'exerce chaque auditeur au maniement du laryngoscope (dont je considère, avec l'illustre Garcia, l'usage comme essentiel pour l'artiste et le professeur), sur lui-même et sur d'autres personnes. Dès qu'ils sont un peu exercés, les auditeurs peuvent examiner, à l'état de repos et pendant le chant, le larynx d'un sujet dont le gosier est insensible, ce qui leur permettra d'éviter les grandes difficultés du début. En raison des difficultés inhérentes à cet enseignement et à ces exercices personnels, le nombre des

a.

auditeurs sera très restreint et il y aura trois cours par an.

Ce livre n'est autre chose que la rédaction de ces cours, à laquelle manque cependant l'indispensable complément de l'enseignement technique.

On trouvera plus loin un questionnaire auquel je prie tous mes lecteurs de vouloir bien répondre, et j'espère arriver à jeter, dans un ouvrage nouveau, grâce à leurs réponses, un peu de lumière sur les questions si obscures, que présente, à chaque pas, encore aujourd'hui, l'art et l'enseignement du chant.

Je remercie très sincèrement M. Maloine d'avoir donné à ce livre une forme aussi élégante et surtout de m'avoir permis d'y multiplier, dans d'aussi larges proportions, les figures, si nécessaires pour le rendre absolument intelligible dans toutes ses parties et à tous.

Dr Garnault.

Paris, 15 octobre 1895.

QUESTIONNAIRE
SUR LA VOIX ET LE CHANT
Par le Dr GARNAULT

En préparant mes leçons et mon livre sur la Physiologie et l'Hygiène de la voix; l'Hygiène et les maladies du chanteur et de l'orateur, j'ai été souvent arrêté par les innombrables difficultés inhérentes à un sujet si complexe, par l'incertitude qui règne encore sur un grand nombre de questions, par la variété et les divergences des opinions exprimées par des auteurs, toujours d'une entière bonne foi, souvent d'une très grande compétence.

J'ai résolu de faire appel à l'expérience de tous ceux, professeurs, artistes, médecins, qui, dans le monde entier, à des titres divers, ont pu se former une opinion personnelle sur les questions concernant la voix et le chant, et je leur adresse ce questionnaire, en les priant de vouloir bien me faire parvenir, à Paris, leurs réponses, aussi étendues qu'ils le désireront, en français, allemand, anglais, italien ou espagnol, à leur gré.

Je ferai paraître, dans le courant de l'année 1896, chez les éditeurs Maloine et Flammarion, un livre composé avec les réponses qui m'auront été adressées.

Les noms des correspondants seront publiés, sauf indication contraire de leur part.

Paris, 15 octobre 1895.   Dr GARNAULT.

QUESTIONNAIRE [1]

1º Une éducation scientifique et, d'une façon plus particulière, un cours théorique et pratique, accompagné de démonstrations de physique, d'anatomie et de physiologie, sont-ils utiles au chanteur et à l'orateur ?

---

[1] Plusieurs de ces questions ont été déjà posées par les Drs Lennox-Browne, de Londres, et Chervin, de Paris ; mais leurs questionnaires étaient beaucoup plus restreints et ne furent adressés qu'à un nombre relativement petit de correspondants.

2° Quels peuvent être, pour le chanteur, et le professeur en particulier, les avantages de la laryngoscopie appliquée sur soi-même et sur les autres ?

3° Combien reconnaissez-vous de registres ? Comment leur emploi doit-il être réglé dans les divers types de la voix humaine, masculine ou féminine ?

4° Quelles sont les différences existant entre la voix des garçons et celle des filles ?

5° Les enfants doivent-ils chanter ? Si oui, à quel âge, les enfants, garçons ou filles, doivent-ils chanter ? Tracez le plan de l'éducation qui doit être imposée à l'enfant ? En quoi devrait-elle différer pour les garçons et pour les filles ?

6° A quel âge, dans quelles conditions, se produisent les transformations de la mue, dans le pays que vous habitez, pour les garçons et pour les filles ?

7° Quelles sont les lois de cette transformation, dans les deux sexes ; et que deviennent, dans les deux sexes, les voix après la mue ?

8° Que doivent faire, au point de vue de leur éducation spéciale, le futur chanteur ou la future chanteuse, pendant la période de la mue ?

9° Indiquez les avantages et les inconvénients des maîtrises ? Quelles transformations pourrait-on leur faire subir. Y aurait-il avantage à créer des établissements ou des cours spéciaux, pour assurer le recrutement et l'éducation des jeunes chanteurs ?

10° Quels inconvénients ou dangers présentent la musique religieuse et la musique moderne pour les voix d'enfants ou d'adultes ?

11° Quelles sont les principales causes du vieillissement précoce des voix ? A quel âge et suivant quelles lois se produit ce vieillissement dans les divers types de la voix humaine ?

12° Quelles sont les causes de la décadence actuelle de l'art du chant ?

13° Quelle est l'influence de l'hérédité ? Citez les exemples d'hérédité que vous connaissez ?

14° Citez les exemples que vous connaissez, de chanteurs appartenant à une race, autre que la race blanche ? Quelle est votre opinion sur les causes, vraies ou supposées, d'infériorité de ces races, au point de vue du chant ?

15° Quel est votre régime ordinaire ; comment le modifiez-vous lorsque vous devez chanter?
16° Prenez-vous des excitants, vin, alcool, café, coca, etc. ? Sous quelle forme ? Au moment des repas, ou bien à n'importe quel moment, ou bien lorsque vous devez chanter? Quels effets croyez-vous avoir observés !
17° Fumez-vous la pipe, le cigare, la cigarette ? Beaucoup ou peu? Quelle influence a sur vous cette habitude, au point de vue de la santé générale, de la santé des organes de la phonation et de la voix ?
18° Avez-vous employé le corset de Mme le Dr Gaches-Sarraute? Quels résultats en avez-vous obtenus ?
19° Indiquez les résultats produits sur les organes de la phonation et la phonation elle-même, par la section des amygdales hypertrophiées ou enflammées, des végétations adénoïdes, l'ablation des polypes, des cornets hypertrophiés, des déviations de la cloison ?
20° Quels résultats avez-vous observés de la pratique des cautérisations au nitrate d'argent ou au chlorure de zinc, d'une part; des applications de la douche externe du larynx, du massage interne et externe de la gorge et de l'électricité, d'autre part?

TABLE DES MATIÈRES

Indication du cours. IV
Préface VII
Questionnaire sur la voix et le chant XI
Table des matières. XV
Table des expériences, démonstrations et exercices pratiques XXIII
Table des figures XXIX

PREMIÈRE PARTIE

PHYSIOLOGIE DE LA VOIX

PREMIÈRE LEÇON

Nécessité d'une étude scientifique et expérimentale des conditions physiologiques de production de la voix et du chant 1

Notions indispensables de physique. — Le son est toujours produit par des vibrations ; conditions de propagation du son ; vitesse de propagation du son : lois de la réflexion du son, écho 7

Qualités du son : intensité, hauteur (consonance, dissonance), timbre (son fondamental, harmoniques, démonstration expérimentale de l'existence des harmoniques). . 14

Principaux types d'intruments de musique. — Instruments à cordes ; tuyaux : flûtes, instruments à anches (anches rigides, anches flottantes), instruments à bocal . 21

DEUXIÈME LEÇON

La voix, le cri, la parole et le chant 25
Etude anatomique d'ensemble de l'appareil de la phonation et de la respiration. 26
Anatomie de la soufflerie : poumons, trachée, bronches, alvéoles pulmonaires. 28
Phénomènes chimiques de la respiration 34
Phénomènes mécaniques de la respiration. — Inspiration, expiration. Anatomie du tronc ; la poitrine et l'abdomen, la colonne vertébrale, les côtes, le diaphragme, la plèvre. Fonctionnement de ces diverses parties dans la respiration 37

TROISIÈME LEÇON

Mécanismes déterminant l'augmentation du volume de la poitrine. — Action des muscles inspirateurs. Action du diaphragme ; mécanismes divers par lesquels le diaphragme peut augmenter, en se contractant, le volume de la poitrine. Son action sur les côtes. Autres muscles agissant sur les côtes 50
Types respiratoires. — Type diaphragmatique ou abdominal ; type costo-supérieur ou claviculaire ; type costo-inférieur ou latéral. 56
Anatomie de l'appareil vibrateur, du larynx. — Cartilage cricoïde, cartilage thyroïde, cartilages aryténoïdes, cartilages de Santorini, épiglotte, vestibule de la glotte, glotte, vraies cordes vocales, fausses cordes vocales, ventricules de la glotte ou de Morgagni ; muscles du larynx : crico-aryténoïdiens postérieurs, aryténoïdiens, crico-aryténoïdiens latéraux, thyro-aryténoïdiens, crico-thyroïdiens 59

QUATRIÈME LEÇON

Anatomie des organes de résonance : poumons, bronches, trachée, ventricules de Morgagni, épiglotte, vestibule de la glotte, pharynx, voile du palais, amygdales, bouche, fosses nasales. 81

Physiologie de l'appareil vibrateur ou larynx. — La phonation résulte de l'action réciproque qu'exercent les uns sur les autres, le courant d'air expiré et les lèvres de la glotte, plus ou moins rapprochées et contractées . . . 86

Laryngoscopie, autolaryngoscopie (examen du larynx sur une autre personne et sur soi-même) 89

Expérience de Ferrein. Théorie de Müller. Expérience de Müller, du larynx cadavérique parlant 92

Action des muscles du larynx ; muscles ouvreurs, muscles fermeurs du larynx, muscles tenseurs des cordes vocales 95

Limites de la voix humaine 99

Division des voix. — *Hommes :* basses, barytons, ténors ; *femmes :* contralti, mezzo-soprani, soprani 99

CINQUIÈME LEÇON

Physiologie des organes de résonance. — Dans les instruments de musique, les cavités résonantes peuvent modifier toutes les qualités du son produit, hauteur, intensité, timbre ; dans les organes humains de la phonation, elles ne peuvent modifier que l'intensité et le timbre, mais non la hauteur des sons. 102

Physiologie des organes de résonance sous-glottiques : ventricules de Morgagni, pharynx (mouvements du larynx), voile du palais, bouche, langue, lèvres, fosses nasales . . 105

Influence relative des mouvements du larynx et des contractions du pharynx sur la résonance. 108

Sons ouverts, sons fermés 110

Voix claire ou blanche, voix sombrée. 110

Voyelles. Théorie de leur mode de production ; **vocables**, leur importance. 111

Consonnes. Théorie de leur formation. 114

Registres. Définition. Tessiture et registres proprement dits.. 119

Nécessité de l'examen laryngologique pour la connaissance du mécanisme de production et des limites des registres. 122

Registre de contrebasse ; registre épais inférieur et supérieur ; registre mince inférieur et supérieur ; petit registre 122

Expérience légitimant la division des registres en épais et mince. 131

Les modifications des diverses qualités de la voix peuvent être obtenues par des mécanismes et des procédés très divers 134

SIXIÈME LEÇON

Les transformations du larynx. Le larynx de l'enfant, ses transformations, mue. Le larynx de l'adulte; différences entre le larynx masculin et le larynx féminin. Transformations séniles des organes de la phonation et de la voix 137

Division des voix. Rapports entre les dispositions anatomiques des organes de la phonation et les caractères de la voix. Nécessité des rapports harmonieux entre les organes vibrateurs et les organes de résonance 143

Comparaison du larynx avec les instruments de musique. L'organe phonateur ne peut être comparé, ni à un instrument à cordes, ni à une flûte; c'est des instruments à anches qu'il se rapproche le plus. Caractères qui cependant séparent l'organe phonateur des anches 149

La hauteur du son laryngien ne peut être modifiée par l'influence des cavités de résonance. 153

Rapports entre l'oreille et le larynx, l'audition et la phonation. Importance de l'éducation de l'oreille pour le ton relatif et le ton absolu, au point de vue de la phonation et surtout du chant 154

L'expression des émotions, chez l'homme et chez les animaux, peut se faire par la mimique, le cri; chez l'homme seul, par la voix articulée, caractérisée par l'adjonction des consonnes aux voyelles. 158

La voix parlée et la voix chantée, leurs caractères distinctifs. Caractères des diverses langues, qui les rendent plus ou moins favorables pour le chant 160

SEPTIÈME LEÇON

La respiration et la phonation sont exécutées par les mêmes organes. — Organes qui servent plus particulièrement à chacune des deux fonctions. Étude de la respiration dans ses rapports avec la phonation. Antagonisme des deux fonctions. Lutte vocale.. 164

Respiration buccale et respiration nasale, à l'état normal et pendant le chant. 167

Capacité respiratoire. — Rapports normaux entre la capacité respiratoire, la taille, le poids et le tour de la poitrine 171

Spiromètre ; spirométrie. — Avantage des exercices spirométriques pour la respiration, considérée au point de vue de la santé générale et du chant. 171

Types respiratoires. — Type abdominal ou diaphragmatique, type costo-supérieur ou claviculaire. Leur valeur relative. Supériorité du type abdominal, au point de vue de la santé générale et au point de vue du chant. Le type abdominal est commun aux deux sexes pendant l'enfance. Causes qui le font perdre à la femme. Observations sur les vêtements dans les deux sexes et en particulier sur le corset 176

Pneumographe. — Emploi du pneumographe 190

Exercices respiratoires 191

HUITIÈME LEÇON

Attaque du son. — Importance de l'attaque correcte, au point de vue de la tonalité et des autres qualités du son. Lutte vocale. Coup de glotte. Coup de glotte brusque, glissement. Exercices pour le coup de glotte. 195

Flexibilité. — Nécessité de la flexibilité de la voix, pour le chanteur comme pour l'orateur ; exercices de flexibilité. 199

Registres. — Limites des registres. Comparaison de l'emploi des registres avec celui des instruments à cordes. Opinions erronées sur les registres. Nécessité de la suppression des termes « registre de poitrine, registre de tête ». Registre épais, inférieur et supérieur ; registre mince, supérieur et inférieur ; petit registre. Le médium ne constitue pas un registre spécial. Etude laryngoscopique des registres épais et mince chez les ténors et les contralti, du petit registre chez les soprani. Méthodes à employer 202

Etude spéciale des registres chez les basses, les barytons, les ténors. De l'emploi chez les ténors du registre mince ou voix de tête et de la voix mixte (*voce mista*) ou médium. Les registres chez les contralti, alti, mezzo-soprani et soprani 214

Résonance. — Nécessité du parfait assouplissement des organes de l'articulation et de la résonance 220

Position du larynx. Exercices permettant d'arriver à la régler. 221

Mobilité de la mâchoire, des lèvres, de la langue. Exercices. 221

Voix gutturale, exercices pour la corriger. Voile du palais ; importance de ses mouvements. Exercices. Rapports de convenance entre les diverses voyelles et les divers sons, dans les exercices et dans le chant. Les langues les plus musicales sont les plus riches en voyelles. L'articulation des consonnes doit être atténuée dans le chant. . . . 222

Position. — Conseils sur la position et l'attitude à prendre pour parler et chanter. Position droite, assise et couchée. 231

SECONDE PARTIE

HYGIÈNE ET MALADIES DU CHANTEUR ET DE L'ORATEUR

NEUVIÈME LEÇON
Hygiène du chanteur et de l'orateur.

Hygiène de l'habitation. — Chauffage, éclairage. . . 233
Résidence ; climat 244
Profession 251
Ablutions, bains, douches, massage local et général, électricité. — Douche locale externe, de la gorge et du larynx. Massage externe de la gorge et du larynx. Comparaison et critique des méthodes. 252
Autres pratiques hydrothérapiques. 282
Exercices. — Exercices spéciaux, exercices généraux . 284

DIXIÈME LEÇON
Hygiène du chanteur et de l'orateur (fin).

Fards, pommades, cosmétiques, teintures, parfums . 289

Vêtements, corset. 294
Aliments, condiments, toniques, excitants. — Alcool, café, thé, maté, chocolat, kola, tabac, recettes et pratiques spéciales des chanteurs. 319
Nervosité. 346
Acoustique. 350
Hygiène de l'appareil respiratoire. 352
Hygiène de l'appareil circulatoire. 352
Influence du sexe. 355
Influence de l'âge. 356
Influence de la race. 356
Influence favorable du chant sur la santé générale. 359

ONZIÈME LEÇON

Les maladies du chanteur et de l'orateur.

Malformations, difformités. 361
Les maladies du nez. — Coryza aigu, coryza chronique, hypertrophies, polypes, déviations de la cloison 365
Maladies du pharynx. — Pharyngite aiguë, pharyngite chronique. 380
Maladies du voile du palais et de la luette 388
Maladies des amygdales proprement dites ou buccales, des amygdales pharyngiennes ou végétations adénoïdes et de l'amygdale linguale. 390
Maladies du larynx. — Laryngite aiguë, laryngite chronique, polypes du larynx, nodules des chanteurs . . 404
Influence des maladies générales sur le chanteur et l'orateur. — Maladies des poumons, maladies de l'appareil circulatoire, maladies des reins, maladies du tube digestif, maladies de la femme, maladies du système nerveux. . . 423

DOUZIÈME LEÇON

RÉCAPITULATION, CONCLUSIONS

Indications spéciales concernant l'hygiène de la voix parlée et chantée 431

XXII TABLE DES MATIÈRES

Avantages que présente, pour l'artiste et le professeur, la connaissance scientifique des conditions physiologiques de la production de la voix, de l'hygiène et des maladies du chanteur et de l'orateur. 436

INDEX ALPHABÉTIQUE. 461

EXPÉRIENCES

DÉMONSTRATIONS, EXERCICES PRATIQUES

FAITS PENDANT LES LEÇONS ET A LA SUITE DES LEÇONS

PREMIÈRE LEÇON
Démonstrations et expériences

Démonstrations des vibrations sonores : Expérience du diapason ; expérience de la cloche ; expérience des cordes.

Conditions de propagation du son : Expérience de la sonnette dans un ballon vide d'air ; expérience de la montre entendue à l'extrémité d'un tuyau de fonte.

Hauteur du son : Expérience montrant que la hauteur du son dépend du nombre des vibrations.

Timbre du son, résonance : Expérience des deux diapasons vibrant sympathiquement ; renforcement du son par un tube à fond mobile ; renforcement du son par un résonateur de volume donné ; renforcement des divers harmoniques d'un son composé, au moyen d'une série de résonateurs.

Exercices pratiques

Premiers exercices de laryngoscopie ; maniement du miroir frontal et du miroir laryngien.

DEUXIÈME LEÇON

Démonstrations et expériences

Expérience consistant à faire rendre des sons au larynx d'un animal, préparé et monté sur une soufflerie.

Dissection et étude de l'appareil respiratoire et phonatoire du porc.

Dissection et étude d'une pièce en carton peint, démontable, représentant le corps de l'homme et en particulier les organes de la respiration et de la phonation.

Expérience démontrant la présence de l'acide carbonique dans l'air expiré.

Expérience de la sphère de caoutchouc renfermée dans une vessie, représentant le jeu des poumons et des plèvres dans la poitrine.

Exercices pratiques

Continuation des exercices de laryngoscopie ; maniement du miroir frontal et du miroir laryngien.

TROISIÈME LEÇON

Démonstrations et expériences

Démonstration anatomique, sur un cadavre en carton peint, démontable, des rapports anatomiques que présentent les poumons, les plèvres, le diaphragme, les viscères abdominaux, et du jeu des différents muscles dans la respiration.

Dissection du larynx d'un bœuf.

Étude du larynx humain, sur une pièce anatomique en carton peint, démontable.

Démonstration du jeu et du fonctionnement des diverses

pièces du larynx, au moyen d'un instrument schématique.

Exercices pratiques

Examen du larynx au repos, pendant la respiration calme, la respiration forcée et pendant l'émission de diverses notes.

QUATRIÈME LEÇON

Démonstrations et expériences

Etude anatomique des cavités de résonance chez l'homme, sur des pièces en carton peint, démontables, et sur la tête d'un porc.

Répétition et continuation des démonstrations de la leçon précédente.

Expérience du larynx animal parlant.

Expérience du larynx artificiel parlant.

Exercices pratiques

Continuation et répétition des exercices de laryngoscopie.

Examen du larynx sur soi-même ou autolaryngoscopie.

CINQUIÈME LEÇON

Démonstrations et expériences

Nouvelle étude des cavités de résonance avec les mêmes pièces anatomiques que précédemment.

Répétition rapide des expériences déjà faites sur la résonance, considérée au point de vue physique.

Expériences sur la formation des voyelles ; vocables.

Démonstration des variations d'épaisseur que subissent les cordes vocales dans la production des divers registres.

Exercices pratiques

Continuation des exercices de laryngoscopie et d'auto-laryngoscopie, pendant la phonation.

Examen du larynx au laryngoscope, pendant la formation des divers registres.

SIXIÈME LEÇON

Exercices pratiques

Continuation des exercices de laryngoscopie et d'auto-laryngoscopie.

Examen du larynx au laryngoscope, pendant la formation des divers registres.

SEPTIÈME LEÇON

Démonstrations et exercices pratiques

Exercices de spirométrie ; emploi du spiromètre.
Exercices de respiration nasale.
Exercices respiratoires ; démonstration des divers types respiratoires.
Emploi du pneumographe.
Continuation des exercices de laryngoscopie et d'auto-laryngoscopie, pendant la formation des divers registres.

HUITIÈME LEÇON

Démonstrations et exercices pratiques

Etude laryngoscopique des registres ; étude spéciale des registres épais et mince chez les ténors et les contraltes, du petit registre chez les sopranes.

Exercices de résonance.

Exercices de spirométrie, contrôlés au pneumographe, dans les diverses positions, assise, debout, couchée.

NEUVIÈME LEÇON

Démonstrations et exercices pratiques

Continuation de l'étude laryngoscopique des registres.

Application et démonstration de la douche locale externe du larynx.

Application et démonstration des diverses manœuvres du massage externe de la gorge et du larynx.

Application de l'électricité sous ses diverses formes.

DIXIÈME LEÇON

Démonstrations et exercices pratiques

Examen laryngoscopique du larynx, pendant la formation des divers registres.

Application et démonstration des diverses manipulations du massage externe de la gorge. Application de l'électricité.

ONZIÈME LEÇON

Démonstrations et exercices pratiques

Examen laryngoscopique du larynx, pendant la formation des registres.

Application et démonstration des diverses manifestations du massage externe et interne de la gorge et du larynx; et de l'électricité.

DOUZIÈME LEÇON

Démonstrations et exercices pratiques

Récapitulation des démonstrations et exercices pratiques faits pendant la durée du cours.

Expériences de physique, démonstrations anatomiques et physiologiques, examen au laryngoscope, démonstration du massage de la gorge, etc.

TABLE DES FIGURES

	Pages.
Figure 1. Diapason monté sur une caisse de résonance.	8
— 2. Cloche vibrante.	8
— 3. Chevalet portant des cordes.	9
— 4. Ballon pneumatique et sonnette.	10
— 5. Réflexion des ondes sonores, explication du phénomène de l'écho.	13
— 6. Tuyau à fond mobile, pour le renforcement du son.	18
— 7. Résonateur de Helmholtz.	19
— 8. Flûte.	22
— 9. Anche flexible. Les lignes ponctuées représentent les diverses positions que prend l'anche dans ses mouvements.	23
— 10. Chalumeau de paille de seigle. type des instruments à anche.	23
— 11. Soufflerie actionnant des tubes de flûte et un larynx.	26
— 12. Le poumon, les bronches et le larynx.	31
— 13. Lobule pulmonaire (figure schématique).	33
— 14. Figure montrant tous les viscères du corps considérés dans leur ensemble.	40
— 15. Squelette de l'homme.	42
— 16. Figure schématique montrant les rapports du poumon avec les plèvres.	45
— 17. Muscles inspirateurs et expirateurs.	54
— 18. Cartilages cricoïde, aryténoïdes et de Santorini.	61
— 19. Cartilage thyroïde, vu par sa face postérieure.	62

TABLE DES FIGURES

Pages.

Figure 20. Image laryngoscopique pendant la phonation. 66
— 21. Image laryngoscopique pendant la respiration tranquille.. 66
— 22. Vue du larynx, coupé transversalement, par sa partie postérieure 68
— 23. Vue de la moitié droite du larynx, coupé longitudinalement. 70
— 24. Larynx vu par sa face postérieure. 72
— 25. Larynx avec ses muscles, vu d'en haut (figure théorique). 73
— 26. ⎰ Schémas montrant le mode d'action des muscles crico-aryténoïdiens..
— 27. ⎱ 74
— 28. Les muscles du larynx, vue latérale. 76
— 29. Vue de la face antérieure du larynx.. 78
— 30. Coupe médiane de la bouche, du nez, du pharynx et du larynx.. 83
— 31. Image laryngoscopique, pendant la respiration tranquille.. 88
— 32. Image laryngoscopique pendant la respiration profonde.. 89
— 33. Figure montrant le renversement de l'image laryngienne. 92
— 34. Soufflerie actionnant des tubes de flûte et un larynx. 94
— 35. Représentant le voile du palais dans la production de la note fa_2. 116
— 36. Représentant le voile du palais dans la production de la note la_2. 116
— 37. Représentant le voile du palais dans la production de la note do_3. 117
— 38. Représentant le voile du palais dans l'émission du do_3, avec résonance nasale 117
— 39. Tableau A. Représentation schématique des registres de la voix humaine. 120
— 40. Tableau B. Représentation plus conforme à la réalité, des registres de la voix humaine 121
— 41. Image laryngoscopique, dans la production du registre épais inférieur (larynx d'homme).. 124
— 42. Image laryngoscopique, dans la production du registre épais supérieur (larynx d'homme). 126

TABLE DES FIGURES

Pages.

Figure 43. Image laryngoscopique, dans la production du registre mince inférieur (larynx d'homme).. 129
— 44. Image laryngoscopique d'un larynx féminin, pendant la production du registre mince supérieur. 130
— 45. Image laryngoscopique d'un larynx féminin pendant la production du petit registre.. . . 131
— 46. Coupe transversale du larynx, dans la production du registre mince. 133
— 47. Coupe transversale du larynx, dans la production du registre épais. 133
— 48. Spiromètre de Mathieu. 172
— 49. Schéma de la respiration claviculaire profonde de la femme. 177
— 50. Schéma de la respiration diaphragmatique profonde de l'homme. 177
— 51. Schéma des variations de volume des poumons, dans la respiration diaphragmatique . 180
— 52. Schéma des variations de volume des poumons dans la respiration claviculaire.. 181
— 53. Pneumographe 190
— 54. Tableau A. Représentation schématique des registres de la voix humaine 204
— 55. Tableau B. Représentation exacte des registres de la voix humaine 205
— 56. Représentant le voile du palais dans la production de la note fa_2. 226
— 57. Représentant le voile du palais dans la production de la note la_2. 226
— 58. Représentant le voile du palais dans la reproduction de la note do_3. 227
— 59. Représentant le voile du palais dans la production de la note do_3, avec résonance nasale. . 227
— 60. Appareil pour la douche externe de la gorge. 265
— 61. Massage de la gorge. 273
— 62. Massage de la gorge. 274
— 63. Massage de la gorge. 275
— 64. Massage de la gorge. 276
— 65. Massage du larynx. 278
— 66. Corps d'une femme, non déformé par le corset. 306

TABLE DES FIGURES

	Pages
Figure 67. Corps d'une femme déformé par le corset...	307
— 68. Le nouveau corset..............	314
— 69. Le nouveau corset..............	315
— 70. Orifices postérieurs des narines, avec gonflement en forme de polype, du cornet inférieur.	372
— 71. Orifices postérieurs des narines, à l'état normal...............	373
— 72. Vue latérale d'une narine avec dégénérescence du cornet inférieur...........	374
— 73. Polypes du nez..............	375
— 74. Coupe frontale des fosses nasales, à l'état normal................	376
— 75. Coupe frontale des fosses nasales, présentant des éperons de la cloison.........	377
— 76. Coupe frontale des fosses nasales, présentant une très forte déviation de la cloison....	378
— 77. Coupe sagittale de la face, montrant les végétations adénoïdes du pharynx........	391
— 78. Bouche ouverte, montrant des amygdales fortement hypertrophiées............	394
— 79. Bouche ouverte, montrant des amygdales de volume normal...............	395
— 80. Shaking ou secousses du larynx et de la partie supérieure de la trachée.........	409
— 81. Friction et vibration du nerf facial......	410
— 82. Friction et vibration du nerf laryngé supérieur.	421

COURS THÉORIQUE ET PRATIQUE

DE

PHYSIOLOGIE, D'HYGIÈNE ET DE THÉRAPEUTIQUE

DE LA VOIX

PARLÉE ET CHANTÉE

HYGIÈNE ET MALADIES DU CHANTEUR ET DE L'ORATEUR

PREMIÈRE PARTIE
PHYSIOLOGIE DE LA VOIX

PREMIÈRE LEÇON

SOMMAIRE

Nécessité d'une étude scientifique et expérimentale des conditions physiologiques de production de la voix et du chant.

Notions indispensables de physique. — Le son est toujours produit par des vibrations ; conditions de propagation du son ; vitesse de propagation du son ; lois de la réflexion du son, écho.

Qualités du son : intensité, hauteur (consonance, dissonance), timbre (son fondamental, harmoniques, démonstration expérimentale de l'existence des harmoniques).

Principaux types d'instruments de musique. — Instruments à cordes ; tuyaux : flûtes, instruments à anches (anches rigides, anches flottantes), instruments à bocal.

Mesdames, Messieurs,

Mes premières paroles doivent avoir pour but de légitimer l'idée qui a présidé à l'institution de ces conférences, scientifiques quoique élémentaires et je dois débuter en essayant de vous démontrer **la nécessité d'une étude scientifique et expérimentale des conditions de production de la voix et du chant.**

Il ne saurait, un seul instant, venir à l'esprit d'un apprenti savant, d'un homme se destinant à l'étude des sciences qui s'occupent des manifestations les plus simples des lois de la nature, telles que la mécanique, la physique, l'astronomie, par exemple, que l'on puisse arriver, dans aucune de ces branches de la connaissance humaine, à quelque résultat, sans une éducation très étendue et très complète. Pour les aborder, il est nécessaire de posséder au préalable, d'une part, les connaissances mathématiques indispensables à la solution de tous les problèmes dont les termes, les éléments, sont fournis par l'expérimentation et l'obervation, et, d'autre part, il est également nécessaire d'être absolument au courant de toutes les notions essentielles déjà acquises concernant les objets de ces sciences; il est surtout indispensable de s'être, soi-même, déjà exercé depuis longtemps à l'observation et à l'expérimentation.

Comment pourrait-il en être autrement, lorsqu'il s'agit des manifestations de la vie, dépendant du fonctionnement des organes de l'individu vivant? On se couvrirait de ridicule, si l'on voulait afficher la prétention d'étudier la physiologie de l'estomac ou du rein, sans être déjà rompu aux études de la physiologie générale et sans connaitre à fond la structure et les conditions de fonctionnement de ces organes. La voix et le chant ne sont-ils pas des fonctions du même ordre et ne sont-ils pas liés à l'intégrité du mécanisme vivant qui les produit? On peut digérer ou chanter, répondront quelques-uns, sans avoir la moindre notion de la façon dont ces phénomènes s'opèrent. Cette réponse n'est pas digne de notre époque, et elle n'est surtout pas digne d'un esprit éclairé. Les physiologistes et les médecins qui s'occupent d'étudier le mode de fonctionnement de l'organisme humain, de prévoir et d'éviter les dérangements qui pourraient s'y manifester, d'y remédier lorsqu'ils se sont déjà produits, ont tous reconnu, pour atteindre les divers buts, aussi bien théoriques que pratiques qu'ils se proposent, l'absolue nécessité des études scientifiques pures, qui sont, ici comme ailleurs, la condition indispensable pour obtenir des résultats pratiques importants.

Vous ne sauriez, mesdames et messieurs, échapper à ces conditions tout à fait générales, vous parlez et chantez au moyen d'un merveilleux instrument, qui est en vous-mêmes ; si sa perfection est extrême, sa délicatesse est inouïe et vous vous trouvez être en même temps la machine, le mécanicien et l'ingénieur.

D'une part, la machine est susceptible de fournir des résultats bien différents, suivant la façon dont elle est employée et conduite ; d'autre part, lorsque les altérations qui peuvent se produire si facilement dans un mécanisme si délicat, ont dépassé un certain degré, l'instrument est perdu pour jamais, la carrière de l'orateur ou du chanteur est définitivement brisée, et il n'a pas la ressource de changer d'instrument. Vous êtes donc doublement intéressés, à la fois comme mécanicien et ingénieur, à obtenir le meilleur fonctionnement possible de votre instrument et à éviter qu'il s'y produise des altérations irréparables. Pensez-vous que le mécanicien et l'ingénieur pourraient atteindre ce double résultat sans connaître à fond le mécanisme de l'instrument qu'ils dirigent et les lois mathématiques, mécaniques et physiques qui président à son fonctionnement ?

Ces simples considérations générales ne suffisent-elles pas déjà à vous faire comprendre la nécessité pratique de la connaissance scientifique des mécanismes qui régissent la phonation et le chant ; vous êtes certainement déjà porté dans la même direction par l'instinct propre à la nature humaine, qui s'est réveillé avec tant d'énergie, depuis cette époque, appelée si justement « la Renaissance », mais d'une façon bien plus intense encore dans ce siècle, et qui nous pousse fatalement, pour ainsi dire malgré nous, à vouloir tout connaître et à tout expliquer. La considération de votre propre intérêt, mobile moins noble et moins élevé peut-être, mais déjà bien suffisant, doit vous entraîner dans la même direction.

Je m'appliquerai, pendant tout le cours de ces conférences à vous faire constamment toucher du doigt l'importance pratique de ces notions scientifiques, et à la fin de ce cours je grouperai en un faisceau toutes ces considérations éparses, de façon à les faire agir avec plus de force sur votre esprit ; et cela d'autant plus facilement que je n'aurai, pour atteindre ce but, qu'à condenser les nombreuses observations que nous aurons faites ensemble, dans le cours de ces leçons.

La plupart des questions que nous allons étudier se trouvent déjà exposées assurément dans plusieurs ouvrages, qui n'ont peut-être pas toujours, tous, la clarté et la méthode nécessaires. Je crois devoir vous en citer un en particulier, des plus pratiques et des plus complets, dû à la collaboration du Dr Lennox Browne, laryngologiste très renommé, de Londres, et de M. Behnke, professeur de diction et de chant très distingué, dans cette même ville, mort aujourd'hui[1]. Ce livre m'avait paru à ce point excellent que j'en ai publié, il y a deux ans, une traduction française, très répandue. Mais cet ouvrage, quoique destiné aux gens du monde, est déjà bien savant et bien étendu et il m'a paru qu'il y aurait de sérieux avantages pour vous à rassembler, dans des leçons courtes et précises, accompagnées surtout de démons-

---

[1] Lennox Browne et Behnke. *La voix le chant et la parole. Guide pratique de l'orateur et du chanteur.*, 1 vol., in-8° cart., de 330 p., avec 40 fig. Traduit de l'anglais sur la 14e édition par le Dr Garnault. Société d'éditions scientifiques, Paris.

trations expérimentales et d'exercices pratiques, les notions dispersées dans les ouvrages qui ont été déjà publiés, en même temps que plusieurs faits nouveaux et importants, plusieurs méthodes nouvelles, touchant à la partie qui vous intéressera peut-être le plus, parce que c'est celle dont vous pouvez tirer le profit le plus immédiat, à l'hygiène et à la thérapeutique du chanteur et de l'orateur.

Je pourrai, pendant le cours de ces leçons, exécuter au tableau un grand nombre de dessins[1] clairs, simples, schématiques, comme l'on dit. J'ai réuni tous les instruments de physique et de physiologie, ainsi que les pièces anatomiques nécessaires pour faire devant vos yeux les démonstrations et les expériences auxquelles ne peut jamais suppléer un enseignement purement théorique. Ce cours sera complété par des exercices pratiques, que je vous conseille de répéter chez vous à loisir. A la fin de chaque leçon, vous pourrez examiner, avec l'aide du laryngoscope, dont je vous apprendrai le maniement, un sujet dont la gorge est presque complètement dépourvue de sensibilité, qui se tiendra à votre entière disposition et qui chantera pendant que vous ferez l'examen de son larynx.

Enfin, chose essentielle, je vous exercerai après chaque leçon (et nous allons commencer dès aujourd'hui) à examiner votre propre larynx, au repos ou

---

[1] Ils n'ont pu malheureusement trouver tous place dans cet ouvrage.

pendant la phonation et le chant. Ainsi que je vous le démontrerai par la suite, ce sont là des exercices de la plus haute importance, surtout pour les personnes qui enseignent ou désirent enseigner; mais ceux mêmes qui se contentent de chanter, en retireront encore le plus grand fruit.

Nous devons, avant toute chose, passer en revue les notions essentielles de physique, d'acoustique, et étudier rapidement les lois physiques concernant les sons, dont nous aurons plus tard à faire l'application à la physiologie.

NOTIONS INDISPENSABLES DE PHYSIQUE

Le son *est une sensation, de nature spéciale, que nous éprouvons, et qui est causée par les mouvements rapides ou vibratoires dont sont animés les corps sonores.*

Pour que ces vibrations donnent lieu à une sensation, il est nécessaire qu'elles soient transmises par un milieu *pondérable*, c'est-à-dire susceptible d'être pesé, et qu'elles soient recueillies par un organe spécial, l'*oreille*.

Je fais rendre un son à ce diapason, représenté dans la figure 1, en écartant brusquement ses branches l'une de l'autre, ou en frappant leurs extrémités libres. Pendant tout le temps que l'instrument émet le son, vous pouvez constater, en appliquant l'extrémité libre d'une de ses branches, sur les lèvres

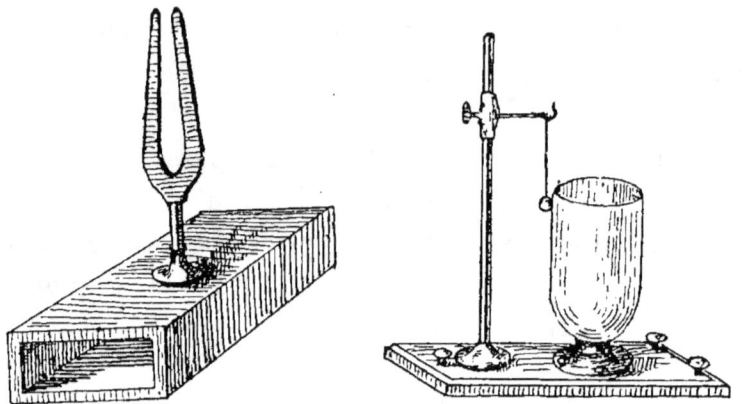

Fig. 1. — Diapason monté sur une caisse de résonance.

Fig. 2. — Cloche vibrante.

ou sur les dents, par la sensation très intense que vous éprouvez, l'existence de ces mouvements, qui sont la cause même du son.

Si je fais rendre un son à cette cloche (fig. 2), soit en la frappant, soit en frottant ses bords avec un archet, cette petite boule, suspendue à un fil, est violemment repoussée, chaque fois qu'elle vient à toucher la cloche. Ce phénomène vous montre bien que les parois de la cloche sont animées de mouvements très vifs.

Si j'écarte de sa position de repos cette corde, modérément tendue sur ce chevalet (fig. 3), à la façon des cordes de violon, vous voyez que pendant tout le temps qu'elle émet un son elle est animée de mouvements assez étendus pour être constatés à l'œil nu. Vous pouvez également observer que les mou-

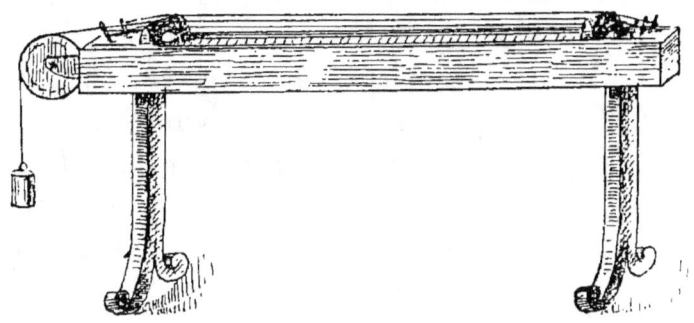

Fig. 3. — Chevalet portant des cordes.

vements continuent à se produire après que vous avez cessé d'entendre aucun son. C'est que les mouvements vibratoires ne sont plus assez rapides et assez intenses pour donner lieu à la sensation sonore.

Conditions de propagation du son. — Les mouvements vibratoires, visibles ou non et qui doivent aboutir à l'oreille pour y éveiller l'excitation spéciale qui engendrera l'excitation sonore, ne peuvent y arriver, avons-nous dit, que par l'intermédiaire d'un milieu pondérable, c'est-à-dire susceptible d'être pesé : solide, liquide ou gazeux. Voici un ballon de verre (fig. 4), dans l'intérieur duquel une sonnette est suspendue par un fil; j'ai beau l'agiter, vous n'entendez aucun son, parce que tout l'air qui remplissait le ballon a été pompé par une machine

1.

pneumatique, le ballon est *vide*. Je tourne ce robinet et vous entendez l'air pénétrer brusquement, en sifflant, dans le ballon, j'agite le ballon, et maintenant vous entendez nettement le tintement de la sonnette. Dans les mêmes conditions, c'est-à-dire dans le vide, un marteau pilon de 100,000 kilos, pourrait tomber de n'importe quelle hauteur, sans produire aucun bruit.

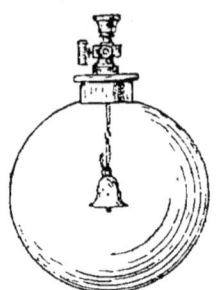

Fig. 4. — Ballon pneumatique et sonnette.

Les *corps solides* transmettent bien mieux et bien plus rapidement le son que les *liquides*, et les liquides, que les *gaz*. Prenez un tuyau de fonte et faites produire un son à l'une de ses extrémités, pendant que vous écouterez à l'autre. Le son vous sera transmis par la paroi du tube, bien plus rapidement et bien plus fortement que par la colonne d'air intérieure. Si le son est très faible, comme celui des battements d'une montre, par exemple, il ne vous sera transmis que par la paroi de métal et vous l'entendrez très distinctement à une grande distance.

Si, au milieu d'un lac, on fait sonner en même temps et avec la même force deux cloches semblables, l'une placée sous l'eau, l'autre dans l'air, une personne située à une grande distance, qui aura la tête plongée dans l'eau, entendra le son beaucoup plus rapide et beaucoup plus intense, qu'une autre personne, située à son côté, mais qui restera dans l'air.

De même, le son est bien mieux et plus rapidement transmis par l'air condensé, par exemple, au fond d'une vallée profonde, que par l'air raréfié, qui entoure le sommet d'une haute montagne. Aussi le bruit produit par un coup de canon sera-t-il beaucoup plus intense dans le premier cas que dans le second, et si l'on entend très bien, du haut de la montagne, les coups de canon tirés dans la vallée, on entend, au contraire, très faiblement, de la vallée, les coups de canon tirés sur la montagne.

Le son consiste donc en vibrations du corps dont émane le son, qui se propagent à travers l'air ambiant, dans toutes les directions, sous forme d'ondes. Le meilleur exemple qui puisse vous faire comprendre la façon dont se produisent ces ondes et dont elles se propagent, est le suivant : si vous jetez un objet au milieu d'une eau tranquille, vous voyez l'agitation, le mouvement, produits en un point unique, se propager dans toutes les directions, sous forme d'ondes successives, affectant la forme de cercles concentriques. Toutes les particules ou molécules dont se compose l'eau sont ébranlées successivement et transmettent le mouvement à leurs voisines, en vibrant simplement, c'est-à-dire sans changer de place; un morceau de bois flottant sur l'eau sera agité par les ondes, mais ne sera pas déplacé. Les choses se passent de la même manière, que le son soit transmis par un corps solide, un liquide ou un gaz; les molécules solides ou gazeuses se comportent exactement comme les molécules liquides et le corps solide ou gazeux est également et semblablement traversé par les ondes sonores.

Vitesses de propagation du son. — Dans l'air, lorsque la pression atmosphérique correspond à 76 centimètres de mercure, et à la température de 0°, le son parcourt 331^m,10 centimètres, par seconde ; dans l'eau, à la température de 8°, le son parcourt 1,435 mètres par seconde ; dans les corps solides, la vitesse est variable suivant la nature de ces corps.

Réflexion du son, écho. — Lorsque les ondes sonores rencontrent un obstacle, un mur par exemple, représenté, en coupe, par le plan AB, si la surface de ce mur est perpendiculaire à leur direction, elles reprennent exactement le chemin déjà parcouru ; une personne placée au point K, par exemple, où un coup de pistolet aurait été tiré, l'entendra de nouveau, au bout d'une ou plusieurs secondes, suivant la distance séparant le point K du plan AB qui réfléchit le son, lorsque les ondes sonores reviendront en ce point, après avoir frappé le mur ; à condition que la distance qui sépare le point K du plan AB soit assez considérable, car si elle était très faible, le son initial et le son réfléchi se confondraient et le son initial serait alors renforcé par le son réfléchi. Si, au contraire, la surface que viennent frapper les ondes sonores est oblique par rapport à leur direction, elles sont réfléchies dans telle ou telle direction, conformément aux lois physiques de la réflexion du son, qui sont les mêmes que celles de la réflexion de la lumière.

La surface réfléchissante étant le plan AB, si le

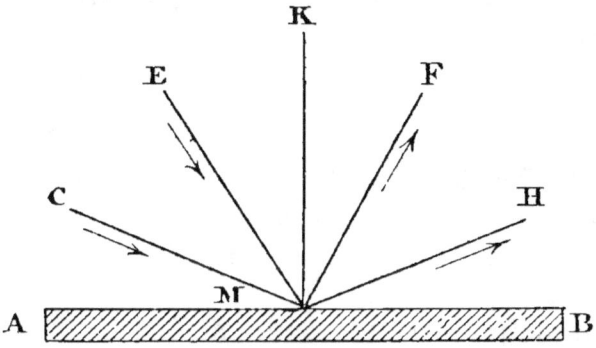

Fig. 5. — Réflexion des ondes sonores ; explication du phénomène de l'écho.

son arrive du point E, suivant la direction EM, il sera refléchi au point M, suivant la ligne MF. La ligne MK étant perpendiculaire au plan AB, l'angle EMK, déterminé par la ligne EM représentant la direction du son et la ligne MK perpendiculaire à la surface réfléchissante, sera égal à l'angle KMF déterminé par la même perpendiculaire et la ligne MF. représentant la direction que devront suivre les ondes sonores réfléchies. Une personne située le long de la ligne MF ou de son prolongement, entendra donc le son produit au point E, qui aura suivi la direction EM et aura été réfléchi par le plan AB. De même, un son qui arrivera au plan AB en suivant la direction de la ligne CM, sera entendu par une personne située sur la ligne M H, ou sur son prolongement. On donne à ce phénomène le nom d'*écho* et on exprime la loi physique de réflexion du son, qui le régit, par cette proposition : *l'angle d'incidence des ondes sonores, est égal à leur angle de réflexion.*

QUALITÉS DU SON

Nous distinguons pour le son plusieurs qualités, que nous allons successivement étudier et qui sont : l'*intensité*, la *hauteur*, le *timbre*.

L'intensité est cette qualité du son qui fait qu'il est entendu plus ou moins fort et à une distance plus ou moins grande de sa source ; elle dépend de l'étendue des vibrations qui lui donnent naissance et de la distance à laquelle l'oreille se trouve de la source sonore. Si je frotte doucement, avec cet archet, cette corde moyennement tendue et dont vous pouvez apercevoir les vibrations, vous entendez un son faible, dont la force ira en diminuant et vous constatez facilement à l'œil, que l'étendue des vibrations diminue également. De même, pour une source sonore donnée, le timbre d'une horloge par exemple, l'impression produite sur votre oreille sera d'autant plus faible que vous en serez plus éloigné, parce que la force mise en jeu par les vibrations du corps sonore et qui ébranle successivement toutes les particules de l'atmosphère, pour se propager dans toutes les directions, en formant des ondes concentriques, diminue progressivement et à mesure qu'elle s'éloigne de la source et finit par s'épuiser.

La **hauteur** du son dépend uniquement du nombre plus ou moins considérable de vibrations qui se produisent dans un temps donné, la seconde par exemple. Si je fais encore très doucement vibrer cette corde, médiocrement tendue sur ce chevalet, vous apercevez facilement ses oscillations, qui sont lentes et étendues, mais vous n'entendez aucun son; si je la fais vibrer plus rapidement, vous percevez un son et lorsque la tonalité de ce son est un peu élevée, les vibrations se suivront trop rapidement pour que vous puissiez les distinguer.

On démontre en physique, de la façon la plus absolue et la plus certaine, que la position d'un son dans la gamme, sa hauteur, cette qualité qui fait qu'il est plus aigu ou plus grave, correspond exactement au nombre plus ou moins considérable, par seconde, des vibrations qui lui ont donné naissance.

Certaines personnes, bien douées naturellement, ou à la suite de l'exercice, peuvent arriver à distinguer des sons ne différant les uns des autres que par un nombre extrêmement faible de vibrations; elles possèdent une oreille musicale.

Deux sons présentant exactement le même nombre de vibrations sont dits *à l'unisson*. Lorsqu'ils ne sont pas à l'unisson et s'ils impressionnent l'oreille en même temps, ou s'ils y arrivent très peu de temps l'un après l'autre, ils peuvent produire une impression agréable et sont dits *consonants*, ou désagréable, et on dit alors qu'ils sont *dissonants*.

D'après les expériences du physicien Despretz, on ne perçoit plus aucun son, lorsque le nombre des vibrations du corps sonore n'atteint pas au moins 32, ou dépasse 73,000, par seconde.

La *limite des sons* que peut percevoir l'oreille, surtout des sons aigus, est très variable, suivant les individus; et pour le même individu, suivant l'âge. Certaines personnes entendent, par exemple, des bruissements d'insectes, très aigus ou très graves, que d'autres n'ont jamais entendus; ou bien, ce qui est plus fréquent, on cesse de les entendre dans l'âge mûr, après les avoir perçus dans l'enfance.

Timbre. — Lorsque vous écoutez la même note, produite par divers instruments, ou bien par le même instrument au moyen de procédés différents (par exemple en frottant ou en pinçant les cordes d'un violon), par diverses voix humaines, vous constatez immédiatement que cette même note se présente dans des conditions telles que vous lui reconnaissez, suivant son origine, un caractère particulier. C'est ce qu'on appelle en français le *timbre* du son, ce que les Allemands appellent d'un terme plus caractéristique encore, *Klangfarbe*, le *coloris*, la *nuance du son*.

Le timbre des sons est dû à la présence simultanée d'un certain nombre de sons produits en même temps par l'instrument vibrant et qui déterminent sur l'oreille une impression unique. Les sons de cette nature, les seuls dont nous nous occuperons ici, les seuls qui aient un caractère vraiment musical, sont appelés sons composés. Les sons simples, ne correspondent qu'à une note unique et isolée et n'ont pas de caractère musical. On distingue dans les sons composés, un son *fondamental*, qui domine et d'après lequel le son composé est placé dans tel ou tel point de la gamme, et les sons *accessoires*; suivant la nature de ces sons accessoires, qu'on appelle les *harmoniques* du son fondamental, suivant la façon dont ils sont accordés avec lui, le son qui résulte de cet ensemble est harmonieux ou dissonant. Les sons les plus harmonieux sont les plus riches en harmoniques; la voix humaine, les sons du violon, sont très riches en harmoniques.

Le musicien Rameau, en 1722, avait déjà constaté, simplement par l'observation et l'oreille, la nature complexe des sons; mais c'est à Helmholtz, illustre physicien, mort récemment, que l'on doit la démonstration scientifique de ce fait très important.

Il utilisa, pour cette démonstration, certaines notions de physique que je dois vous exposer brièvement.

Je prends deux diapasons de même dimension et susceptibles de produire la même note. Je les place à quelque distance l'un de l'autre et je fais vibrer l'un d'eux, le second se mettra à vibrer spontanément et ses vibrations continueront même à se produire après que vous aurez arrêté celles du premier. Vous

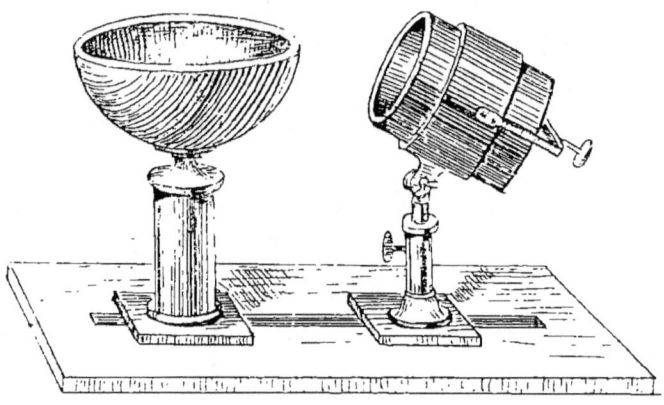

Fig. 6. — Tuyau à fond mobile pour le renforcement du son.

savez qu'une note exécutée à côté d'un piano ou d'un violon peut faire entrer en vibrations l'une des cordes de ces instruments; si l'on chante devant des chapeaux, dont l'ouverture sera tournée du côté du chanteur, vous constaterez que certaines notes font vibrer l'air qu'ils renferment. Produisez une note bien déterminée, devant ce tube à fond mobile, en frottant les bords de cette coupe de métal avec un archet; si vous en soulevez ou abaissez le fond, vous voyez qu'il arrive un moment où l'air renfermé dans le tube se met à vibrer et le son qu'il rend vient renforcer le premier. Vous pouvez encore réaliser, vous-mêmes, plus simplement, cette expérience, de la manière suivante. Voici un bocal vide, au-dessus duquel je fais vibrer un diapason. Il ne se produit aucun phénomène de résonance. Peu à peu je fais couler, sans bruit, de l'eau dans ce bocal : lorsque l'eau atteint un certain niveau, le son du diapason est bruyamment renforcé, parce qu'à ce moment

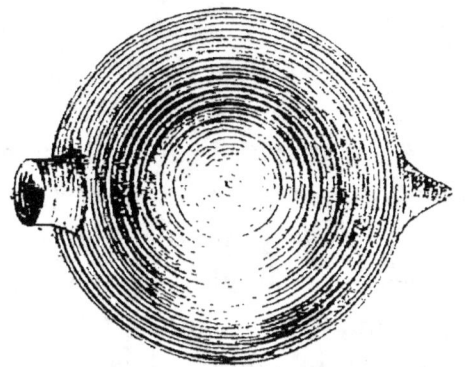

Fig. 7. — Résonateur d'Helmholtz.

le volume du vase est juste celui qui convient pour renfoncer la note de ce diapason.

Ce phénomène s'appelle la *résonance*. Le diapason, la corde, le tuyau, ne peuvent entrer en résonance que justement lorsque le son qu'ils peuvent eux-mêmes produire en vibrant, est émis dans leur voisinage. Helmholtz, se basant sur ces faits, a construit des petites sphères de métal, de différent volume (fig. 7), présentant, aux deux extrémités d'un de leurs diamètres, deux orifices, l'un assez large que vous tournez du côté de la source sonore, l'autre plus étroit et conique que vous fixez dans l'oreille; on appelle ces instruments des résonateurs. Si l'on chante devant un de ces résonateurs, beaucoup de notes n'y détermineront aucun phénomène, mais en voici une qui est accompagnée d'une vibration très intense de l'air contenu dans la sphère; votre oreille, dans laquelle est fixé le résonateur, entend fortement le son qui s'y produit et qui renforce le son provenant de l'extérieur, à l'occasion duquel s'est effectuée la vibration du résonateur. Helmholtz, en plaçant un très grand nombre de ces instruments, de volume différent, au voisinage de diverses sources sonores, arriva à démontrer que certains sons ne provoquent de résonance que dans un seul résonateur, ce sont les sons simples; pour tous les autres sons, les sons composés, un nombre plus ou moins considérable de résonateurs, placés dans leur voisinage, entreront en vibration à la fois, et la vibration de chacun d'eux est provoquée par l'un des divers harmoniques qui contribuent à former le son composé. Si maintenant on fait vibrer simultanément les divers diapasons, susceptibles de provoquer la vibration de ces résonateurs, on reproduira le son composé, avec le timbre qui lui est spécial; et si, pendant que vibrent tous ces diapasons, on renforce, au moyen d'un résonateur, tel ou tel de ces sons simples, provenant de l'un ou de l'autre des diapasons et qui constituent un des éléments du son composé, on reproduira même le timbre propre de chacun des divers instruments de musique.

J'ai un peu insisté sur l'étude des phénomènes de

résonance ; je vous prie de vous pénétrer de ces notions, car elles jouent un rôle très important dans l'explication du mode de formation de la voix.

PRINCIPAUX TYPES D'INSTRUMENTS DE MUSIQUE

Je terminerai en vous donnant quelques indications sur le mécanisme de production des sons dans les divers instruments de musique. Ces indications vous seront surtout utiles lorsque nous chercherons à comparer le mode de fonctionnement de l'appareil phonateur humain aux instruments de musique qui s'en rapprochent le plus.

Instruments à corde. — On peut faire produire aux cordes tendues des violons, des mandolines, des harpes, des pianos, etc., des sons, en les pinçant ou en les frottant avec un archet. Le nombre des vibrations, dans un temps donné, qui détermine la hauteur du son produit, dépend de la longueur, de la tension, de l'épaisseur, de la densité des cordes ; c'est-à-dire, que plus les cordes sont courtes, tendues, fines et légères, plus la tonalité du son produit sera élevée.

Tuyaux. — On utilise beaucoup comme instruments de musique les tuyaux droits et recourbés qui peuvent être du type des flûtes ou des instruments à anches.

Dans les *flûtes*, le son est produit par les vibrations de l'air projeté de l'extérieur par la bouche de l'artiste, ou bien de l'intérieur (tuyaux d'orgue), au moyen d'une soufflerie (fig. 8 et 11), sur les bords tranchants de l'embouchure, vibrations qui se transmettent à la colonne d'air renfermée dans le tube de la flûte ; mais cet air en vibration reste sur place et ne chemine pas le long du tuyau. La hauteur du son dépend uniquement, dans ces instruments, de la longueur de la colonne d'air vibrante, que le joueur allonge ou raccourcit à volonté, au moyen des trous et des clés.

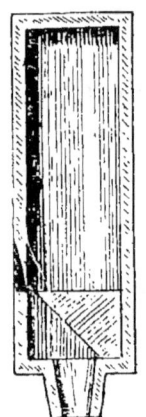

Fig. 8.
Flûte.

Les instruments à *anches* peuvent être munis d'*anches rigides* ou d'*anches flexibles*.

Les *anches rigides* sont en métal ; elles ne donnent pas naissance au son par leurs propres vibrations, mais produisent le son en divisant par leurs mouvements d'oscillation la colonne d'air qui passe entre elles et l'armature de l'instrument, en bouffées successives et très rapides ; la hauteur des sons est réglée par la longueur et l'élasticité des anches. Il faut donc autant d'anches qu'il y a de notes. L'harmonium, l'accordéon, sont des instruments de ce genre. On peut également combiner ces anches à des tubes, comme dans l'orgue.

Les *anches flexibles* sont en bois et toujours unies à un tube (fig. 9). Le son est alors produit par les vibrations de l'anche, mais la hauteur du son est toujours réglée par la longueur du tube; c'est-à-dire que la colonne d'air annexée à l'appareil vibrateur oblige l'anche à vibrer plus rapidement ou plus lentement, à produire un son plus grave ou plus aigu, suivant qu'elle est elle-même plus longue ou plus courte. La clarinette est le type des instruments de musique de ce genre, qui sont représentés, sous leur forme la plus simple, par le chalumeau de paille de seigle (fig. 10).

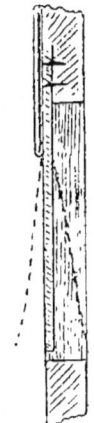

Fig. 9.
Anche flexible.
Les lignes ponctuées représentent les diverses positions que prend l'anche dans ses mouvements.

Le hautbois et le basson possèdent deux anches

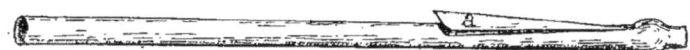

Fig. 10. — Chalumeau de paille de seigle, type des instruments à anches.

vibrantes, entres lesquelles se trouve une fente, par laquelle passe l'air.

Dans le cor et la trompette, instruments dits à **bocal**, ce sont les lèvres, entre lesquelles passe le courant d'air, qui remplissent les fonctions d'anches et qui vibrent; on les appelle *anches membraneuses*.

Dans notre prochaine leçon, nous étudierons les dispositions anatomiques, très compliquées, de l'organe producteur de la voix, chez l'homme; et c'est seulement après cette étude, que nous pourrons rechercher avec fruit à quel type instrumental il se rattache et de quelle façon s'opère son fonctionnement.

DÉMONSTRATIONS ET EXERCICES PRATIQUES

Répétition des diverses expériences de physique déjà exécutées dans le cours de la leçon.

Premiers exercices d'examen du larynx au moyen du laryngoscope : usage du miroir frontal, usage du miroir laryngien.

DEUXIÈME LEÇON

SOMMAIRE

La voix, le cri, la parole et le chant.
Etude anatomique d'ensemble de l'appareil de la phonation et de la respiration.
Anatomie de la soufflerie : poumons, trachée, bronches, alvéoles pulmonaires.
Phénomènes chimiques de la respiration.
Phénomènes mécaniques de la respiration. — Inspiration, expiration. Anatomie du tronc : la poitrine et l'abdomen, la colonne vertébrale, les côtes, le diaphragme, la plèvre. Fonctionnement de ces diverses parties dans la respiration.

Mesdames, Messieurs,

En dehors de l'homme, un très grand nombre d'animaux (mammifères, oiseaux) sont capables de produire des sons, la plupart possèdent *une voix*, tandis que certains groupes, comme celui des poissons, ne jouissent pas de ce privilège et sont muets.

La forme la plus simple de la voix, commune à tous ces êtres, est le *cri*.

Le *chant* ne s'observe que chez quelques-uns ; certains oiseaux, l'homme.

La *parole*, simple ou combinée au chant, est absolument spéciale à l'homme.

L'appareil de la phonation, dans son ensemble, est constitué sur le même plan que cet instrument qui va fonctionner sous vos yeux et qui est une sorte

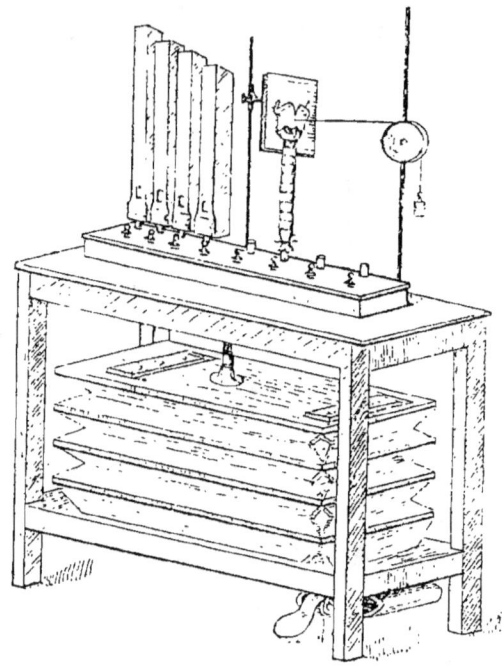

Fig. 11. — Soufflerie actionnant des tubes de flûte; à la place de l'un des tubes a été fixée la trachée d'un animal munie de son larynx.

d'orgue muni d'une série de tuyaux. La partie inférieure est constituée par un soufflet que l'on fait mouvoir avec le pied, qui aspire l'air de l'extérieur et le chasse ensuite dans ces tubes fixés sur la tablette surmontant l'instrument.

Ces tubes, semblables à celui qui est représenté figure 8, page 22, sont des flûtes, dans lesquelles la projection brusque de l'air contre les lèvres de l'orifice détermine la production d'un son, que vous entendez très nettement.

Chez l'homme, la soufflerie sera représentée par deux poches logées dans la poitrine, que l'on appelle les **poumons** et dont les tubes évacuateurs, les **bronches**, se réunissent en un seul, la **trachée**, surmontée, comme d'une espèce de chapiteau, par la boîte vocale ou **larynx**, dans laquelle se produit le son. Voici ces organes, qui proviennent d'un porc, et qui, dans leur ensemble, sont tout à fait comparables à ceux de l'homme, représentés dans la figure 12.

A la place de l'un des tuyaux de flûte, je fixe sur ma soufflerie, cette trachée et ce larynx, préparés d'une certaine manière, qui vous sera expliquée plus tard, et qui, eux aussi, proviennent d'un animal de boucherie. La soufflerie fonctionne, l'air passe, et vous entendez un son.

Chez l'homme et l'animal vivants, l'organe producteur du son, le larynx, lorsqu'il est en place, est, ainsi que la flûte, surmonté d'un tube représenté par les cavités de la gorge, de la bouche et du nez. Mais dans le cas d'une flûte ou d'une clarinette, la hauteur du son produit, nous l'avons vu dans le chapitre précédent (p. 22), est réglée par la longueur du tube de la colonne d'air vibrante. Vous constatez que le son est plus grave, lorsque je fixe à la soufflerie un tube long, plus aigu, au contraire, lorsque je lui fixe un tube court.

Dans l'instrument humain, au contraire, c'est l'organe producteur du son, le larynx, qui est lui-même capable, par ses propres modifications, de faire varier la hauteur des sons qu'il produit. Le système des tubes qui lui sont annexés : gorge, bouche et nez, trachée, bronches, est de longueur presque invariable. Les modifications de forme ou de volume qu'ils peuvent présenter *ne sont pas capables d'influer sur la hauteur du son qui les traverse, mais leur permettent de renforcer plus ou moins, à la façon des résonateurs de Helmholtz, tel ou tel des nombreux harmoniques qui accompagnent les sons produits dans le larynx. Ce sont donc ces cavités qui donnent à la voix son timbre particulier.*

Nous distinguerons, dans l'appareil de la phonation, comme dans l'instrument que vous avez sous les yeux, trois parties ; la *soufflerie*, l'*organe vibrant* ou *phonateur* proprement dit et les organes de *résonance*.

LA SOUFFLERIE

POUMONS, BRONCHES, TRACHÉE

La soufflerie se compose, je vous l'ai déjà dit, des **poumons**, des **bronches** et de la **trachée**. Au point de vue qui nous occupe, elle a pour fonction de chasser à travers le larynx un courant d'air qui, en parcourant cet organe, déterminera la vibration de certaines de ses parties et par suite la production du son.

Ces organes ne servent pas uniquement à la phonation ; c'est par eux que s'exerce en même temps une autre fonction, la **respiration**, infiniment plus nécessaire à la vie de l'individu. Cette dernière fonction ne saurait être suspendue, si peu de temps que ce soit, sans que l'individu périsse étouffé ; si elle s'opère mal, indépendamment des troubles qui résulteront directement de ce fait, pour la phonation, il se produira des inconvénients, souvent très graves, pour la santé générale et qui retentiront également, quoique indirectement, d'une façon plus ou moins marquée, sur la phonation.

Nous devrons donc étudier comment les deux fonctions : *phonation* et *respiration*, qui se produisent par le jeu simultané des mêmes organes, doivent se combiner, pour obtenir le résultat le plus favorable.

Nous allons étudier la structure et les dispositions que présentent tous ces organes, et en particulier, pour le moment, les appareils constituant la soufflerie, en même temps sur ces dessins, sur ces organes frais qui proviennent d'un animal de boucherie et sur cet *écorché* en carton, que je vais ouvrir, disséquer en quelque sorte devant vous, sans que cela puisse vous inspirer la moindre répugnance et qui est une représentation du corps humain, merveilleuse d'exactitude.

La **trachée**, située au-dessous du larynx, est un tube placé en avant du cou et qui plonge directement dans la poitrine ; il est cylindrique en avant, aplati en arrière, où il se trouve en contact avec l'œsophage, autre tube qui conduit les aliments, de la bouche à l'estomac. Sa charpente est formée par une vingtaine d'anneaux de *cartilage*, c'est-à-dire d'une substance assez rigide pour ne pas se briser lorsqu'on la comprime, mais assez élastique pour qu'ils puissent revenir à leur forme première, lorsqu'ils ont été serrés ; ils maintiennent le tube de la trachée toujours béant, tandis que les parois de l'œsophage, tube purement membraneux, restent appliquées à elles-mêmes, tant que les aliments ne le traversent pas.

Les anneaux de la trachée sont unis entre eux par une membrane élastique. La nature des éléments qui forment la trachée la rendent donc susceptible de subir de légères modifications de forme, de longueur et de diamètre, tout en restant capable de revenir exactement à ses dimensions primitives. L'intérieur de la trachée est tapissé par une membrane *muqueuse*, c'est-à-dire molle, toujours humide, parce qu'elle renferme de nombreuses *glandes*. Ces glandes sont de très petits tubes, qui déversent constamment à sa surface un liquide visqueux, appelé mucus. La muqueuse est en outre recouverte d'innombrables petits poils microscopiques, comparables à un véritable gazon et qu'on appelle les *cils vibratils*, agités d'un mouvement incessant, grâce auquel ils rejettent vers la bouche le mucus épaissi, ainsi que les poussières qui se sont déposées à la surface de la muqueuse, poussières qui accompagnent fréquemment

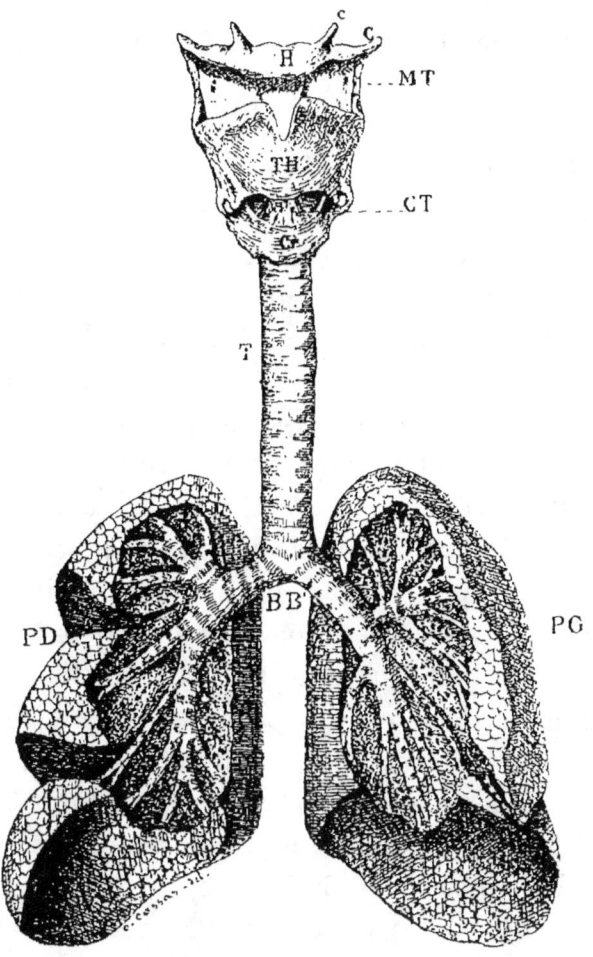

Fig. 12. — Le poumon, les bronches et le larynx.
PD, poumon droit. — PG, poumon gauche. — BB', les deux bronches. — T, trachée. — Cr, cartilage cricoïde. —CT, membrane crico-thyroïdienne. — TH, cartilage thyroïde. — MT, membrane thyro-hyoïdienne. — H, os hyoïde, — C, grande corne de l'os hyoïde. — c, petite corne de l'os hyoïde.
Les proportions du larynx ont été un peu exagérées par le dessinateur.

l'air aspiré dans les poumons pendant la respiration.

La trachée se divise en deux tubes appelés **bronches**, plus petits qu'elle, et dont les anneaux, servant à maintenir leur béance, sont complets, au lieu d'être interrompus en arrière, comme ceux de la trachée.

Les tubes bronchiques, ainsi que vous le voyez très nettement sur cette figure et sur ce cadavre de carton, se ramifient à l'infini et finissent par se terminer dans des groupes de petites vésicules appelées **lobules pulmonaires**. Ces innombrables lobules, ainsi que le feutrage qui les réunit les uns aux autres, constituent la masse molle du poumon, ou **parenchyme** pulmonaire. Les dernières divisions, les petites bronches, sont dépourvues des anneaux cartilagineux que je vous ai signalés dans les grosses.

Je gonfle ce poumon de veau en y insufflant de l'air, dès que je cesse l'opération, le poumon se dégonfle en chassant l'air que nous y avons insufflé; ce fait tient à ce que les parois élastiques des bronches sont revenues sur elles-mêmes, dès que la compression de l'air, qui tendait à les écarter ne se produit plus.

La figure 13 représente un lobule pulmonaire, qui reçoit l'air par une bronchiole, b, émanée d'une bronche de calibre plus fort, B; la bronchiole se divise en plusieurs rameaux, qui se terminent dans des culs-de-sac appelés **acini** et formés eux-mêmes d'un grand nombre de petites logettes ou **alvéoles**. Le réseau de vaisseaux capillaires logés dans la paroi de ces acini est représenté en a''.

Dans la circulation, le sang impur revient du corps, où il a servi à entretenir les phénomènes de la vie, au cœur, qui le chasse dans les vaisseaux du poumon,

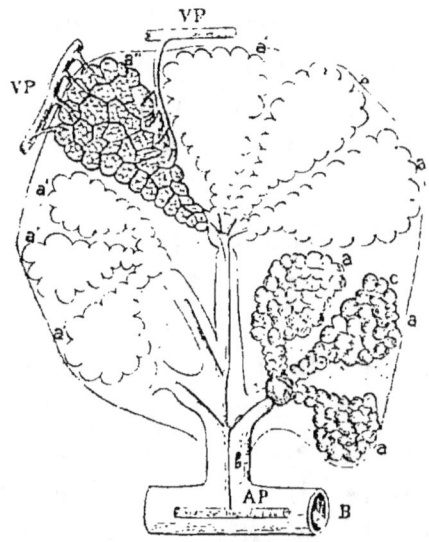

Fig. 13. — Lobule pulmonaire. (Figure schématique d'après Testut.)

B, petite bronche. — b, bronchiole intralobulaire. — a, a, a, trois acini vus dans leur ensemble et composés chacun de nombreuses alvéoles. — a', a', a', a', a', a', six alvéoles représentées en section. — a'', acinus, dans lequel le réseau capillaire des alvéoles est représenté. — AP, branche de l'artère pulmonaire amenant le sang noir au poumon. — VP, branche de la veine pulmonaire, ramenant le sang rouge au cœur.

dont fait partie le tube AP et retourne de nouveau au cœur par les vaisseaux VP. C'est dans le réseau de tubes minuscules reliant les deux vaisseaux l'un à l'autre, rampant dans les parois des acini et de leurs alvéoles et dessiné en a'' que s'est opérée la purification du sang. Au niveau de ce réseau, le sang qui y circule, n'est, en réalité, séparé de l'air remplissant les alvéoles pulmonaires que par une très mince membrane, c'est à travers cette membrane que s'opère le phénomène essentiel de la respiration, sans lequel la vie est absolument impossible. On donne le nom de phénomènes chimiques de la respiration à ces phénomènes de purification, qui constituent l'essence de la respiration et que je dois vous décrire brièvement.

Phénomènes chimiques de la respiration. — Le sang impur qui revient de tout le corps vers le cœur est maintenant impropre à entretenir la vie ; il est même devenu vénéneux, parce qu'il s'est chargé, pendant son cours dans l'organisme, d'un véritable poison, le gaz acide carbonique, qui le rend noir et qui s'y trouve dissous, comme ce même gaz se trouve, par exemple, dissous dans l'eau de seltz ; mais il n'y en a dans le sang qu'une bien moindre quantité.

Abandonnez de l'eau de seltz quelque temps dans un verre recouvert d'une membrane de baudruche tendue, et tout l'acide carbonique que contient cette eau s'en échappera bientôt, dans le verre d'abord, puis dans l'air ensuite, après avoir traversé la membrane. Le gaz acide carbonique, contenu dans le sang que renferment les vaisseaux capillaires, s'échappe à travers la membrane de l'alvéole pulmonaire dans l'air qu'elle contient, parce que cet air, qui arrive directement de l'extérieur, de l'atmosphère, ne contient pas d'acide carbonique, ou bien n'en renferme qu'une très faible quantité. S'il en contenait dans la même proportion que le sang, l'acide carbonique du sang n'aurait aucune tendance à en sortir, et cette tendance, pendant la respiration, devient justement de moins en moins forte, au fur et à mesure que se prolonge le séjour de l'air inspiré, dans l'alvéole, parce que cet air se charge davantage d'acide carbonique.

L'acide carbonique donne naissance, en s'unissant à la chaux, à un dépôt blanc qui est du carbonate de chaux. Je souffle, moi-même, dans ce verre d'eau, qui renferme de la chaux en dissolution, et vous voyez instantanément un dépôt blanc s'y former en abondance. Si, au contraire, je fais passer de l'air atmosphérique, au moyen d'un soufflet, dans cet autre verre, qui contient aussi de l'eau de chaux, vous voyez qu'il ne s'y forme aucun dépôt. L'air qui sort de mes poumons renferme donc beaucoup de gaz acide carbonique ; l'air extérieur, au contraire, n'en contient pour ainsi dire pas.

Mais ce n'est pas tout ; on sait qu'aucun organisme ne saurait exister sans absorber continuellement un gaz, qui, lui, se trouve en abondance dans l'air et que l'on appelle l'oxygène. C'est justement ce même gaz qui est nécessaire à la combustion ordinaire et sans lequel les corps ne sauraient ni brûler, ni s'enflammer. Cet oxygène, introduit par la respiration dans l'organisme, est employé à brûler lentement les tissus du corps, et cette combustion lente, qui est la cause du mouvement et de la chaleur de l'homme et des animaux, donne justement lieu à la production de l'acide carbonique, gaz résultant de l'union intime de l'oxygène avec le charbon, qui est l'un des éléments essentiels de nos tissus; de même qu'un corps organique quelconque, en brûlant, donne naissance à de l'acide carbonique, par suite du même phénomène. A bien des égards, nous pouvons donc comparer le corps humain à une machine ; la machine, en effet, brûle du charbon en nature, qui s'unit avec l'oxygène de l'air, pour donner lieu à un dégagement d'acide carbonique, tandis que le corps humain brûle le charbon contenu dans ses tissus ; et, de même que dans la machine, il y a dans le corps humain, comme conséquence de ce phénomène, dégagement de chaleur, production de force et de mouvement.

L'oxygène arrive donc en grande quantité, avec l'air qui pénètre dans le poumon (il représente environ la cinquième partie, en volume, de cet air); il traverse, comme l'acide carbonique, mais en sens inverse, la membrane de l'alvéole, c'est-à-dire que, venant de l'intérieur de l'alvéole, il se fixe dans le sang, et cela, parce que des granules infiniment petits et prodigieusement nombreux qui nagent dans ce liquide, auquel ils donnent sa coloration rouge et que l'on appelle les globules du sang, ont une grande tendance à s'unir avec lui, partout où ils le rencontrent ; et, lorsqu'ils en sont chargés, le sang perd sa couleur bleu noir, pour prendre une couleur rouge vermeil.

Le sang qui sort du poumon et revient au cœur par le vaisseau VP est donc d'un rouge vermeil ; il contient beaucoup d'oxygène et peu d'acide carbonique. Du cœur, il est chassé dans tout le corps, par les contractions de cet organe ; il perd son oxygène en traversant le corps, se charge d'acide carbonique, prend une couleur sombre, et dans cet état, sous l'impulsion du cœur, dans lequel il est retourné, il revient au poumon, où se produisent de nouveau la série des phénomènes que nous venons de décrire.

Les phénomènes essentiels de la respiration consistent donc, simultanément, en une absorption par le sang, de l'oxygène de l'air, qui pénètre dans le poumon et en une élimination de l'acide carbonique du sang, dans ce même air.

Phénomènes mécaniques de la respiration. — Mais il est facile de comprendre, d'après ce que nous avons déjà dit, que ce double phénomène ne peut s'opérer régulièrement que si l'air contenu dans les alvéoles du poumon est constamment renouvelé. Ce renouvellement s'opère grâce aux mouvements de la respiration, que l'on peut diviser en deux temps : 1° l'*inspiration*, par laquelle l'air frais et pur pénètre du dehors dans l'intérieur du poumon ; 2° l'*expiration*, par laquelle l'air contenu dans le poumon est rejeté à l'extérieur. Ces mouvements s'opèrent ordinairement, à l'état de veille, sans que nous y prenions garde, c'est-à-dire d'une façon inconsciente, et spontanément, pendant le sommeil; mais nous pouvons très bien régler, par la volonté, pendant un certain temps au moins, leur étendue et leur fréquence. Je dis pendant un certain temps, parce qu'il est absolument impossible de gouverner longtemps les mouvements respiratoires et s'ils s'accomplissent d'une façon incorrecte ou défectueuse, les exercices que nous pouvons faire et qui, bien entendu, sont volontaires, ont pour but de substituer un nouveau type automatique, meilleur, à l'ancien.

Ces phénomènes jouent un rôle essentiel dans la phonation, car, sans le courant d'air qui traverse le larynx, aucun son ne saurait être produit par l'homme ou l'animal. On peut donc considérer la phonation comme une fonction accessoire de la respiration, puisqu'elle s'exerce par l'intermédiaire des mêmes organes et que le même air sert à assurer la respiration et à produire la voix.

Mais pour que vous compreniez bien comment peut et doit s'opérer le phénomène, pour que vous puissiez le régler, ou corriger votre manière de l'exécuter, si elle est défectueuse, il est nécessaire que nous procédions ensemble à une étude anatomique des organes au moyen desquels s'effectue cette fonction. Je vous le disais au début de ce cours, vous ne sauriez avoir la prétention de comprendre, et surtout de régler le fonctionnement d'une machine, sans avoir étudié à fond la disposition de ses rouages.

Le corps humain, considéré depuis les épaules jusqu'aux hanches, c'est-à-dire le tronc, peut être comparé à un vaste tube divisé en deux étages situés l'un au-dessus de l'autre, la **poitrine** en haut, l'**abdomen** en bas, complètement séparés par une sorte de voile membraneux, qu'on appelle le **diaphragme**. Ce voile est tendu horizontalement entre les parois du tronc, au niveau du creux de l'estomac; il n'est pas aplati, mais forme un véritable dôme bombé vers le haut, c'est-à-dire du côté de la poitrine, surplombant, au contraire, l'abdomen, à la façon d'une voûte. Il est représenté dans la figure 14, et vous le voyez, en réalité, dans ce cadavre humain de carton, après que j'ai enlevé les parois de l'abdomen et de la poitrine.

L'étage supérieur du corps est rempli par les poumons et par le cœur. L'œsophage, tube servant à conduire la nourriture, de la bouche à l'estomac, s'y trouve aussi contenu. Ce tube traverse ensuite le diaphragme, se dilate immédiatement au-dessous de lui en une vaste poche, l'estomac, et se prolonge par l'intestin grêle et le gros intestin. L'estomac, les intestins, avec le foie, le pancréas et la rate, remplissent tout l'abdomen. Il n'existe aucune raison pour admettre une troisième division du corps, l'estomac, intermédiaire entre les deux précédentes (la poitrine et l'abdomen), comme le font d'ordinaire les

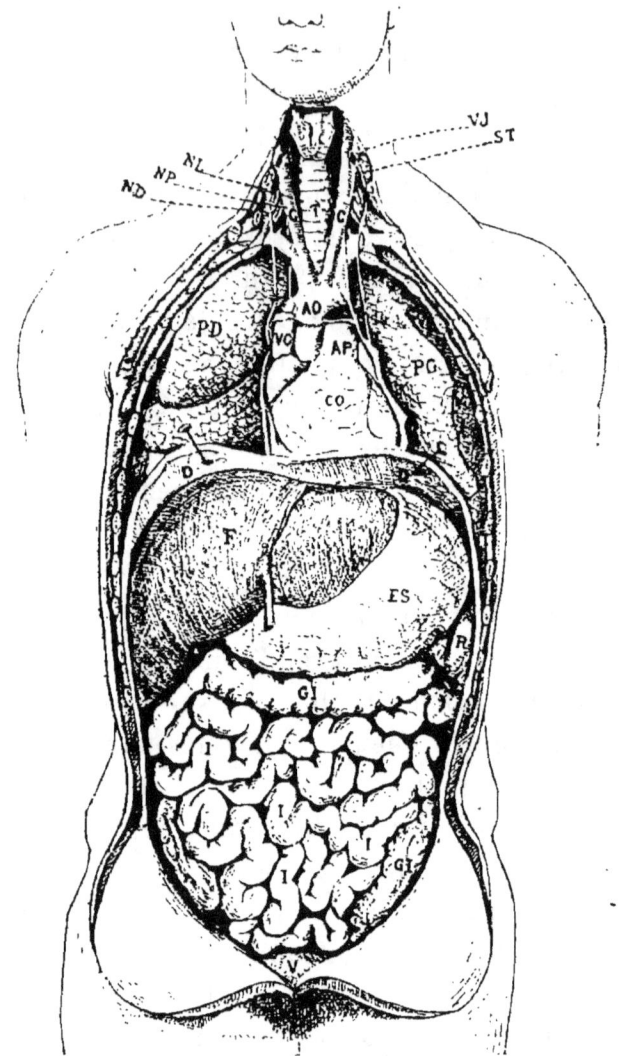

Fig. 14. — Figure montrant tous les viscères du corps, dans leur ensemble.

L, larynx. — T, trachée. — VJ, section de la veine jugulaire. — ST, section du muscle sterno-cléido mastoïdien. — NL, nerf laryngé inférieur ou récurrent droit. — NP, nerf pneumogastrique droit. — ND, nerf diaphragmatique. — PD, poumon droit. — PG, poumon gauche. — CO, cœur. — AO, artère aorte. — C, C, artères carotides. — VC, veine cave supérieure. AP, artère pulmonaire. — D, D, diaphragme. — F, foie. — ES, estomac. — R, rate. — GI, GI, gros intestin. — I, I, I, intestin grêle. — V, vessie.

La figure est défectueuse en ce qu'elle ne montre pas l'insertion du diaphrame aux côtes inférieures.

personnes peu familières avec l'anatomie, puisqu'il n'y a en réalité que deux cavités. Cette distinction ne servirait qu'à compliquer et à fausser l'idée que vous pouvez vous faire de l'intérieur du corps.

La charpente du corps est formée par une série de disques osseux, empilés les uns sur les autres dans la région dorsale, que l'on appelle les **vertèbres**. Ils constituent, par leur réunion, la **colonne vertébrale** ou **épine dorsale**, ligne saillante, très sensible lorsque l'on passe la main le long du dos, surtout chez les personnes maigres. Dans la région supérieure du corps, qui correspond à l'étage supérieur, à la poitrine, de chaque côté des vertèbres partent des pièces osseuses cintrées, les **côtes**, qui s'unissent en avant à un os aplati, semblable à une épée romaine, qu'on appelle le **sternum**. Les côtes sont légèrement mobiles au niveau du point où elles s'unissent, s'articulent, comme on dit, avec les vertèbres. En avant, elles n'arrivent pas jusqu'au sternum, mais s'y relient par l'intermédiaire de cette substance élastique dont nous avons déjà parlé, que l'on appelle du cartilage. Ces dispositions assurent aux côtes une certaine mobilité. Les côtes les plus inférieures ne se relient pas directement au sternum, mais s'unissent à celles qui sont situées au-dessus, par des cartilages. Les vertèbres, les côtes et le sternum constituent la charpente de la cage thoracique ; avec les parties molles qui leur sont fixées, elles forment le revêtement osseux de la poitrine. Les parois de l'abdomen sont,

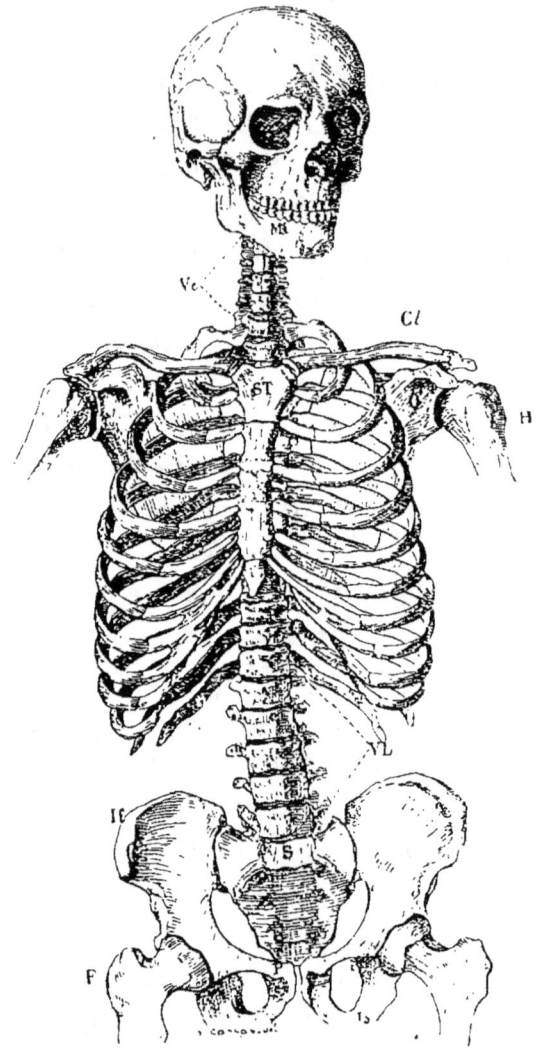

Fig. 15. — Squelette de l'homme.

C, crâne. — MI, maxillaire inférieur. — Vc, vertèbres cervicales. — Cl, clavicule. — O, omoplate. — H, humérus. — ST, sternum. — 1, première côte. — 12, douzième côte. — VL, vertèbres lombaires. — S, sacrum. — Il, os iliaque. — P, pubis. — Is, ischion. — F, fémur.

elles, entièrement molles en avant et formées par la peau et les muscles, tandis que les organes contenus dans la poitrine sont protégés contre les violences extérieures par les pièces osseuses que nous avons décrites. La partie la plus inférieure de l'abdomen, seule, est garantie latéralement par une ceinture osseuse formée par les hanches, sur lesquelles s'appuient les os des cuisses.

Si vous considérez uniquement la nature des parois de la poitrine et de celles de l'abdomen, si, d'autre part, vous vous rendez compte, par l'expérience, en dilatant ou contractant ces parois, des différences extrêmement sensibles qui existent dans leur mobilité, vous pourriez être tenté de croire que le volume de la poitrine ne pourrait se modifier, grandir ou diminuer, que dans une très faible mesure, parce que ses parois restent presque immobiles; tandis que l'abdomen, dont la paroi molle peut être fortement projetée en avant, ou ramenée en dedans, doit vous sembler être une cavité susceptible des plus grandes variations de volume.

Mais il faut tenir compte des mouvements d'une autre paroi, commune aux deux cavités, le **diaphragme** que vous ne sauriez voir sur l'homme vivant, mais qui se trouve bien représenté sur la figure 14 et sur ce cadavre de carton.

Lorsque les membranes musculaires qui le constituent se tendent, il perd la forme voûtée qu'il présente à l'état de repos (fig. 14 et fig. 16 D); la cavité de la poitrine gagnera de ce fait tout l'espace que la cavité abdominale aura perdu. D'autres causes, c'est-à-dire l'expansion des parois de la poitrine, peuvent également, ainsi que nous le verrons, contribuer à augmenter, quoique dans une proportion beaucoup moindre, la capacité, c'est-à-dire le volume intérieur de la poitrine, et par conséquent des poumons.

C'est cette propriété que possède la cage thoracique d'augmenter son volume intérieur et de revenir ensuite sur elle-même, qui détermine l'établissement d'un courant d'air traversant constamment le larynx et la trachée dans les deux sens, pour aller au poumon et en revenir. Cet air joue un double rôle, il sert en même temps à produire la voix et à entretenir la respiration.

Pour mieux vous faire comprendre de quelle façon les mouvements de la poitrine peuvent faire rentrer l'air dans les poumons, je vais me servir de cette poche de caoutchouc, dont l'orifice est fermé par un robinet. Cette poche a une forme conique, c'est-à-dire qu'elle est plus large en bas et qu'elle se rétrécit en se rapprochant de son orifice. Cette disposition représente bien celle que possèdent les deux poumons considérés dans leur ensemble, vous pouvez vous en rendre compte en examinant les figures 14 et 16, et surtout en considérant la forme de la cage thoracique, qu'ils remplissent exactement (fig. 15).

Les poumons sont unis à la cage thoracique et au diaphragme, qui constituent les parois latérales et inférieure de la poitrine, par une double poche, qu'on appelle la **plèvre**, *qui les renferme sans les contenir.* Voici une vessie complètement close, j'y enfonce le

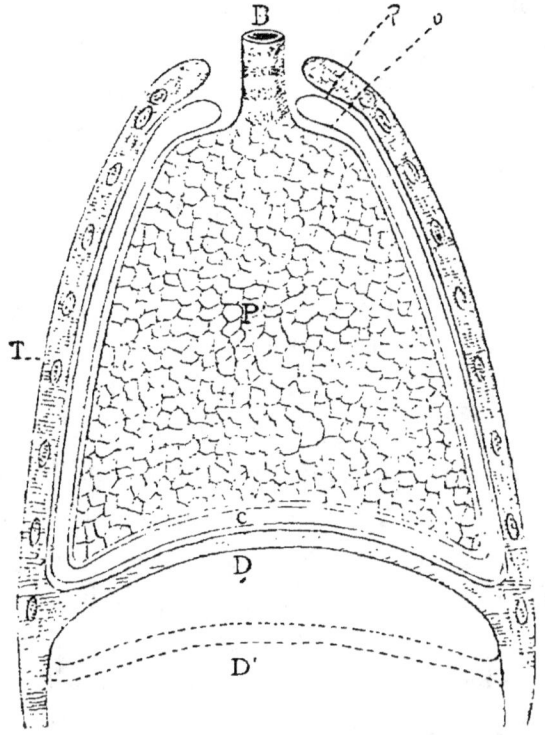

Fig. 16. — Figure schématique montrant les rapports des poumons avec les plèvres. Dans la nature, le diaphragme présente une voussure beaucoup plus considérable.

B, bronche. — P, poumon. — T, parois du thorax. — D, diaphragme relâché et relevé. — D, diaphragme contracté et abaissé. — *p*, feuillet pariétal de la plèvre. — *v*, feuillet viscéral de la plèvre.

poing, à la place du poing je mets la poche de caoutchouc figurant le poumon; nous avons ainsi une représentation exacte des rapports du poumon avec la plèvre. En enfonçant le poing dans la vessie, j'ai déterminé la formation de deux feuillets ; comme j'aspire tout l'air contenu entre ces deux feuillets et que je ferme ensuite l'orifice par lequel j'ai pratiqué l'aspiration, les deux feuillets sont alors intimement accolés l'un à l'autre et lorsque je les écarte, ils sont immédiatement obligés, par suite de la pression de l'air atmosphérique qui s'exerce sur eux, de se rejoindre. Si je pratique une perforation à l'un des feuillets ou si j'ouvre le robinet du tube par lequel j'ai fait l'aspiration, lorsque je les écarte l'un de l'autre, vous entendez l'air extérieur pénétrer en sifflant par l'orifice et ils ne se rejoignent plus. Supposez que le feuillet interne de la vessie soit accolé intimement à la poche de caoutchouc, il vous sera maintenant facile de concevoir que le feuillet interne de la plèvre étant, de la même façon, accolé au poumon, le feuillet externe, à la paroi de la poitrine et au diaphragme, les parois de la poitrine et le diaphragme, en se déplaçant vers l'extérieur et vers le bas, entraineront avec elles les deux feuillets de la plèvre, entre lesquels il n'y a pas d'air. Ils entraîneront donc par suite le poumon, qui adhère au feuillet interne, car le poumon étant entouré par un espace vide, l'air qu'il contient, n'étant plus comprimé, se dilatera. Si la paroi de la poitrine et le feuillet externe de la plèvre sont perforés, par un coup de couteau, un coup d'épée, par exemple, les mouvements de dilatation de la poitrine feront pénétrer l'air extérieur en sifflant, dans la cavité de la plèvre, mais le poumon ne se dilatera plus, parce qu'il n'aura plus aucune tendance à suivre un mouvement d'expansion, qui ne détermine plus la formation d'un vide périphérique. La dilatation des parois de la poitrine n'aura plus d'autre effet que de faire rentrer de l'air entre les deux feuillets de la plèvre.

Lorsque je comprime les parois de la poche de caoutchouc, l'air quelle renferme est expulsé ; lorsque au contraire je les écarte, l'espace intérieur augmentant, la pression de l'air que la poche renferme diminue, et comme cette pression devient ainsi plus faible que celle de l'air extérieur, celui-ci se précipite dans la poche, jusqu'à ce que la pression de l'air atmosphérique et la pression de l'air dans l'intérieur de la poche soient redevenues égales. Si je cesse d'opérer la traction qui détermine l'écartement des parois de la poche, celles-ci reviennent sur elles-mêmes, en raison de leur élasticité et chassent une partie de l'air contenu. Les choses se passent de même dans la respiration ; après que les poumons, accolés aux parois de la poitrine et au diaphragme, par l'intermédiaire de la plèvre, se sont dilatés pour les suivre dans leur mouvement d'écartement, et ont aspiré l'air extérieur (**inspiration**), les parois de la poitrine et le diaphragme revenant à leur position première, l'air est chassé du poumon, par suite du retour des parois du poumon sur elles-mêmes et de la cessation d'action des muscles qui, en se contractant, dilataient les parois de la poitrine. Ce phénomène porte le nom d'**expiration**. C'est de cette façon que s'opère l'expiration dans la respiration calme, lorsque nous dormons, par exemple ; elle se produit alors simplement par la mise en jeu de l'élasticité des poumons, dont les parois reviennent spontanément sur elles-mêmes et sans que la volonté y prenne aucune part. Mais lorsque nous voulons faire une expiration très profonde ou bien précipiter la sortie de l'air, la régler ou la graduer par la volonté, l'expiration devient alors active et elle se produit par la mise en jeu des muscles qui, en se contractant, peuvent diminuer la capacité de la cavité thoracique : 1° des muscles qui abaissent les côtes, 2° et surtout, de ceux qui se trouvent logés dans les parois molles de l'abdomen et qui, par leur contraction, compriment les viscères, chassent le diaphragme dans le thorax et, par conséquent, diminuent le diamètre vertical de cette cavité (voir fig. 17, p. 53).

Mais il reste toujours une quantité d'air assez notable dans le poumon, lorsque la respiration est tranquille ; et feriez-vous même les mouvements respiratoires les plus profonds, vous n'arriveriez pas à débarrasser vos poumons de cet air de réserve qui y reste accumulé dans l'intervalle de deux mouvements respiratoires.

Bien qu'il ne nous soit pas impossible de produire la vibration du larynx et, par conséquent, la voix, par l'action du courant d'air inspiré, c'est du courant d'air expiré que nous nous servons exclusivement pour produire, dans notre larynx, auquel nous faisons subir, dans ce but, des modifications spéciales, les vibrations qui donneront naissance à la voix.

DÉMONSTRATIONS ET EXERCICES PRATIQUES

Soufflerie surmontée du larynx d'un animal, fonctionnant comme le larynx de l'animal vivant.

Dissection de l'appareil respiratoire et phonateur du porc (poumons, trachée, bronches).

Dissection d'une pièce anatomique en carton, démontable, représentant le corps de l'homme.

Expérience démontrant la présence de l'acide carbonique dans l'air expiré.

Expériences montrant le jeu des poumons et leurs rapports avec la plèvre.

Examen du larynx au moyen du laryngoscope; usage du miroir frontal et du miroir laryngien.

TROISIÈME LEÇON

SOMMAIRE

Mécanismes déterminant l'augmentation du volume de la poitrine. — Action des muscles inspirateurs. Action du diaphragme ; mécanismes divers par lesquels le diaphragme peut augmenter, en se contractant, le volume de la poitrine. Son action sur les côtes. Autres muscles agissant sur les côtes.

Types respiratoires. — Type diaphragmatique ou abdominal ; type costo-supérieur ou claviculaire ; type costo-inférieur ou latéral.

Anatomie de l'appareil vibrateur, du larynx. — Cartilage cricoïde, cartilage thyroïde, cartilages aryténoïdes, cartilages de Santorini, épiglotte, vestibule de la glotte, glotte, vraies cordes vocales, fausses cordes vocales, ventricules de la glotte ou de Morgagni ; muscles du larynx : crico-aryténoïdiens postérieurs, aryténoïdiens, crico-aryténoïdiens latéraux, thyro-aryténoïdiens, crico-thyroïdiens.

Mesdames, Messieurs,

Les parois latérales de la poitrine se soulèvent ou s'écartent par suite de la contraction ou du raccourcissement des muscles qui s'insèrent sur elles. Le diaphragme, qui constitue la paroi inférieure ou base du thorax, est une large membrane musculaire, insérée sur les vertèbres et les côtes par sa périphérie et naturellement beaucoup plus mobile que les autres parois.

Les muscles sont des organes mous, formés de fibres rouges, ordinairement en forme de cordons, plus rarement de lames, constituant ce qu'on appelle la *chair* ; ce sont, peut-on dire, les organes effectifs du mouvement, car, en se raccourcissant, en se contractant, ils font mouvoir les os, mobiles les uns sur les autres au niveau des articulations. Lorsque je remue ce doigt, c'est parce que les cordons musculaires s'insérant, d'une part aux trois petits osselets qui, unis bout à bout, forment la charpente de ce doigt, et, d'autre part, solidement fixés au bras, qui, lui, reste immobile, se sont contractés, c'est-à-dire raccourcis. C'est en écartant et soulevant les côtes, que les muscles augmentent le diamètre transversal de la poitrine.

Le **diaphragme**, cette sorte de voile, en forme de voûte, à convexité tournée vers le haut, séparant la cavité du ventre de celle de la poitrine, est aussi un muscle membraneux ; mais dans les conditions ordinaires, et si vous l'employez comme vous devez le faire, il modifiera simplement par sa contraction sa forme voûtée, sans agir sensiblement sur la position des os légèrement mobiles auxquels il s'insère, et qui sont les côtes inférieures.

Si vous contractez le diaphragme, sans faire simultanément aucun autre effort, il s'abaisse simplement, en refoulant devant lui tous les organes contenus dans la cavité de l'abdomen. Dans ce mouvement il a en partie perdu sa forme voûtée, il est passé de la position D à la position D' (fig. 16), la cavité de la poitrine et par conséquent les poumons, se sont augmentés de tout l'espace représenté par la différence de niveau du diaphragme dans ses deux positions. Si, pendant que vous contractez votre diaphragme, vous laissez la paroi antérieure de votre abdomen molle et inerte, elle sera projetée en avant, sous la poussée des viscères abdominaux, foie, estomac, intestin, refoulés par la contraction et l'abaissement du diaphragme. Lorsque vous contractez plus ou moins fortement votre diaphragme, vous vous rendrez compte de l'énergie de la contraction qui s'est effectuée, par la projection en avant de votre abdomen, plus ou moins étendue, plus ou moins brusque, en même temps que vous sentirez l'air pénétrer dans votre poitrine.

Si, au contraire, avant de contracter votre diaphragme, comme mouvement préparatoire à l'aspiration de l'air, vous contractez les larges muscles membraneux qui sont logés dans la paroi antérieure de votre abdomen, si vous produisez un creux au niveau de votre estomac, votre diaphragme en se contractant (ce qui deviendra pour lui fort laborieux et même pénible), ne pouvant plus s'abaisser et chasser les viscères devant lui, puisque les parois de l'abdomen sont devenues immobiles et rigides, se trouvera dans l'impossibilité de diminuer sa voussure, de s'aplatir, de changer de forme, comme tout à l'heure. Cependant sa contraction déterminera encore l'augmentation du volume de la poitrine, puisqu'elle y fait pénétrer de l'air; en plus petite quantité il est vrai, et aux prix d'efforts bien plus considérables que dans le cas précédent. L'augmentation de volume de la poitrine s'opère dans ce cas par les tractions que le diaphragme, appuyé par sa voûte sur les viscères contenus dans l'abdomen et devenus immobiles en raison de la rigidité de ses parois, exerce sur les côtes inférieures auxquelles il s'insère et qu'il relève, tout en les portant en avant, c'est-à-dire en les écartant. Par suite de ce mouvement, le diamètre transversal de la poitrine, dans sa région inférieure, se trouve agrandi.

La poitrine peut encore se dilater par l'effort des cordons musculaires qui s'attachent, d'une part aux os du cou et à la tête, d'autre part aux côtes supérieures, aux épaules et aux clavicules et aussi par l'action de muscles s'insérant aux épaules et aux bras par une de leurs extrémités, aux parois de la poitrine par l'autre (voir la fig. 17 et son explication). Pour que tous ces muscles agissent en élevant les côtes et en les portant en avant, la tête et le cou doivent être, au préalable, rendus rigides et fixes par la contraction simultanée des muscles qui s'y insèrent en avant et en arrière ; de même qu'un mât est fixé, dans sa position verticale, par la tension des câbles qui en partent dans diverses directions et le rattachent à la terre.

J'ai fait représenter dans la figure 17 un grand nombre des muscles agissant dans l'inspiration et l'expiration ; ils ne s'y trouvent pas tous, parce qu'il était

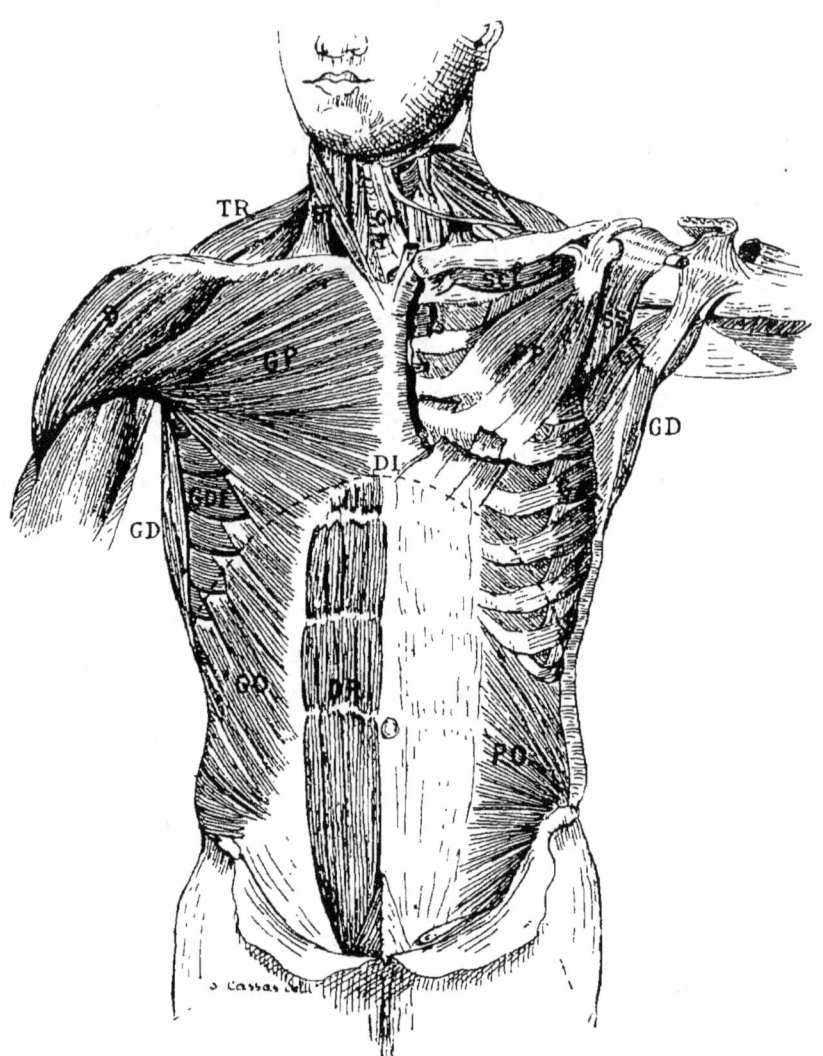

Fig. 17. — Muscles inspirateurs et expirateurs.

TR, muscle trapèze. — ST, muscle sterno-cléido-mastoïdien. — CH, muscle cléido-hyoïdien. — T, trachée. — D, muscle deltoïde. — GP, muscle grand pectoral. — GD, muscle grand dorsal — GDE, muscle grand dentelé. — Scl, muscle sous-clavier. — PP, muscle petit pectoral. — SS, muscle sous-scapulaire. — GR, muscle grand rond. — GO, muscle grand oblique de l'abdomen. — DR, muscle droit de l'abdomen. — PO, muscle petit oblique de l'abdomen. — DI, diaphragme.

impossible de les montrer clairement dans une seule figure.

Les muscles **inspirateurs**, en outre du diaphragme, peuvent être divisés, avec Mathias Duval, en deux groupes : 1° ceux qui élèvent les côtes dans la respiration tranquille, qui sont les *surcostaux*, les *scalènes*, le *petit dentelé postérieur*. Aucun de ces muscles, dont l'action est d'ailleurs peu importante ne se trouve représenté dans notre figure ; 2° ceux qui agissent exceptionnellement dans la respiration forcée et normalement dans la respiration claviculaire, qui sont : le *sterno-cléido-mastoïdien*, les faisceaux inférieurs du *grand pectoral* et du *grand dentelé*, le *petit pectoral* et une partie du *grand dorsal*.

Les muscles **expirateurs** sont surtout les muscles abdominaux. Les uns, comme le *grand oblique* et le *petit oblique*, chassent surtout l'air en diminuant la capacité de la poitrine par l'abaissement des côtes, les autres, par la compression des viscères abdominaux, qui refoulent le diaphragme vers le haut.

Les côtes sont reliées les unes aux autres par des lames musculaires fermant les interstices qu'elles laissent entre elles, et complétant ainsi les parois du thorax. Ces lames musculaires impriment aussi aux côtes, par leur contraction, divers mouvements qui jouent un certain rôle dans le mécanisme de l'inspiration et de l'expiration, mais le mécanisme de ces mouvements est difficile à faire comprendre et leur importance n'est pas très considérable.

TYPES RESPIRATOIRES

On a distingué plusieurs **types respiratoires** (il serait mieux de dire **inspiratoires**), c'est-à-dire plusieurs procédés suivant lesquels on peut dilater la poitrine dans son ensemble, ou, plus particulièrement, dans telle ou telle de ses parties, en mettant en jeu des groupes de muscles différents, pour y faire pénétrer l'air extérieur. Mais de tous ces types respiratoires, il n'y en a qu'un seul qui doive être recommandé aux hommes comme aux femmes, aussi bien dans la respiration ordinaire que dans la respiration accompagnant le chant, le type **diaphragmatique** ou **abdominal** ou **ventral**. C'est le type respiratoire naturel, qui existe chez les enfants des deux sexes et que l'homme conserve toujours naturellement, à moins qu'il ne le transforme, par un exercice mal entendu, en un autre, beaucoup moins logique et beaucoup moins favorable, le type latéral, type artificiel dont nous parlerons plus loin, qui présente de très sérieux inconvénients pour tout le monde et, d'une façon plus particulière, pour le chanteur et l'orateur.

La **respiration diaphragmatique** pure est produite par la contraction modérée et l'abaissement du diaphragme, les parois de l'abdomen étant relâchées. Dans ce type, c'est le diamètre vertical de la poitrine qui s'agrandit surtout, bien que le mouvement du diaphragme entraine en même temps, mais à un degré relativement faible, le jeu des côtes, surtout des côtes inférieures, qui sont toujours portées en dehors par la contraction du diaphragme, surtout dans les mouvements de respiration profonde. Lorsque les inspirations sont très profondes, les muscles de la région supérieure de la poitrine entrent également en jeu, par la contraction des muscles spéciaux qui viennent s'y insérer et les parties supérieures du thorax s'élargissent, mais dans de faibles proportions. Cependant le jeu du diaphragme prédomine, suffit même, à lui tout seul, dans la respiration tranquille et le *criterium*, le signe extérieur du fonctionnement suivant ce type respiratoire, consiste dans le soulèvement de la paroi antérieure des parties supérieures de l'abdomen, accompagnant la pénétration de l'air dans les poumons.

Lorsqu'il existe des causes empêchant les viscères de se laisser refouler par le jeu du diaphragme, le type respiratoire naturel ou abdominal se perd et est remplacé par un autre. La perte de ce type est ordinaire chez la femme, en raison de certaines conditions d'existence, passagères il est vrai, mais qui peuvent laisser un cachet durable, donner lieu à une habitude se conservant une fois contractée, qui l'empêcheraient, momentanément au moins, d'user de la respiration diaphragmatique, en eût-elle l'habitude, mais surtout en raison de l'usage du corset. Le corset, comprimant non seulement l'abdomen mais les côtes inférieures, seules les parties supérieures de la poitrine ne sont plus étroitement emprisonnées, restent mobiles et la fillette, en prenant le corset, contracte l'habitude de respirer suivant le **type costo-supérieur** ou **claviculaire**. Quelquefois cet obstacle à la respiration abdominale résulte d'une éducation vicieuse de la respiration, donnée par certains maîtres, qui conseillent à leurs élèves de creuser l'abdomen au commencement de la respiration. Ce creusement est produit par la contraction des muscles antérieurs de l'abdomen et ce sont alors les côtes inférieures qui s'écartent, surtout chez l'homme, par suite de l'action du diaphragme qui ne peut plus produire en s'abaissant l'augmentation de volume de la poitrine et l'aspiration de l'air. Ainsi s'établit le type **costo-inférieur** ou **latéral**, très défectueux (moins cependant que le type costo-supérieur) et dans lequel les mouvements respiratoires de la région inférieure du thorax, généralement impuissants à déterminer l'introduction d'une quantité d'air suffisante, se complètent d'ordinaire, par des mouvements du haut de la poitrine. Chez la femme, généralement serrée par son corset, qui comprime les côtes inférieures en même temps que le ventre, alors même qu'elle prétend n'être pas serrée, ces conditions défectueuses ont nécessairement pour conséquence l'emploi du type respiratoire supérieur, qui ne peut plus même être pallié par la participation de la partie inférieure du thorax à l'inspiration, le corset empêchant tout mouvement d'expansion dans cette région.

Nous étudierons aux chapitres de la *Respiration dans le chant* et en même temps que l'hygiène de la soufflerie, les avantages et les inconvénients qu'il y a à respirer par l'un ou l'autre de ces procédés.

ANATOMIE DE L'APPAREIL VIBRATEUR

L'appareil vibrateur est tout entier renfermé dans la **boîte vocale** ou **larynx**.

Le **larynx**, avons-nous dit déjà, surmonte la trachée-artère à la façon d'un chapiteau couronnant une colonne (voir fig. 12). On peut le sentir facilement et le faire rouler sous le doigt, en haut de la gorge, où il forme une saillie, surtout développée chez certaines personnes du sexe masculin, chez ceux qui ont la voix grave, en particulier. Cette saillie porte le nom de pomme d'Adam. C'est une véritable boîte, ouverte vers le haut et le bas et dont les parois sont formées de tous côtés par des pièces de cette substance élastique, en même temps flexible et résistante, qu'on appelle cartilage, et qui sont mobiles les unes par rapport aux autres. L'une de ces pièces, très développée, constitue une sorte de bouclier anguleux, dont l'angle saillant, à convexité dirigée en avant, protège tout l'appareil contre les violences extérieures. Comme la trachée, la boîte vocale est tapissée par une muqueuse.

Au point de vue de la phonation, la partie essentielle du larynx consiste en deux replis membraneux de la muqueuse revêtant la boîte vocale, replis tendus d'avant en arrière et qui, en se rapprochant plus ou moins, limitent une fente plus ou moins étroite, à travers laquelle passe l'air qui descend de l'extérieur aux poumons, ou qui, au contraire, revient des poumons vers l'extérieur. C'est par l'action qu'exercent réciproquement le courant d'air et les lèvres membraneuses les uns sur les autres, comme dans les instruments portant des anches flexibles, que sont engendrées, dans le larynx, les vibrations qui donnent naissance à la voix et au chant.

La charpente du larynx est formée par cinq pièces cartilagineuses.

1° Le **cartilage cricoïde**, ou **anneau**, ou **cartilage de fondation**, forme la base du larynx et est réuni par une membrane à l'anneau le plus élevé de la trachée. Le cartilage cricoïde diffère des anneaux trachéens parce qu'il est ininterrompu en arrière. Dans cette région postérieure, il est beaucoup plus élevé qu'en avant, quatre à cinq fois environ; il pourrait donc être comparé à une bague, dont le chaton serait tourné en arrière.

Dans sa région antérieure, le bord supérieur du cartilage cricoïde est uni au bord inférieur du cartilage thyroïde par une large membrane.

Il supporte, en arrière, sur son bord supérieur

surélevé, deux cartilages extrêmement importants, les cartilages aryténoïdes et mérite pour cela le nom

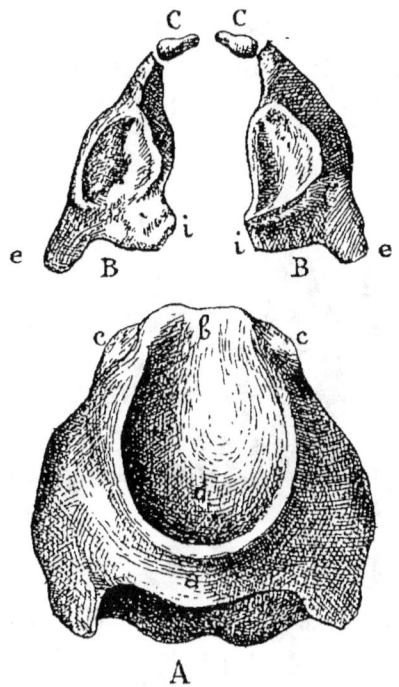

Fig. 18. — Cartilages cricoïde, aryténoïdes et de Santorini.

A, cartilage cricoïde. — *a*, son bord antérieur étroit. — *b*, son bord postérieur très élevé. — *c*, facettes articulaires s'unissant aux cartilages aryténoïdes. — *d*, cavité de l'anneau.
B, B, cartilages aryténoïdes. — *e*, apophyse externe, à laquelle s'attachent les muscles, crico-aryténoïdien latéral et postérieur. — *i*, apophyse interne ou apophyse vocale à laquelle s'insère le muscle thyro-aryténoïdien.
C, C, cartilages de Santorini.

de **cartilage de fondation**, qui lui a été donné par le professeur Ludwig, car il constitue une véritable base pour le larynx.

2° Le **cartilage thyroïde**, ou **bouclier**, que vous

pouvez vous représenter comme un livre ouvert, dont le dos serait tourné en avant, tandis que les ailes écartées seraient dirigées en arrière, du côté de la colonne vertébrale. La protubérance que forme en avant l'angle saillant du cartilage thyroïde, est connue sous le nom de **pomme d'Adam**. Le bord inférieur du

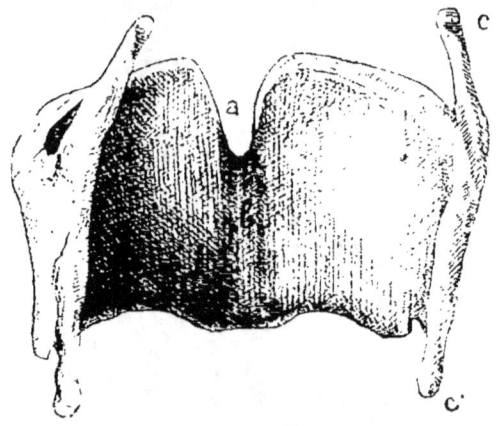

Fig. 19. — Cartilage thyroïde vu par sa face postérieure.

a, son échancrure médiane. — *b*, angle rentrant formé par la réunion de ses deux moitiés. — *c*, cornes supérieures. — *c'*, cornes inférieures.

cartilage thyroïde est relié, ainsi que nous l'avons vu, au bord supérieur et antérieur du cartilage cricoïde; son bord supérieur est uni, par une membrane, à l'os hyoïde, osselet en forme de croissant, à convexité tournée en avant, auquel viennent se fixer, d'autre part, les muscles de la base de la langue.

Les bords libres, tournés en arrière, des deux lames qui forment le bouclier, se terminent en haut et en bas par des prolongements appelés cornes. Les cornes supérieures sont reliées par un ligament spécial à l'os hyoïde, les cornes inférieures s'articulent avec le cartilage cricoïde.

Voici de nouveau le larynx que je vous ai précédemment montré (voir fig. 11). Une ficelle, munie d'un poids, est fixée à l'angle antérieur, saillant, du cartilage thyroïde. Ce poids fait basculer le cartilage thyroïde en avant et diminue ainsi l'espace situé entre le thyroïde et le cricoïde et qui est fermé par une membrane. C'est justement autour de cette articulation des cornes inférieures du bouclier avec l'anneau, que se produit le mouvement. Par ce mouvement de bascule, qui, ainsi que nous le verrons, est déterminé, sur le vivant, par un muscle spécial, le thyroïde contribue à produire la tension des replis membraneux qu'on appelle les cordes vocales, et à les mettre dans des conditions convenables pour vibrer, sous l'action du courant d'air expiratoire qui traverse la fente glottique. Nous pouvons donc, avec Ludwig, l'appeler **cartilage de tension**.

3° Les **cartilages aryténoïdes** (ressemblant à des aiguières, d'après l'étymologie du mot) ou **cartilages de position** (Ludwig), (fig. 18, B, B) sont au nombre de deux, à cheval sur la partie postérieure du bord supérieur du cricoïde, auquel ils sont fixés par leur base, et s'effilent vers le haut, rappelant vaguement par leur forme une pyramide. Leur base présente deux saillies, l'une tournée vers l'intérieur du larynx, à laquelle est fixée la corde vocale du côté correspondant et que l'on appelle, pour cette raison, apophyse vocale ou interne, et une autre tournée vers l'extérieur du larynx, à laquelle s'insèrent des muscles et qui porte le nom d'apophyse musculaire ou externe.

4° Le sommet de chaque pyramide est surmonté d'une petite pièce cartilagineuse distincte, qu'on appelle **cartilage de Santorini** (fig. 18, C, C.)

Vous pouvez vous rendre assez bien compte de la disposition de ces organes sur ces diverses figures ; vous les voyez encore mieux sur ce larynx en carton, qui est une représentation des plus fidèles du larynx de l'homme, considérablement grossi, vous pouvez encore les voir sur ce larynx de bœuf ; et enfin, vous vous rendrez le mieux compte de leur fonctionnement sur cette pièce que j'ai construite moi-même et dont le jeu vous explique de lui-même les mécanismes qui agissent dans le larynx ; il suffit de tirer des ficelles pour faire fonctionner les diverses parties du larynx, comme elles le font en réalité.

5° **L'épiglotte**, ou **opercule**, ou **cartilage de recouvrement**, est une lame ovalaire de cartilage, qui se dresse en arrière de la langue et au-dessus du pharynx. L'extrémité supérieure, élargie, est libre, tandis que l'extrémité inférieure se fixe à l'angle rentrant du cartilage thyroïde, immédiatement au-dessus du point où nous verrons les cordes vocales venir s'insérer. Des bords de l'épiglotte partent des replis, formés essentiellement par l'adossement à elle-même de la muqueuse qui passe sur l'épiglotte et recouvre tout le tube respiratoire. Ces replis unissent les bords de l'épiglotte aux parois latérales du pharynx et aux cartilages aryténoïdes, ils portent le nom de **replis aryténo-épiglottiques**, et, avec l'épiglotte, constituent une cavité située au-dessus de la cavité du larynx proprement dite et que l'on appelle le vestibule de la glotte.

Avant d'étudier les muscles qui font mouvoir les unes sur les autres les diverses pièces cartilagineuses formant la charpente du larynx, je crois devoir vous renseigner sur la configuration intérieure du larynx. Nous pouvons étudier cette configuration par la laryngoscopie et la dissection.

Je pratique devant vous la laryngoscopie, en introduisant ce petit miroir, porté sur une longue tige, au fond de la gorge de cette personne, qui présente une insensibilité complète de la gorge et que vous pourrez examiner vous-même à la fin de cette leçon et à la fin de toutes les leçons qui suivront. C'est là une méthode d'une extrême importance pour vous et que nous étudierons avec plus de détails ultérieurement; pour le moment, contentez-vous de regarder dans le miroir l'image du larynx que je vous montre.

Ce qui vous frappe le plus, c'est la présence, sur le fond rouge qui occupe la plus grande partie du champ du miroir, de deux bandes blanches, tendues d'avant en arrière, parallèles et juxtaposées, lorsque je fais émettre au sujet un son et qui, au contraire,

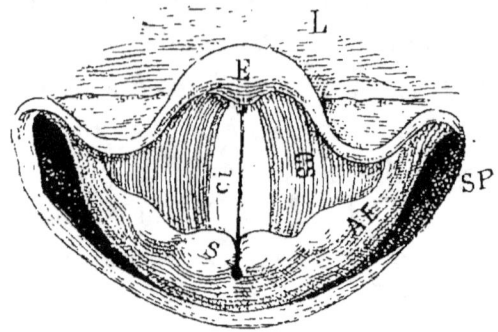

Fig. 20. — Image laryngoscopique pendant la phonation ;
les cordes vocales sont rapprochées et parallèles.

L, base de la langue. — E. épiglotte. — *ci*. corde vocale inférieure. — CS, corde vocale supérieure. — S, saillie du cartilage de Santorini du côté gauche. — SP, sinus pyriforme.

s'écartent largement en arrière, tout en se rejoignant

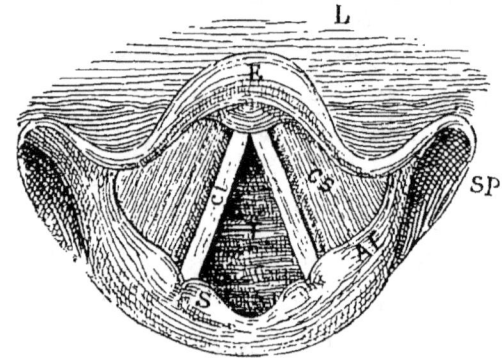

Fig. 21. — Image laryngoscopique pendant la respiration tranquille.

On voit la trachée, T. dans l'espace triangulaire laissé par les cordes vocales écartées ; les lettres ont la même signification que dans la figure précédente.

en avant, lorsque le sujet respire tranquillement. Ces bandes blanches sont les **cordes vocales**. Entre la base de la langue et la pointe de l'angle formé par la réunion des cordes vocales, vous voyez un bourrelet saillant, d'un rose pâle, presque jaunâtre, qui a la forme d'un vaste accent circonflexe, c'est l'épiglotte. Chacune des extrémités postérieures des cordes vocales est surmontée d'une protubérance arrondie, correspondant à la saillie des cartilages aryténoïdes et de Santorini. Vous voyez également le bourrelet unissant les pyramides aux bords de l'épiglotte, et dont nous avons déjà parlé. En regardant avec une extrême attention, vous apercevez, dans l'espace coloré en rose, situé entre les rubans blancs des cordes vocales et ce bourrelet, un repli de la muqueuse, parallèle aux cordes vocales et recouvrant leur bord extérieur, ce sont les **fausses cordes vocales**. Entre les fausses cordes vocales et les vraies cordes vocales, se trouve, de chaque côté, une cavité, qui porte le nom de **ventricule de Morgagni** ou de **ventricule de la glotte**.

Nous donnerons le nom de **glotte** à l'ensemble des replis membraneux limitant dans le larynx cet espace, qui sera la **fente de la glotte**, au travers de laquelle, lorsqu'elle est largement ouverte, vous pouvez même apercevoir dans le miroir, des anneaux, qui sont l'image des anneaux de la trachée et même la division de la trachée en les deux bronches (fig. 32).

Nous allons compléter et rectifier en certains points, sur ce larynx coupé transversalement par un plan vertical, les notions fournies par l'examen laryngoscopique. La figure 22 reproduit d'ailleurs exactement les dispositions que je vous montre sur nature ;

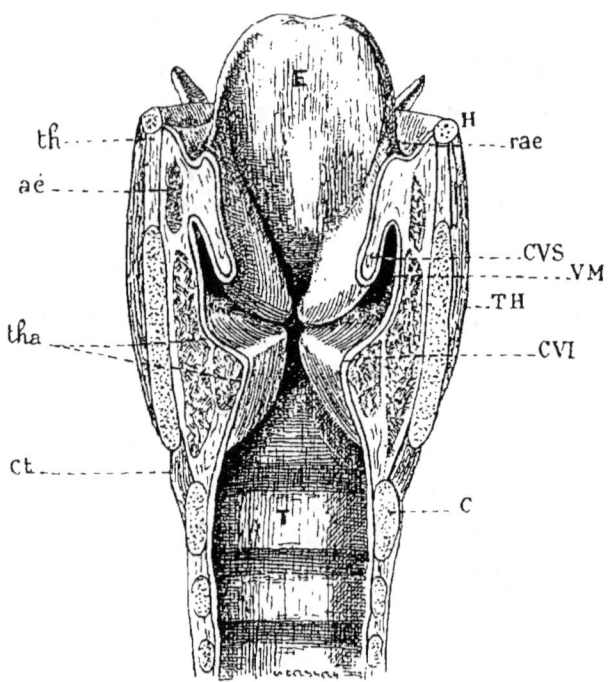

Fig. 22. — Vue du larynx par sa partie postérieure. Le larynx a été coupé en deux moitiés par une coupe frontale et la moitié postérieure a été enlevée ; c'est donc la moitié antérieure qui est représentée dans la coupe.

E, épiglotte. — H, coupe de l'os hyoïde. — rae, replis aryténo-épiglottiques. — TH, cartilage thyroïde (la ligne ponctuée partant de TH aurait du être prolongée jusqu'à la surface pointillée représentant la section du cartilage thyroïde). — CVS, corde vocale supérieure. — VM, ventricule de Morgagni. — CVI, corde vocale inférieure. — C, cartilage cricoïde. — T, trachée. — th, membrane thyro-hyoïdienne reliant le cartilage hyoïde à l'os hyoïde. — aé, muscle aryténo-épiglottique. — tha, les deux faisceaux du muscle thyro-arythénoïdien l'interne est logé dans l'intérieur même de la corde vocale correspondante. — ct, muscle crico-thyroïdien.

elle représente la portion antérieure de ce larynx que je viens d'ouvrir devant vous. Vous voyez en bas la paroi antérieure de la trachée avec ses anneaux, puis, au-dessus, de chaque côté, un épais bourrelet, qui remonte très obliquement de bas en haut, limite par son bord libre, avec son congénère, l'espace que l'on appelle la fente de la glotte et vers le haut, se termine non plus par une surface obliquement ascendante, mais horizontale. Ce sont ces bourrelets qui constituent les **cordes vocales inférieures** ou **vraies cordes**, au-dessus desquelles vous voyez très nettement les replis membraneux supérieurs ou **fausses cordes vocales**, surplombant les replis inférieurs et ne laissant que leur bord libre accessible à la vue, lorsqu'on regarde d'en haut, comme dans l'examen laryngoscopique.

Entre la corde vocale inférieure d'un côté et la corde vocale supérieure du même côté, vous voyez une poche, le **ventricule de la glotte** ou **ventricule de Morgagni**; en avant et au-dessus des cordes vocales supérieures, l'épiglotte surplombant la cavité laryngienne, et enfin, de chaque côté, vous apercevez, représentée en pointillé, la section du cartilage thyroïde, qui enveloppe et protège tout le larynx.

Vous pouvez compléter la connaissance de la structure du larynx, sur cette préparation représentée dans la figure 23; c'est une moitié du larynx, divisé par un plan antéro-postérieur.

Les cordes vocales supérieures et inférieures sont donc des replis de la membrane muqueuse tapissant le larynx et qui est elle-même la continuation de la membrane molle, revêtant la trachée vers le bas, le pharynx vers le haut. Ces replis sont bourrés l'un et l'autre de tissu conjonctif, qui les relie aux cartilages environnants. Mais, de plus, la corde vocale infé-

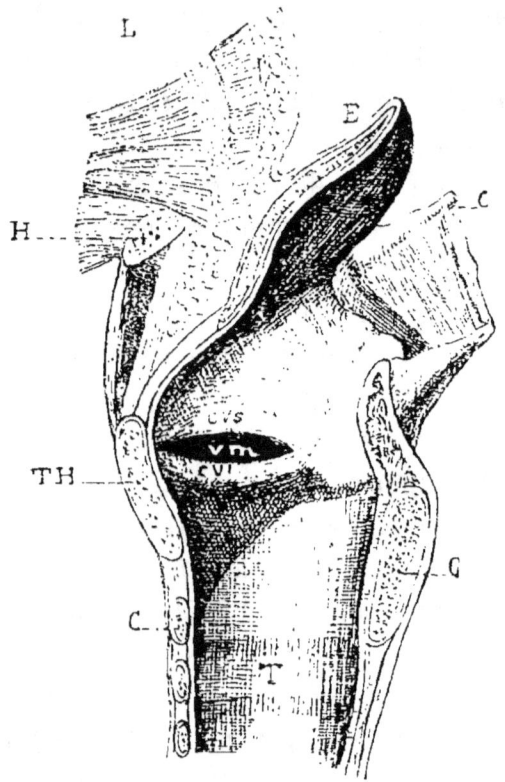

Fig. 23. — Vue de l'intérieur du larynx (côté droit). Le larynx est coupé d'avant en arrière par un plan vertical.
L, langue. — E, épiglotte. — H, corps de l'os hyoïde. — c, grande corne de l'os hyoïde. — TH, cartilage thyroïde. — C, C, cartilage cricoïde. — T, trachée. — cvs, corde vocale supérieure. — cvi, corde vocale inférieure. — vm, ventricule de Morgagni.

rieure contient dans son intérieur un grand nombre de fibres musculaires, dirigées plus ou moins obliquement d'arrière en avant. Vous voyez par cette description, ces objets et ces figures, combien peu les replis de la muqueuse du larynx méritent le nom de cordes vocales. Si, en effet, lorsqu'on pratique l'examen laryngoscopique, les rubans blancs étendus d'avant en arrière, et correspondant aux bords libres des cordes vocales inférieures, peuvent éveiller l'idée de cordes tendues et fixées à leurs extrémités, la notion plus exacte que nous en donne la dissection, ne permet plus de les considérer ainsi et nous ne conserverons ce nom de cordes, si mal justifié, que pour ne pas jeter de trouble et de confusion dans vos esprits, en rompant brusquement avec un usage si répandu.

Le larynx est un organe essentiellement mobile ; non seulement il se déplace dans son ensemble, mais les diverses parties qui le composent se meuvent également les unes sur les autres. Ces divers mouvements qui se produisent par suite de la contraction des muscles, de ces organes effectifs du mouvement dont je vous ai déjà parlé, reliant entre elles les diverses pièces du larynx, et le larynx aux organes voisins, jouent un rôle essentiel dans la phonation.

Admettons, pour le moment, ce que je vous démontrerai par la suite, que la voix est produite par l'action de l'air, chassé sous pression, des poumons, sur les cordes vocales contractées; vous pouvez déjà constater, lorsque vous examinez cette personne au laryngoscope, que si je lui dis de respirer largement, elle ouvre largement son larynx, qui, dans cette position, est incapable d'émettre aucun son, tandis que les cordes vocales doivent être rapprochées pour qu'un son puisse être produit. Vous devez déjà conclure de cette simple observation à la nécessité de l'existence,

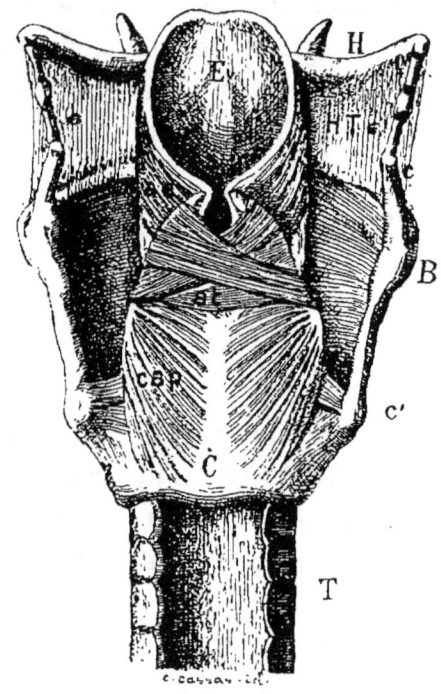

Fig. 24. — Larynx vu par sa face postérieure.

H, os hyoïde. — HT, membrane thyro-hyoïdienne. — E, épiglotte. — B, cartilage thyroïde. — c, sa corne supérieure. — c', sa corne inférieure. — C, cartilage cricoïde. — cap, muscle crico-aryténoïdien postérieur gauche. at, muscle aryténoïdien transverse. — aé, muscle aryténo-épiglottique.

dans le larynx, de muscles ouvreurs ou respiratoires et de muscles fermeurs ou phonatoires.

Vous voyez le muscle ouvreur de la glotte dans la figure 24, il prend son insertion fixe sur le dos du cartilage cricoïde et vient s'insérer par son autre extrémité sur la saillie musculaire ou externe de l'aryténoïde ; il porte le nom de crico-aryténoïdien postérieur et est désigné par les lettres *cap*. En se contractant, il écarte l'un de l'autre les cartilages

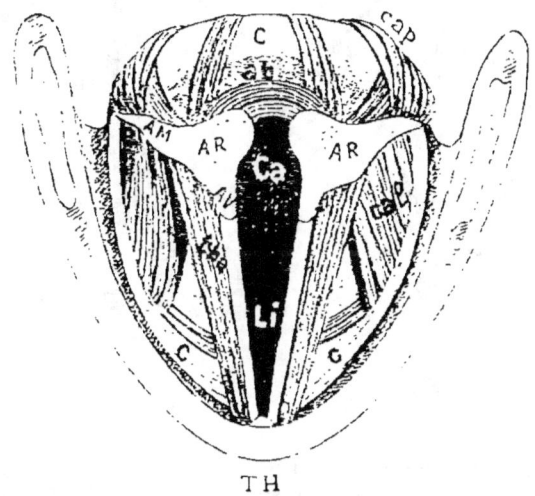

Fig. 25. — Figure théorique (d'après Lennox-Browne), montrant le larynx vu d'en haut, avec ses muscles.

TH, cartilage thyroïde. — C, C, C, cartilage cricoïde. — AR, AR, cartilages aryténoïdes. — AM, son apophyse musculaire. — AV, son apophyse vocale. — *at*, muscle aryténoïdien transverse. — *cap*, muscle crico-aryténoïdien postérieur. — *cal*, muscle crico-aryténoïdien latéral. — *tha*, muscle thyro-aryténoïdien. — Li, glotte interligamenteuse. — Ca, glotte intercartilagineuse.

aryténoïdes et par conséquent les cordes vocales, qui s'unissent par leur extrémité postérieure à ces cartilages. La figure 25, qui est un schéma ou figure théorique, vous fera peut-être mieux comprendre encore la façon dont il est disposé et dont il agit. La figure 26, qui est également un schéma vous montre la disposition que vous avez vue dans le laryngoscope pendant que ce muscle se contracte, c'est-à-dire pendant que le sujet respire, son larynx étant ouvert. La

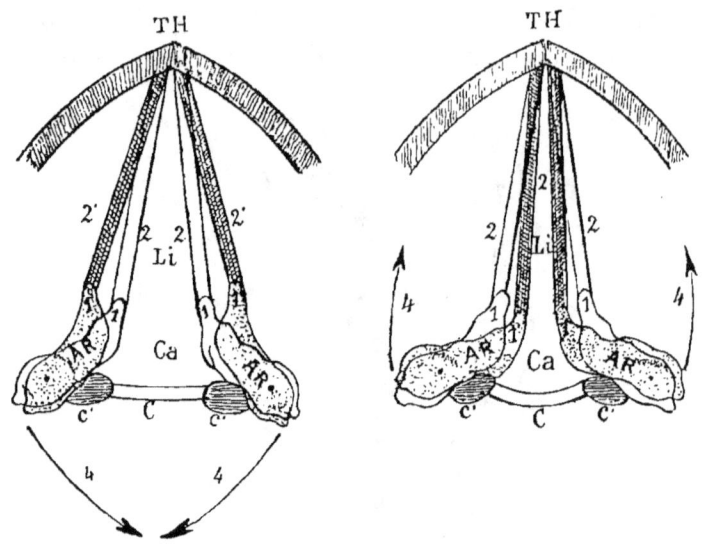

Fig. 26 et 27. — Schémas destinés à montrer le mode d'action des muscles crico-aryténoïdiens (emprunté à Testut).
26, action du crico-aryténoïdien postérieur.   27, action du crico-aryténoïdien latéral.
La teinte plus foncée indique la position nouvelle que prennent les cartilages aryténoïdes et les cordes vocales, par le fait de la contraction des muscles crico-aryténoïdiens. Les flèches indiquent le sens suivant lequel se déplacent les apophyses musculaires ou externes, sous l'influence de la traction des muscles crico-aryténoïdiens.

TH, cartilage thyroïde. — C, c'. c', cartilage cricoïde. — AR. cartilages aryténoïdes. — Li, glotte interligamenteuse. — Ca, glotte intercartilagineuse. — 1, 1, position des apophyses vocales lorsque le larynx est au repos. — 1', 1', position des apophyses vocales lorsque les muscles crico-aryténoïdiens sont contractés. — 2, 2, position des cordes vocales lorsque les muscles crico-aryténoïdiens sont au repos. — 2', 2, position des cordes vocales lorsque les muscles crico-aryténoïdiens sont contractés.

respiration étant une fonction essentielle à la vie, ces muscles doivent fonctionner depuis la naissance jusqu'à la fin de l'individu, sans s'arrêter un seul instant, sous peine de mort ; car la mort serait la conséquence immédiate de leur paralysie.

Ces muscles ont pour antagonistes les muscles fermeurs et les muscles tenseurs des lèvres de la glotte : les muscles *crico-aryténoïdiens latéraux*, *thyro-aryténoïdiens*, *crico-thyroïdiens* et *aryténoïdiens*.

Vous voyez le muscle *crico-aryténoïdien latéral*, *cal*, dans les figures 25 et 28 ; il prend son insertion fixe sur la face postérieure de la portion antérieure de l'anneau cricoïdien et s'insère en arrière sur cette même saillie musculaire externe de l'aryténoïde, d'où naît le crico-aryténoïdien postérieur, mais la traction du crico-aryténoïdien latéral, qui est tout entier contenu dans la boîte laryngée, tire l'apophyse musculaire externe en avant et en dedans, au lieu de l'attirer, comme le précédent, en arrière et en dehors et par conséquent le crico-aryténoïdien latéral rapproche les cordes vocales l'une de l'autre.

Les figures schématiques 26 et 27 indiquent très bien le mode d'action des muscles crico-aryténoïdiens postérieurs et latéraux.

Le rapprochement des cordes vocales est complété, surtout dans leur région postérieure, par la contraction de petites bandes musculaires étendues transversalement entre les deux cartilages aryténoïdes et que l'on appelle les muscles *ary-aryténoïdiens* ou, plus simplement, muscles *aryténoïdiens* (fig. 24, 25, 28, *at*).

Il ne suffit pas, pour que la phonation se produise, que les cordes vocales soient rapprochées pendant

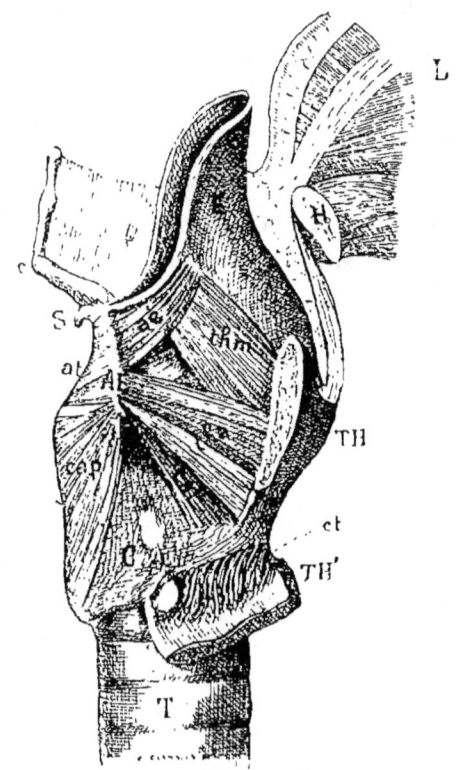

Fig. 28. — Les muscles du larynx, vus sur la face latérale droite de l'organe, l'aile droite TH', du cartilage thyroïde TH, ayant été détachée et restant suspendue par le muscle crico-thyroïdien, *ct*.

C, cartilage cricoïde. — T, trachée. — L, langue. — H, os hyoïde. — E, épiglotte. — S, cartilage de Santorini. — AE, apophyse externe de l'aryténoïde droit. — *c*, corne supérieure du cartilage thyroïde. — *cap*, muscle crico-aryténoïdien postérieur. — *cal*, muscle crico-aryténoïdien latéral. — *tha*, muscle thyro-aryténoïdien. — *thm*, son faisceau thyro-membraneux. — *at*, muscle aryténoïdien transverse. — *aé*, muscle aryténo-épiglottique.

que le courant d'air expiratoire vient les frapper, il

faut aussi qu'elles soient tendues. Les muscles crico-aryténoïdiens latéraux, qui sont surtout des muscles fermeurs des cordes vocales, sont aussi, mais dans une faible mesure, des muscles tenseurs; cependant leur vrai muscle tenseur est le *thyro-aryténoïdien* (fig. 22, 28, *tha*), qui, logé dans la portion la plus saillante des cordes vocales inférieures, s'étend d'arrière en avant, de la saillie interne ou vocale de l'aryténoïde à l'angle rentrant du thyroïde. On distingue dans ce muscle deux faisceaux, l'un plus arrondi logé dans le bord libre des cordes vocales inférieures, l'autre plus externe. Lorsqu'ils se contractent, ces muscles rapprochent et tendent les cordes vocales, mais en se contractant ils se gonflent, et les cordes vocales, à l'inverse des cordes ordinaires, se tendent, en diminuant de longueur et en s'épaississant. Si, comme vous l'avez déjà pressenti, c'est surtout à une anche, parmi les instruments de musique, que pourrait être comparé l'instrument laryngien, cette anche, susceptible de se raccourcir, de modifier sa longueur, son épaisseur, sa consistance, ne saurait être identifiée à aucun des instruments existants.

Signalons encore une disposition anatomique intéressante, si elle est exacte, que l'on prétend exister chez certains ténors. Le faisceau interne du thyro-aryténoïdien s'insérerait par plusieurs digitations au bord libre de la corde vocale. Les contractions de ces digitations ou faisceaux musculaires distincts, limiteraient la partie vibrante des cordes vocales, ainsi que les doigts de l'artiste limitent la partie vibrante des cordes d'un violon.

Mais, pour que les muscles thyro-aryténoïdiens

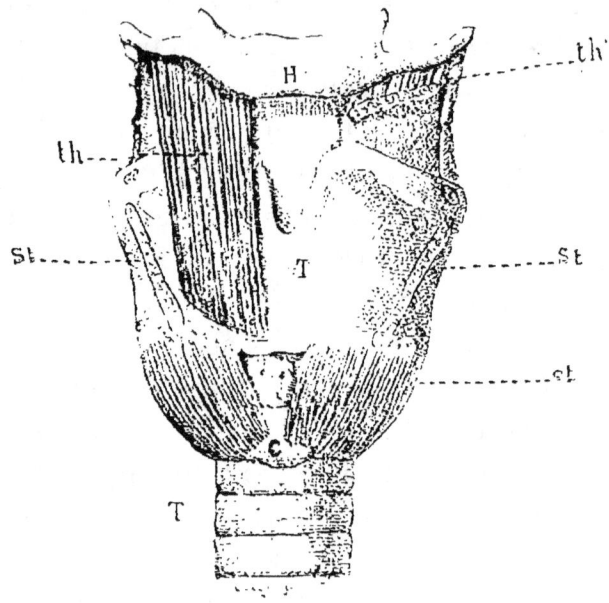

Fig. 29. — Vue de la face antérieure du larynx.

C, cartilage cricoïde. — T, cartilage thyroïde. — H, os hyoïde. — Tr, trachée (l'r a été omis dans la figure). — *th*, muscle thyro-hyoïdien du côté droit. — *th'*, le même du côté gauche, sectionné. — *ct*, muscle crico-thyroïdien. — S*t*, section des muscles sterno-thyroïdiens.

puissent tendre les cordes vocales, il est de toute évidence que le cartilage thyroïde doit, au préalable, être immobilisé et cette action est produite par des muscles extérieurs au larynx, bien visibles sur la paroi antérieure de la boîte vocale, les *crico-thyroïdiens* (fig. 29, *ct*). Ils prennent leur insertion fixe sur le cartilage cricoïde et font basculer en avant le cartilage thyroïde, de même que cette ficelle tendue par des poids, fixée au cartilage thyroïde et qui est destinée à représenter leur jeu (fig. 11). Ils empêchent donc le thyroïde, de céder à l'action des thyro-aryténoïdiens et par le léger mouvement de bascule qu'ils impriment au thyroïde, tendent en même temps les cordes vocales.

TABLEAU INDIQUANT L'ACTION DES MUSCLES DU LARYNX

Ouvreurs de la glotte.	Crico-aryténoïdiens postérieurs.	
Constricteurs de la glotte.	Aryténoïdiens. Crico-aryténoïdiens latéraux.	*Accessoirement* tenseurs.
Tenseurs des cordes vocales.	Thyro-aryténoïdiens. Crico-thyroïdiens. Crico-aryténoïdiens latéraux.	*Accessoirement* constricteurs.

Signalons encore deux petits faisceaux musculaires, logés dans les replis aryténo-épiglottiques, les *aryténo-épiglottiques*, qui ferment par leur contraction le vestibule du larynx, cavité surmontant le larynx et formée par ces replis (fig. 24 et 28).

Le larynx est, en outre, capable de se mouvoir dans sa totalité de s'élever vers la bouche ou de descendre vers la poitrine. Il remonte surtout par l'action du muscle *thyro-hyoïdien*, qui le relie à l'os hyoïde (fig. 29), et descend par l'action du muscle *sterno-*

thyroïdien, qui prend son insertion fixe sur le sternum et son insertion mobile sur le cartilage thyroïde.

DÉMONSTRATIONS ET EXERCICES PRATIQUES

Démonstration anatomique, sur un cadavre en carton peint, démontable, des rapports anatomiques des poumons, du diaphragme, des viscères abdominaux et du jeu des différents muscles, dans le mécanisme de la respiration.

Dissection du larynx d'un bœuf et d'un porc.

Etude anatomique d'un larynx humain, en carton peint, démontable. Démonstration du jeu des diverses pièces du larynx, au moyen d'un appareil spécial qui les représente.

Les élèves sont exercés à examiner au laryngoscope, sur un sujet dont la gorge est insensible et qui est mis à leur disposition, le larynx : au repos, pendant la respiration calme, la respiration forcée et pendant l'émission de diverses notes.

QUATRIÈME LEÇON

SOMMAIRE

Anatomie des organes de résonance : poumons, bronches, trachée, ventricules de Morgagni, épiglotte, vestibule de la glotte, pharynx, voile du palais, amygdales, bouche, fosses nasales.

Physiologie de l'appareil vibrateur ou larynx. — La phonation résulte de l'action réciproque qu'exercent les uns sur les autres, le courant d'air expiré et les lèvres de la glotte, plus ou moins rapprochées et contractées.

Laryngoscopie, autolaryngoscopie (examen du larynx sur une autre personne et sur soi-même).

Expérience de Ferrein. Théorie de Müller. Expérience de Müller, du larynx cadavérique parlant.

Action des muscles du larynx ; muscles ouvreurs, muscles fermeurs du larynx, muscles tenseurs des cordes vocales.

Limites de la voix humaine.

Division des voix. — *Hommes :* basses, barytons, ténors ; *femmes :* contralti, mezzo-soprani, soprani.

Mesdames, Messieurs,

Nous avons vu, en étudiant le mécanisme des instruments à vent, quel rôle important jouent, au point de vue de la hauteur et du renforcement du son produit, les tubes annexés aux anches et aux flûtes ; ces faits et ce que nous savons des phénomènes physiques de la résonance, nous font déjà supposer que les cavités organiques situées au-dessus et au-dessous du larynx, de l'appareil producteur du son, doivent jouer un rôle important dans la phonation. Nous essaierons plus tard de définir ce rôle; bornons-nous pour le moment à décrire ces appareils. Des organes de résonance situés *au-dessous* du larynx : *poumons*, *bronches* et *trachées*, nous ne parlerons pas, les ayant déjà décrits précédemment. Parmi ceux qui sont situés *au-dessus*, nous connaissons déjà : les *ventricules de la glotte* ou *ventricules de Morgagni* ; nous connaissons aussi le *vestibule du larynx*, formé par l'épiglotte et les ligaments aryténo-épiglottiques contractés. Il nous reste à étudier les *cavités pharyngienne*, *buccale* et *nasale*.

Le pharynx est une vaste chambre surmontant le larynx et se prolongeant très haut vers le crâne, derrière la face. Le larynx n'est pas le seul canal par lequel le pharynx se continue vers le bas; en arrière de lui s'ouvre l'*œsophage*, tube membraneux qui reçoit les aliments venant de la bouche et les conduit à l'estomac. Mais ses parois membraneuses sont accolées à elles-mêmes et ne s'ouvrent qu'au moment où descend la nourriture, qui passe au-dessus du larynx sans y tomber, parce que l'épiglotte se rabat sur lui et surtout parce que les muscles logés dans les replis unissant le bord de l'épiglotte aux cartilages aryténoïdes se contractent et défendent l'entrée de la glotte, en rapprochant les lèvres du vestibule du larynx.

La paroi postérieure du pharynx, formée par la série des disques vertébraux placés les uns sur les

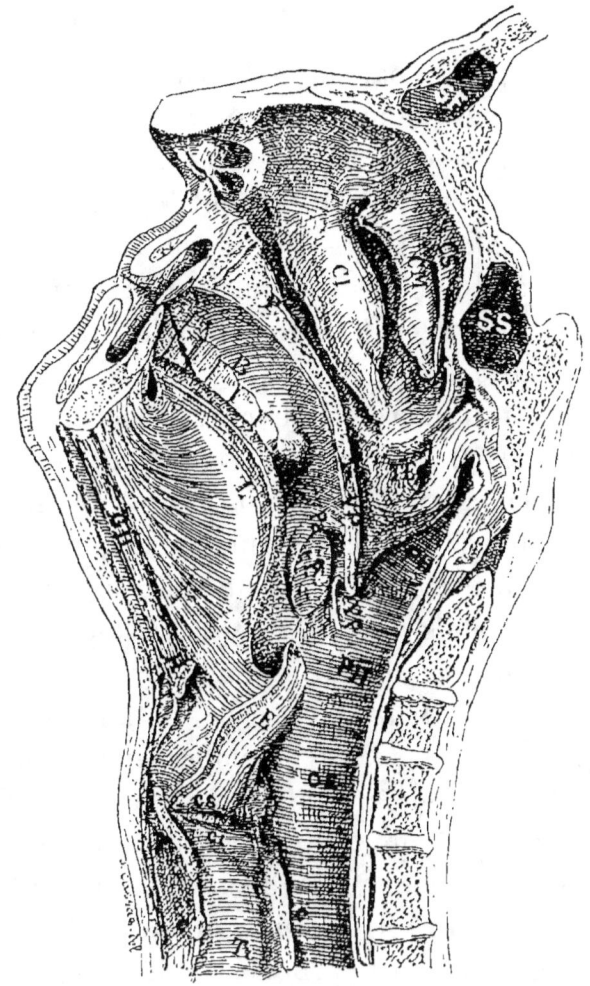

Fig. 30. — Coupe médiane de la bouche, du nez, du pharynx et du larynx, montrant l'ensemble des organes de vibration et des cavités de résonance.

B, cavité buccale. — P, palais osseux ou dur. — VP, voile du palais, ou palais membraneux, ou palais mou. — Pa, pilier antérieur du voile du palais. — Pp, pilier postérieur. — A, amygdale. — PH, PH, pharynx. — L, langue. — GH, muscle génio-hyoïdien. — H, coupe de l'os hyoïde. — E, coupe de l'épiglotte. — OE, œsophage. — cs, corde vocale supérieure. — c_i, corde vocale inférieure. — T, cartilage thyroïde. — C, C, cartilage cricoïde. — TE, orifice de la trompe d'Eustache. — CI, cornet inférieur. — CM, cornet moyen. — CS, cornet supérieur. — SS, sinus sphénoïdal. — SF, sinus frontal. — Tr, trachée.

autres et tapissés par la muqueuse, est ininterrompue ; il en est de même de sa voûte, qui se confond avec la base du crâne, revêtue de la même muqueuse. Les parois latérales sont constituées par des parties molles et dans leur région la plus élevée, sont perforées d'un orifice, qui met le pharynx en communication avec l'oreille et qu'on appelle la trompe d'Eustache.

La paroi antérieure du pharynx est formée, dans ses régions les plus inférieures, par l'*épiglotte* et par le dos de la langue. Au-dessus de cet organe, se trouve l'orifice faisant communiquer la bouche avec le pharynx, orifice rétréci par un voile membraneux qui pend du palais (*voile du palais*) et est échancré en forme d'ogive ; du milieu de l'ogive pend une petite saillie, la *luette*. L'ogive se continue latéralement par quatre *piliers* membraneux, deux de chaque côté, qui rejoignent la langue. Entre les deux piliers de chaque côté, se trouvent des masses spongieuses plus ou moins volumineuses, les *amygdales*. Ces divers organes rétrécissent notablement l'orifice de communication entre la bouche et le pharynx, que l'on appelle, pour cette raison, isthme du gosier.

La bouche est une cavité bien connue, dont la paroi supérieure est formée par le *palais osseux* entouré d'un rebord, *l'arcade dentaire supérieure*. La paroi inférieure, essentiellement mobile, est constituée par la *langue*, qu'entourent les arcades dentaires inférieures. Les parois latérales, membraneuses, sont formées par les *joues*. La bouche s'ouvre enfin en avant, par un orifice limité en haut et en bas par deux replis charnus, les *lèvres*.

Les fosses nasales, séparées de la bouche par le palais et divisées en deux cavités par la cloison du nez, s'ouvrent en arrière, par deux orifices, dans la région la plus élevée du pharynx. Elles sont creusées dans les os de la face, leur voûte est constituée par la base osseuse du crâne et leur cavité est rétrécie par des lames osseuses, enveloppées de muqueuse, partant de leurs parois latérales, enroulées sur elles-mêmes et que l'on appelle les *cornets* du nez. Plusieurs cavités creusées dans les os voisins et que l'on appelle des sinus, viennent s'ouvrir dans les fosses nasales (voir la figure 30 et les coupes du nez qui accompagnent la XIe leçon).

Les fosses nasales, limitées de tous côtés par des lames osseuses ou cartilagineuses immobiles, sont des cavités de résonance à volume déterminé et fixe, qui ne varie qu'avec la croissance. Il n'en est pas de même du pharynx et de la bouche ; pour le pharynx, ses parois antérieures et latérales, formées par des membranes musculeuses et mobiles, sont capables de modifier leur forme de mille manières ; la langue surtout, qui constitue sa paroi antérieure, en même temps que le plancher de la bouche, peut, par ses contractions et ses changements de forme et de position, déterminer d'innombrables transformations de volume et de configuration des deux cavités. Les joues et les lèvres, organes si mobiles, agissent pour la cavité buccale de la même façon. Le voile du palais pend librement, à l'état de repos, au fond de la bouche ; mais si les muscles qui rentrent dans sa trame et ceux qui, tout en lui appartenant, se prolongent dans les piliers postérieurs et le pharynx, viennent à se contracter, le voile se tendra comme une voûte membraneuse, d'avant en arrière, divisant le pharynx en deux moitiés, l'une inférieure, communiquant librement avec la bouche, d'une part, le larynx et l'œsophage, d'autre part, et une cavité supérieure, dans laquelle s'ouvrent toujours les fosses nasales, mais qui se trouve séparée, d'une façon plus ou moins complète, de la partie inférieure du pharynx. De cette façon, pendant tout le temps que le voile est tendu, l'air ne saurait pénétrer par le nez ; et pendant l'expiration et la phonation, au moins pour la plupart des sons, l'air ne peut sortir que par la bouche, la portion supérieure du pharynx et les fosses nasales ne servent pas de cavités de résonance pour la voix. Si, au contraire, la moitié inférieure du pharynx communiquait librement avec la moitié supérieure, la résonance nasale serait exagérée et la voix aurait un caractère nasillard.

PHYSIOLOGIE DE L'APPAREIL VIBRATEUR DU LARYNX [1]

Le larynx remplit une double fonction : il assure

---

[1] Aidez-vous, pour la compréhension des notions exposées

le passage de l'air, dans la respiration, en s'ouvrant, au moment où l'air rentre et au moment où il sort ; et il se ferme pendant la phonation. *La phonation résulte de l'action réciproque qu'exercent les uns sur les autres le courant d'air expiratoire et les lèvres de la glotte, plus ou moins rapprochées et contractées.* La phonation semble, au premier abord, incompatible avec la respiration, car pendant la phonation le courant d'air expiratoire est extrêmement ralenti et dans la respiration l'air traverse librement le larynx, sans y produire aucun bruit. Mais comme la respiration ne peut être suspendue plus de quelques secondes et que c'est elle, naturellement [1], qui fournit l'air nécessaire à la phonation, elle doit se combiner à la phonation, suivant des principes et des règles qui font partie de l'éducation technique du chanteur et de l'orateur et que nous étudierons plus loin.

Ce sont les muscles *constricteurs* de la glotte et es muscles *tenseurs* des cordes vocales, qui mettent le larynx dans l'attitude convenable à la production des vibrations ; une seule paire de muscles, les *crico-aryténoïdiens* postérieurs, qui ont leur insertion fixe

dans cette leçon, des figures anatomiques décrites dans la eçon précédente.

[1] J'ai rencontré plusieurs chanteurs qui, trompés par cette singulière expression, que l'on trouve dans certains ouvrages sur le chant « prenez votre respiration au niveau du creux de l'estomac, etc. », croyaient, de bonne foi, qu'on allait chercher en ce point, l'air nécessaire à la phonation.

sur la face postérieure de la partie postérieure du cartilage cricoïde et leur insertion mobile sur la saillie musculaire externe des cartilages aryténoïdes, ouvrent la fente glottique et écartent plus ou moins les cordes vocales dans leur région postérieure,

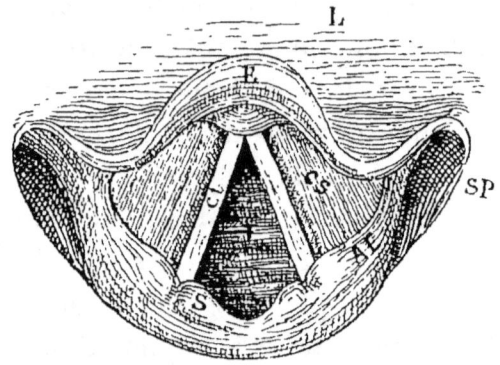

Fig. 31. — Image laryngoscopique du larynx, pendant la respiration tranquille.

On voit la trachée T dans l'espace triangulaire laissé par les cordes vocales écartées ; les lettres ont la même signification que dans la figure suivante.

comme le montre la figure 31, qui représente l'état de la glotte dans la respiration tranquille, ou la figure 32, qui correspond à la respiration profonde.

Si j'avais l'intention de passer en revue les diverses théories, plus ou moins fondées, qui ont été successivement émises sur les dispositions des organes vocaux et les mécanismes présidant à la phonation, je diviserais cette étude en deux périodes. La première commence dans l'antiquité et s'étend jusqu'à la fin du premier tiers de ce siècle. Les théories émises pendant cette première période sont purement spéculatives et imaginaires, ne reposent sur aucun fondement expérimental ou d'observation, et ne donnent lieu à aucune application pratique. Le terme en est marqué par la découverte du laryngoscope, faite par Garcia, chanteur et professeur bien connu, père de

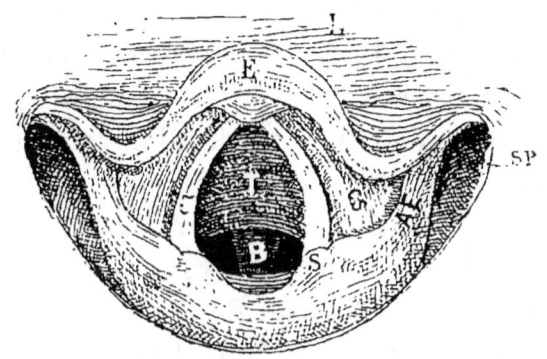

Fig. 32. — Image laryngoscopique du larynx, pendant la respiration profonde.

L, langue. — E, épiglotte. — AE, replis aryténo-épiglottiques. — SP, sinus pyriforme. — cs, cordes vocales supérieures. — ci, cordes vocales inférieures. — T, trachée. — B, bronches.

la Malibran et de Mme Viardot. Cette découverte a inauguré la seconde période, si brillante et si féconde en résultats scientifiques, dus à l'observation du larynx pendant la phonation, qui, jusqu'ici, malheureusement, n'ont guère retenti sur la pratique, parce que la généralité des professeurs et des artistes s'est refusée à suivre la voie qui leur avait été tracée cependant par un des leurs.

Laryngoscopie. — Le laryngoscope est, vous le voyez, un simple petit miroir, de la taille d'une pièce de 1 franc, soudé sous un certain angle à l'extrémité d'une longue tige métallique. Pour observer le larynx d'une autre personne, vous la faites asseoir en face de vous, la tête un peu renversée en arrière, les genoux appliqués l'un à l'autre. Vous introduisez dans la bouche, en prenant garde de ne pas toucher le dos de la langue, et appliquez franchement sur la luette, le laryngoscope, que vous avez, au préalable, chauffé, en le plongeant dans l'eau tiède ou en le passant un instant au-dessus d'une lampe, pour éviter que sa surface se ternisse. Il faut toujours appliquer le dos du miroir sur votre main ou votre joue, avant de l'introduire dans la bouche du patient, de façon à vous assurer qu'il n'est pas trop chaud. Si vous vous éclairez avec une lampe, placez-la sur une table, à droite du patient, à vingt centimètres de son oreille. Vous recevez la lumière sur un miroir réflecteur concave, fixé à votre front, vous vous avancez de façon à ce que son foyer vienne se former sur le miroir laryngien, c'est-à-dire de façon à concentrer la lumière de la lampe en ce point, vous regardez par le trou percé au centre de votre réflecteur, pendant que le patient émet le son « *é* » soutenu. Si vous disposez de l'électricité, vous vous servirez simplement d'une lampe électrique fixée à votre front. Vous pourrez alors voir l'image du larynx dans le laryngoscope, sans qu'il soit nécessaire de faire tirer la langue hors de la bouche, comme le pratiquent généralement les médecins pour examiner le larynx de leurs malades, ce qui contrarie la production des sons et rend anormales les conditions de cette production.

Autolaryngoscopie. — Si vous voulez examiner, vous-même, votre propre larynx, pratiquez ce que l'on appelle l'autolaryngoscopie. Vous vous placez pour cela en face d'une glace droite, fixée sur une table ou une cheminée, sur laquelle se trouve également une forte lampe, munie d'un réflecteur ou d'une lentille, qui dirige sa lumière vers le fond de votre bouche ; vous introduisez vous-même le laryngoscope au fond de votre propre bouche, et pendant que vous émettez le son « é », vous examinez dans le miroir placé en face de vous, l'image de votre larynx qui s'y trouve projetée par le laryngoscope. Si vous voulez employer la lumière du soleil, tournez-lui le dos, et un miroir placé en face de vous éclairera votre gorge en y réfléchissant les rayons du soleil. Vous verrez dans ce même miroir l'image de votre larynx, réflétée en même temps que celle du laryngoscope, que vous avez introduit de la même manière que précédemment.

Dans le laryngoscope, l'image du larynx est partiellement renversée, ainsi que vous le montre la figure 33. Vous verrez bien la corde vocale droite, du côté droit, la corde vocale gauche, du côté gauche, mais la partie antérieure du larynx, où les deux cordes viennent se rejoindre, se trouve en arrière dans l'image laryngoscopique ; et la partie postérieure de la glotte, élargie pendant la respiration, se trouve au contraire occuper la partie antérieure de l'image. J'ai fait représenter un V, à la place de la glotte, pour que la démonstration soit plus saisissante.

Ce procédé d'observation du larynx pendant le

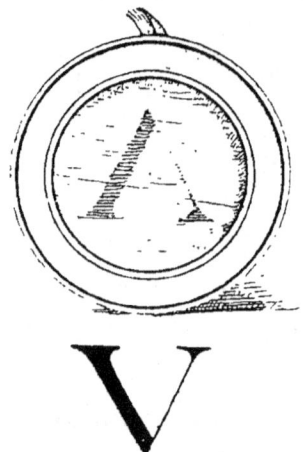

Fig. 33. — Figure montrant l'image d'un V, disposé comme le sont les cordes vocales, dans le miroir laryngoscopique. La branche droite reste du côté droit, mais la pointe du V dirigée en avant, se voit en arrière dans le miroir.

chant, qui, non seulement doit être connu de vous, mais que vous devez savoir appliquer, sur les autres et sur vous-même, d'une manière courante et qui est surtout absolument indispensable aux professeurs de chant, vous étant connu, étudions maintenant, rapidement, l'histoire du développement de nos connaissances sur le mode de fonctionnement du larynx.

Ferrein, le premier, en 1741, arriva à faire rendre

expérimentalement des sons par le larynx d'un chien, enlevé à l'animal, en soufflant dans la trachée, après avoir rapproché les cordes vocales.

J. Müller, illustre naturaliste allemand, fit, en 1839, de très remarquables expériences sur le larynx des animaux. Il démontra que, lorsque le courant d'air traverse le larynx, le son ne peut pas se produire, si les cordes vocales ne sont pas rapprochées et tendues ; il démontra en outre, que le son se produit bien au niveau même des cordes vocales, placées dans ces conditions. Si, en effet, d'une part, on pratique au-dessous des cordes vocales, le long de la trachée ou même dans leur voisinage immédiat (mais toujours au-dessous d'elles), une perforation, l'air insufflé par le bas de la trachée s'écoulera au dehors, sans donner naissance à aucun son, tandis que le son se produit aussitôt que l'on ferme le trou. Si, d'autre part, on sectionne entièrement les parties situées au-dessus des cordes vocales inférieures, ou vraies cordes vocales du larynx, d'un chien, sans cependant intéresser ces organes, circonstance que l'on peut également observer chez l'homme, à la suite de tentatives de suicide, le passage de l'air entre les cordes vocales, détermine la production de sons, par la simple vibration (croyait Müller, ce qui est une erreur) des cordes vocales, qui se seraient comportées comme les cordes d'une harpe éolienne, sous l'action du vent.

Müller procédait, dans ses expériences, de la

même façon que je l'ai fait dans la seconde leçon, en les reproduisant devant vous ; je vais les répéter encore une fois. Le larynx et la trachée sont fixés à un support qui entoure et immobilise le car-

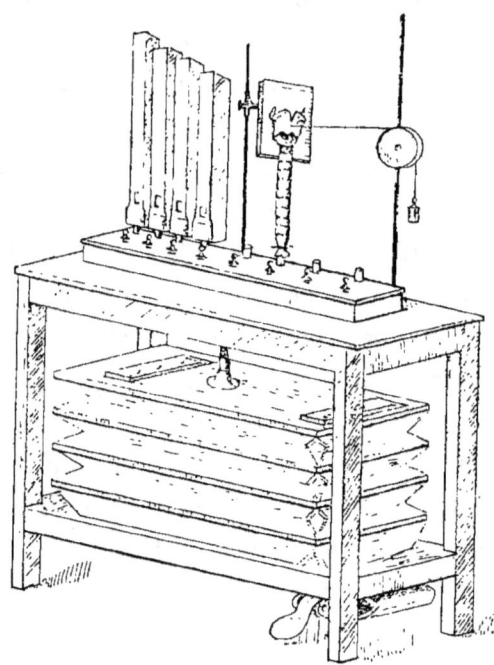

Fig. 34. — Soufflerie actionnant des tubes de flûte ; à la place de l'un des tubes, a été fixée la trachée d'un animal, munie de son larynx.

tilage cricoïde. Je traverse les bases des cartilages aryténoïdes avec une aiguille et je les rapproche en les serrant au moyen d'un fil, passant en forme de huit autour des extrémités de l'aiguille, qui sont ensuite solidement fixées en arrière, à une planchette, de façon à résister, lorsque le larynx sera attiré en avant ; j'ai ainsi rapproché les cordes vocales. Cette action est produite dans la nature par les muscles aryténoïdiens et crico-aryténoïdiens latéraux. Pour tendre les cordes vocales, j'ai fixé, comme Müller, à l'angle saillant du cartilage thyroïde, une ficelle qui passe autour d'une poulie et supporte des poids variables. Les cartilages aryténoïdes étant fixés en arrière, le cartilage thyroïde, entraîné en avant par les poids, allonge les cordes vocales et les met en état de tension ; plus les poids sont forts, plus les cordes sont tendues et plus les sons deviennent aigus ; la pression de l'air qui traverse le larynx, après avoir passé dans de l'eau humide pour qu'il ne dessèche pas les cordes vocales, restant bien entendu la même. Lorsque, au contraire, on augmente la pression de l'air, les cordes vocales restant dans le même état de tension, on peut faire progressivement monter le son *d'une quinte*. Toutes ces expériences sont assurément très intéressantes, elles ont été reprises maintes fois par divers observateurs, et les résultats obtenus sont tout à fait certains ; mais le seul fait essentiel qu'elles aient mis hors de doute, c'est que le son est produit au niveau des cordes vocales inférieures, et on a singulièrement exagéré leur importance et leur intérêt, puisque le mécanisme par lequel la voix se produit, dans ces expériences, n'a rien à faire avec le mécanisme naturel de la phonation.

En effet, dans ces expériences, l'élévation de hauteur des sons coïncide avec l'allongement, accompagné de l'augmentation de tension, des cordes vocales, produits par le mouvement de bascule du cartilage thyroïde, que sollicite l'action des poids. Nous pouvons constater, au laryngoscope, que pendant la phonation ce phénomène d'allongement des cordes ne se produit pas, c'est l'inverse qui a lieu ; car on peut dire, d'une façon générale, que la longueur de l'élément vibrant diminue au fur et à mesure que se produit l'élévation des sons émis par un larynx vivant. Si les choses se passaient dans la phonation comme dans les expériences de J. Müller, le muscle crico-thyroïdien qui, de la même façon que les poids, fait basculer le cartilage thyroïde en avant, jouerait le rôle principal dans la phonation, en déterminant l'allongement et en augmentant la tension des cordes vocales. L'observation laryngoscopique prouve, avons-nous vu, que les choses ne se passent pas ainsi, car les cordes vocales se raccourcissent à ce moment au lieu de s'allonger ; le témoignage que donne l'expérience suivante, facile à exécuter, est également décisif. Le muscle crico-thyroïdien, de chaque côté, reçoit l'excitation nerveuse par un nerf qui n'est destiné qu'à lui seul, tandis que le groupe des autres muscles laryngés, d'un même côté, ouvreurs, fermeurs et tenseurs de la glotte, reçoit l'excitation par des filets provenant, pour tous ces muscles, à actions si complexes, d'un tronc unique. Si l'on coupe les muscles crico-thyroïdiens, le bord libre des cordes vocales, moins tendu, devient légèrement sinueux et l'on constate, à la vérité, des troubles de la phonation ; mais elle est encore possible, tandis que si l'on coupe le nerf actionnant les autres muscles laryngiens, la phonation devient impossible. Parmi ces muscles, les uns sont ouvreurs du larynx, comme les crico-aryténoïdiens postérieurs, et n'ont rien à faire avec la phonation, ce sont des muscles respirateurs ; les autres sont fermeurs, comme les aryténoïdiens et les crico-aryténoïdiens latéraux.

Mais il ne suffit pas que les cordes vocales soient rapprochées pour que le son se produise. L'expérience suivante va vous le démontrer. Voici un larynx artificiel, constitué par un large tube de verre, monté sur la soufflerie, comme l'est également le larynx ; l'orifice supérieur de ce tube est rétréci par deux bandes de caoutchouc, qui représentent les cordes vocales. Vous voyez que lorsque ces bandes sont suffisamment rapprochées et tendues, le passage de l'air détermine la production d'un son. J'ai revêtu les lames vibrantes de caoutchouc, d'une enveloppe de même substance, ce qui rend les sons produits plus doux, moins aigres. J'observe que si les lames de caoutchouc ne sont pas tendues, j'aurai beau augmenter la pression du courant d'air, il ne se produira aucun son ; les cordes vocales, ainsi que ces membranes de caoutchouc doivent donc être tendues, pour que le son laryngien puisse se produire.

Les muscles crico-thyroïdiens ne sont pas les véritables agents de la tension des cordes vocales; la tension des cordes vocales, nécessaire à la production du son, ne saurait être produite que par les muscles thyro-aryténoïdiens, puisque le son continue encore à se produire, quoique altéré, lorsque les muscles crico-thyroïdiens sont détruits ou ne fonctionnent plus. Lorsque les muscles crico-thyroïdiens fonctionnent, il suffit que, sans faire basculer le cartilage thyroïde en avant, ils l'immobilisent, pour que les cordes vocales se gonflent et se tendent, car les deux extrémités du muscle thyro-aryténoïdien, qui occupe toute leur épaisseur, attachées chacune à un point devenu fixe, ne peuvent se rapprocher pendant que ce muscle se contracte. Les cordes vocales se durcissent alors, comme le font les chairs de votre bras, par la contraction de vos muscles biceps, lorsque vous exécutez de violents efforts pour fermer votre bras, après avoir fixé votre main, ce qui empêche votre avant-bras de suivre la direction vers laquelle il est sollicité. Lorsque les muscles crico-thyroïdiens, coupés ou paralysés, n'agissent plus, le cartilage thyroïde ne pouvant plus être immobilisé, la contraction des thyro-aryténoïdiens détermine le libre rapprochement de ses deux extrémités et les bords des cordes vocales incapables de se tendre, deviennent en effet sinueux. Mais, en réalité, malgré la suspension d'action des muscles crico-thyroïdiens, le cartilage thyroïde est assez fixe pour que la contraction des muscles thyro-aryténoïdiens ne puisse se produire sans résistance de ses deux points d'insertion et, dans ces conditions, cette contraction engendre un état de rigidité des cordes vocales suffisant, quoique incomplet, pour qu'elles deviennent aptes à la vibration, qui se produit en effet, quoique défectueuse.

La contraction, dans les conditions normales, des muscles thyro-aryténoïdiens, rétrécit donc non seulement la fente glottique elle-même, mais encore la fente à parois obliques formée par les portions inférieures des vraies cordes vocales et située au-dessous de la glotte proprement dite, car les muscles thyroïdiens occupent une certaine étendue des replis vocaux, dans le sens de la hauteur. Enfin, chose difficile à vous expliquer, mais qui est cependant certaine, le faisceau externe du muscle thyroïdien diminue par sa contraction l'épaisseur du faisceau interne du même muscle et, par conséquent, l'épaisseur des bords des cordes vocales. Ce fait a une très grande importance dans l'explication des mécanismes qui président à la formation des registres. L'observation laryngoscopique, l'expérimentation physiologique, la logique, sont d'accord pour vous montrer que, contrairement à ce qui a été prétendu par divers auteurs, ce sont bien les muscles thyro-aryténoïdiens et non les muscles crico-thyroïdiens, qui sont les muscles essentiels de la phonation.

LIMITES DE LA VOIX HUMAINE. — DIVISION DES VOIX

La voix humaine est comprise entre certaines

limites, qui sont, d'une façon générale, en ne tenant pas compte des exceptions et en ne considérant que les voix ordinaires sur lesquelles on peut compter dans les chœurs, le fa_1, correspondant à 172 vibrations, des basses, à la limite inférieure de l'échelle et le sol_4 des soprani, correspondant à 1536 vibrations, pour les limites supérieures. Mais la même voix n'est pas susceptible de parcourir toute cette étendue. Les voix d'hommes descendent plus bas que les voix de femmes, par contre, elles montent moins haut. On divise les voix d'hommes en trois groupes : les basses, les barytons et les ténors. De même les voix de femmes sont divisées en trois groupes : les contralti, les mezzo-soprani et les soprani. Les voix appartenant à chacun de ces groupes sont en général capables de parcourir environ deux octaves.

Telles sont les lois générales qui président à la division des voix, mais au-dessus et au-dessous de ces limites, certains chanteurs sont encore capables d'émettre des notes exceptionnelles et si le nombre moyen des notes que possèdent d'ordinaire les chanteurs correspond à deux octaves, quelques-uns peuvent parcourir une étendue plus considérable. Comme exemples de ces voix exceptionnelles, je vous citerai, parmi les hommes, Forster, dont la voix était comprise entre le la_0, de 107 vibrations et le la_3, de 853 vibrations ; parmi les femmes, la Sessi, dont la voix s'étendait de l'ut_2 au fa_5, de 256 à 3211 vibrations.

Les limites moyennes de la voix humaine (hommes et femmes compris), allant du $fa_1 = 172$ vibrations au $sol_4 = 1536$ vibrations, sont fréquemment dépassées. Parmi les exemples fameux, je vous citerai, vers le bas, Fischer, qui atteignait facilement le fa_0 de 85 vibrations et, vers le haut, la Bastardella, qui, d'après Mozart, pouvait atteindre l'ut_6, de 4096 vibrations. On pourrait également signaler, pour tous les types de voix dans lesquels nous avons subdivisé la voix humaine, des chanteurs exceptionnels, possédant des notes beaucoup plus élevées ou beaucoup plus basses que le type moyen auxquels ils appartiennent.

DÉMONSTRATIONS ET EXERCICES PRATIQUES

Etude des cavités de résonance, sur des pièces anatomiques en carton, démontables et sur la tête d'un animal.

Démonstration du fonctionnement des parties composant le larynx, sur une pièce anatomique en carton démontable, sur le larynx d'un animal et sur une pièce représentant d'une manière théorique la disposition des parties qui composent le larynx.

Expérience du larynx animal parlant. Expérience du larynx artificiel parlant.

Continuation des exercices pratiques d'examen d'un sujet, au moyen du laryngoscope; examen de son propre larynx, ou autolaryngoscopie.

CINQUIÈME LEÇON

SOMMAIRE

Physiologie des organes de résonance. — Dans les instruments de musique, les cavités résonantes peuvent modifier toutes les qualités du son produit, hauteur, intensité, timbre ; dans les organes humains de la phonation, elles ne peuvent modifier que l'intensité et le timbre, mais non la hauteur des sons.
Physiologie des organes de résonance sous-glottiques : trachée, bronches, poumons.
Physiologie des organes de résonance sus-glottiques : ventricules de Morgagni, pharynx (mouvements du larynx), voile du palais, bouche, langue, lèvres, fosses nasales.
    Influence relative des mouvements du larynx et des contractions du pharynx, sur la résonance.
    Sons ouverts, sons fermés.
    Voix claire ou blanche, voix sombrée.
Voyelles. Théorie de leur mode de production ; **vocables**, leur importance.
Consonnes. Théorie de leur formation.
Registres. Définition. Tessiture et registres proprement dits.
Nécessité de l'examen laryngologique pour la connaissance du mécanisme de production et des limites des registres.
Registre de contrebasse ; registre épais inférieur et supérieur ; registre mince inférieur et supérieur ; petit registre.
    Expérience légitimant la division des registres en épais et mince.
    Les modifications des diverses qualités de la voix peuvent être obtenues par des mécanismes et des procédés très divers.

Mesdames, Messieurs,

Nous avons vu, dans notre première leçon, en étudiant les phénomènes physiques de la résonance, que les cavités placées au voisinage d'une source sonore peuvent modifier de diverses manières une ou plusieurs des qualités du son produit (hauteur, intensité, timbre). Vous devez donc comprendre que le son vocal, ayant pris naissance au niveau des cordes vocales, c'est-à-dire au milieu du tube respiratoire, il est impossible que les parties du tube situées au-dessous (poumons, bronches, trachée) et celles qui sont situées au-dessus (ventricules de Morgagni, pharynx, bouche, nez) de l'organe de production des sons, du larynx, ne jouent pas le rôle de cavités de résonance, ne modifient pas une ou plusieurs des qualités des sons. Recherchons quelles sont celles des qualités du son laryngien : intensité, hauteur, timbre, qui peuvent être modifiées par l'intervention des cavités de résonance et voyons dans quelle mesure elles peuvent être.

L'*intensité* seule, d'un son quelconque, est modifiée, lorsqu'une cavité résonante unique, située au voisinage de la source sonore est accordée, c'est-à-dire présente un volume convenable, pour vibrer à l'unisson de la note fondamentale du son produit, qui se trouve ainsi simplement renforcé.

La *hauteur* du son peut être élevée ou abaissée par les variations de diamètre, de calibre ou de longueur des cavités ou tubes résonants annexés aux mécanismes vibrants. Dans les flûtes ou dans les anches, par exemple, la hauteur du son produit est réglée par la longueur et le diamètre des tubes ; l'influence qu'exerce la colonne d'air est telle, que dans la flûte elle relève ou abaisse la hauteur du son, en donnant une prédominance à ses harmoniques supérieurs ou inférieurs et qu'elle force les anches flexibles à vibrer de façon à produire, suivant les circonstances, des sons plus élevés ou plus graves.

Quant au *timbre*, il est aussi facile de comprendre comment il peut être modifié par l'action des résonateurs situés dans le voisinage de la source sonore ; il suffit qu'un ou plusieurs des harmoniques du son soient renforcés, mais non dans des proportions suffisantes pour que la hauteur du son soit modifiée, c'est-à-dire pour que l'un des sons accessoires, des harmoniques, aigus ou graves, ait été augmenté au point de prendre la place du son fondamental, ce qui relèverait ou au contraire abaisserait la note du son produit.

Les cavités de résonance annexées au larynx peuvent être classées en deux groupes, les unes sont situées au-dessous de l'organe vibrant, ce sont : la trachée, les bronches et les poumons ; les autres sont situées au-dessus : ventricules du larynx, cavités du pharynx, de la bouche et des fosses nasales. Ces nombreux résonateurs forment une série d'appareils d'une complexité et d'une délicatesse prodigieuses, dont les uns, de volume invariable, renforcent toujours les mêmes sons et dont les autres, par l'extrême mobilité de leurs parois, qui leur permet de faire varier à l'infini leur volume, se mettent immédiatement en mesure de renforcer les divers harmoniques des sons composés, qui peuvent se succéder dans le larynx avec une si extrême rapidité. Les appareils de physique que nous avons déjà étudiés, résonateurs de divers types et de diverses formes, en raison de la rigidité de leurs parois, ne sont capables de renforcer qu'un son unique, le son fondamental, ou bien l'un des harmoniques d'un son composé ; tandis que, parmi les résonateurs de l'appareil vocal, les plus mobiles et en même temps les plus importants, le pharynx et la bouche, sont capables de renforcer successivement des sons de tonalité extrêmement différente. Si nous considérons tous les résonateurs de l'appareil phonateur dans leur ensemble, nous voyons qu'ils peuvent simultanément renforcer le son fondamental et plusieurs harmoniques des sons produits dans le larynx et modifier le timbre de ces sons laryngiens. *Mais Helmholtz, et tous les physiologistes, admettent que les cavités de résonance n'ont pas une importance assez considérable, un volume suffisant, pour leur permettre de modifier la* **hauteur** *même du son laryngien.*

Il est tout à fait certain que les cavités situées *au-dessous* du larynx, considérées dans leur ensemble (trachée, bronches, poumons), fonctionnent comme cavités de résonance, renforçant le son et en modifiant peut-être aussi le timbre ; mais dans quelle mesure? C'est là une question encore non résolue.

L'influence que possèdent les **poumons** sur le renforcement du son est incontestable, le poumon résonne pendant que le larynx vibre, comme ces caisses de résonance que je vous ai montrées et sur lesquelles on fixe les diapasons, pour augmenter leur puissance sonore. Si vous appliquez votre oreille sur la poitrine d'une personne qui parle ou chante, vous y percevrez une forte vibration, le son de sa voix retentit fortement dans sa poitrine.

L'influence de la **trachée** est moins évidente; en effet, lorsque nous produisons le son en faisant passer, comme cela est réalisé dans cette expérience, un courant d'air à travers un larynx isolé, convenablement préparé, et cependant muni de sa trachée, le son est extrêmement grêle et présente les mêmes caractères que si l'expérience était faite après la section de la trachée, réduite à n'avoir plus qu'un ou deux centimètres. Mathias Duval pense que le larynx monte dans la production des notes élevées et baisse dans la production des notes basses, parce que, en montant, la trachée se tend et en s'abaissant elle se relâche, ce qui la rendrait capable de vibrer successivement à l'unisson des notes hautes ou des notes basses, par suite des différents états de tension de ses parois. On a donné également comme preuve, que les affections de la trachée modifiaient le timbre de la voix ; mais il faut tenir compte aussi de ce fait que, dans ces affections, les cordes vocales et les cavités situées au-dessus de la glotte sont elles-mêmes presque toujours malades.

On a beaucoup discuté sur le rôle des **ventricules du larynx** comme organes de résonance. Ils possèdent assurément cette fonction chez les animaux où ils sont très développés, tels que les Singes hurleurs et les Grenouilles, où ils acquièrent des proportions vraiment gigantesques. Chez les animaux à peu près muets, tels que les Rongeurs, ils n'existent pour ainsi dire pas. Ils sont proportionnellement peu développés chez les animaux à voix puissante mais sourde, tels que le taureau, le lion, qui mugissent. Il est certain que, chez l'homme, ils jouent, en tant qu'organes de résonance, un rôle bien peu important ; ils sont proportionnellement plus développés chez l'enfant, qui peut émettre des notes aiguës avec une si grande puissance, que chez l'adulte. On a pensé qu'ils pourraient être capables de renforcer les notes les plus aiguës de la voix humaine, et qu'ils serviraient en même temps à réserver au-dessus des cordes vocales inférieures, un espace libre, leur permettant d'exécuter leurs vibrations, sans entrer en contact avec aucun organe voisin. Cette seconde hypothèse est beaucoup plus certaine que la première.

La **cavité pharyngienne**, que nous avons décrite dans la précédente leçon, surmonte le larynx ; son volume et sa forme peuvent être modifiés par plusieurs mécanismes, par la contraction de ses parois, par les mouvements d'élévation ou d'abaissement du larynx et par les mouvements de la langue.

Le larynx, situé beaucoup plus haut dans la gorge,

chez la femme dont la voix est plus aiguë, que chez l'homme dont la voix est plus grave, est relié à l'os qui supporte la langue, l'os hyoïde, par des ligaments et des muscles, il suit donc passivement tous les mouvements de cet organe et, d'autre part, il est susceptible, par le jeu de ces muscles qui s'étendent entre le larynx et la base de la langue, d'être porté vers le haut. D'autres muscles, qui le relient aux os de la poitrine, peuvent, au contraire, le ramener vers le bas.

Le larynx descend dans la gorge pendant l'acte d'ouvrir la bouche, de sucer, de bâiller, il s'abaisse au fur et à mesure que l'on descend la gamme ; il monte au contraire dans l'acte d'avaler. Lorsqu'on prononce les différentes voyelles, il occupe la position la plus basse pour *ou*, et remonte progressivement pour *o*, *a*, *e*, *i*. On sait que le volume des cavités de résonance doit être plus considérable pour les sons bas que pour les sons élevés ; si nous tenons compte, de plus, que le larynx monte dans la production des voyelles *e*, *i*, qui correspondent, comme nous le verrons, à des notes plus hautes que *o*, *ou*, pour l'émission desquelles, au contraire, le larynx descend spontanément, on devra conclure, d'une façon générale, que le larynx s'élève pour la production des sons aigus et s'abaisse pour la production des sons graves, de façon que le volume de la cavité pharyngienne, qui constitue avec la bouche, le principal des résonateurs, soit plus grand ou plus petit, suivant la nature du son qu'elle devra renforcer. Cela n'est cependant pas exact d'une façon absolue, car il faut tenir compte des autres facteurs agissant dans le même sens, notamment de ce fait que le volume du pharynx peut être diminué par d'autres moyens. Cet organe, en effet, est entouré d'une couche musculaire qui, par ses contractions, rétrécit plus ou moins la cavité pharyngienne, et cela avec une rapidité et une sûreté extraordinaires, de telle façon que le volume des cavités de résonance s'adapte immédiatement aux sons produits dans le larynx et qui peuvent se succéder avec une extrême fréquence.

Pour que la cavité pharyngienne présente le volume convenant au renforcement de tel ou tel son, il suffira, si le larynx reste immobile, par compensation, que la contraction des parois du pharynx soit plus énergique. Aussi certaines personnes, en s'y exerçant, peuvent-elles monter la gamme, le larynx restant immobile ; d'autres, même, arrivent à baisser progressivement le larynx, au fur et à mesure qu'elles montent la gamme. Je me hâte de vous dire que ces manières de procéder ne sont en aucune façon recommandables, loin de là.

Cependant le chanteur et même l'orateur doivent être capables de régler les mouvements de leur larynx, car ils auront de grands avantages à tirer de cette faculté ; les qualités des sons émis étant sensiblement différentes, suivant la position du larynx dans la gorge. L'expérience montre, ainsi que nous le disent très bien Lennox Browne et Behnke : « que la position élevée du larynx est favorable à la production des sons brillants, *ouverts*, que la position basse augmente la puissance et la plénitude du son et qu'elle est en même temps favorable à la formation des sons *fermés*. Chacun des deux procédés a ses avantages et les chanteurs, aussi bien que les orateurs, devraient pouvoir les employer à leur gré. »

La voix **claire** ou **blanche** correspond à la position élevée du larynx et à la contraction du pharynx, qui est convenable pour le renforcement des voyelles, *a, e, i*, correspondant, ainsi que nous le verrons, aux harmoniques supérieurs de la voix ; tandis que la voix **sombrée** se produit, le larynx étant abaissé, avec la disposition des organes phonateurs convenable pour le renforcement des voyelles *o, ou*, qui correspondent aux harmoniques inférieurs.

Il est donc bien évident que si le volume du pharynx, cavité de résonance, doit être modifié, il y a avantage à ce qu'il le soit, non seulement par la contraction des muscles du pharynx, qui, se produisant seule, devrait atteindre des proportions exagérées et déterminer la congestion d'abord, puis ensuite l'inflammation accompagnée de granulations, dans toute la gorge, mais aussi par les mouvements d'ascension et de descente du larynx, convenablement réglés. Immobiliser le larynx dans une position très déclive, ainsi que le recommandent certains maîtres, ou bien, au contraire, le faire voltiger le long de la gorge, comme d'autres le conseillent, sont des pratiques préjudiciables au chanteur, quoique la première soit beaucoup plus fâcheuse et amène rapidement et sûrement l'inflammation du pharynx d'abord, puis celle du larynx. La vérité se trouve à égale distance de ces deux méthodes extrêmes.

La bouche est le plus parfait des résonateurs ; par suite de l'extrême mobilité de la mâchoire inférieure, des joues, des lèvres et surtout de la langue, elle peut modifier à l'infini son propre volume. C'est grâce aux multiples dispositions que sont susceptibles de prendre ces organes, la langue surtout, que les consonnes peuvent être formées et que la bouche peut devenir, chez l'homme intelligent et observateur, muni du sens de l'ouïe, l'organe de l'articulation, en même temps qu'elle est, comme chez les animaux, l'organe de renforcement du cri laryngien, avec ses diverses nuances, et de formation des voyelles.

Les variations de volume de la cavité buccale ont une influence essentielle sur la formation des sons qu'on appelle **voyelles**, et dont je dois vous faire connaître le mécanisme de production.

Sans émettre aucun son, donnez à votre bouche, dont vous laissez les lèvres légèrement entr'ouvertes, la disposition que vous lui feriez prendre pour prononcer la voyelle *ou*. Je fais, au moyen d'une soufflerie, passer un simple courant d'air devant votre bouche, immédiatement le son *ou* s'y produira, par suite de la mise en vibration du volume d'air limité que votre bouche contient, convenable justement pour augmenter la résonance de cette voyelle, lorsque le son qui lui correspond est émis par le larynx. Ce son peut, comme vous le constatez, être distinctement perçu par les autres personnes; cela, bien entendu, sans que vous émettiez aucun son avec votre larynx. Il en est de même si vous faites prendre à la bouche la disposition que vous lui donneriez pour émettre les autres voyelles, *o, a, e, i;* lorsque vous faites fonctionner la soufflerie *muette*, devant votre bouche, on entend les sons *o, a, e, i*, se produire distinctement. Dans la voix chuchotée, l'air *muet* et dépourvu de toutes vibrations glottiques, qui vient du larynx, donne lieu à la production des voyelles, par l'action du même mécanisme.

D'autre part, si on fait vibrer devant la bouche entr'ouverte et disposée comme pour l'émission de la voyelle *ou*, le diapason qui correspond à la note fa_2, on entend le son fortement renforcé dans la cavité buccale, et il produit sur l'oreille la sensation d'un *ou* bien prononcé. Vous pourriez semblablement produire *o* avec un diapason donnant $si\,b_3$ et *a* avec un diapason donnant $si\,b_4$. Vous pourriez déterminer la production de *é*, indifféremment avec deux diapasons produisant, l'un fa_3, l'autre $si\,b_5$; et de même *i*, avec deux diapasons, dont l'un donne le fa_2 l'autre le $ré_6$.

De ces deux expériences, vous pouvez conclure que,

dans la voix chuchotée, la formation des diverses voyelles dépend uniquement de la disposition que prend la bouche pendant que le courant d'air la traverse et, dans la voix parlée ou chantée, qu'une note laryngienne bien déterminée est la plus favorable à l'émission de chaque voyelle. Cette note recevra toujours son caractère particulier et distinctif, son timbre, de la résonance spéciale qu'éveillera dans la bouche, disposée d'une certaine manière, le passage à travers cet organe, d'un courant d'air, à l'état de vibration ou même muet

Les notes spéciales, qui correspondent à chacune de ces voyelles, sont appelées **vocables**; et lorsque la note que vous avez à chanter est la vocable de la voyelle qui y correspond dans le livret de votre partition, le son sera bien émis, brillant et viendra sans effort. Lorsque, au contraire, la vocable de la voyelle que vous devrez émettre s'éloignera beaucoup de la note à chanter, vous éprouverez une grande difficulté à produire le son et vous serez porté instinctivement à changer la voyelle du mot que vous chantez. Vous voyez que le charabia, si souvent reproché aux chanteurs, est légitime dans une certaine mesure; et que, tout en évitant soigneusement de tomber dans le ridicule, vous conservez le droit de vous permettre certaines libertés, surtout celle de modifier un peu le caractère de la voyelle, lorsqu'elle est tout à fait défavorable à l'émission de la note qui lui correspond, dans la partition.

FORMATION DES CONSONNES

Les **consonnes**, qui constituent le second élément de la voix articulée, spéciale à l'homme et qui, même, la caractérisent, puisque les animaux ne possèdent pas les consonnes, ne sont pas des sons musicaux comme les voyelles, mais des bruits, qui n'ont aucune existence par eux-mêmes, et sont caractérisés par la modification qu'éprouvent les voyelles, par la façon dont elles se font entendre au commencement et à la fin de leur émission. Ces bruits résultent des vibrations irrégulières produites par la rencontre de l'air, déjà entré en vibration dans le larynx, avec des obstacles situés sur son passage, dans l'intérieur des organes phonateurs, en divers points. Suivant que l'obstacle siège au niveau des lèvres, de la langue, ou du voile du palais, on a des consonnes *labiales*, *linguales* ou *gutturales*. Il arrive également, que les dispositions des organes, nécessaires à la prononciation des consonnes que vous devez articuler dans le chant, soient plus ou moins défavorables à l'émission des sons correspondants que vous avez à émettre et vous obligent à des modifications, comme cela arrive pour les voyelles. Vous pouvez tenir la même conduite vis-à-vis des consonnes, cela est même en général plus facile, parce que les modifications que vous ferez subir aux consonnes sont toujours moins sensibles pour l'oreille que les modifications des voyelles. Mais il est fâcheux que ces difficultés n'aient pas été prévues par les paroliers, qui, d'ailleurs, le plus souvent, ne connaissent pas assez les difficultés théoriques et pratiques du chant, pour cela.

Les **fosses nasales** et les cavités creusées dans les os, qui leur sont annexées, et que l'on appelle des sinus, peuvent également constituer des résonateurs pour la voix, à condition de se trouver en relation continue avec les parties inférieures du pharynx, c'est-à-dire à condition que le voile du palais soit relâché. Leur volume est fixe, tant qu'elles sont dans leur état de santé normal ; elles renforcent donc toujours les mêmes sons et de la même manière.

Le **voile du palais** est un voile membraneux et contractile, qui pend simplement du palais dans le fond de la gorge, lorsqu'il est au repos ; il divise, lorsqu'il est tendu, le pharynx en deux étages et sépare complètement la bouche et la gorge, du nez. Lorsque l'on émet des sons purs et sans résonance nasale, le voile du palais semble empêcher toute communication entre la bouche et le nez, et l'air ne passe pas d'une cavité à l'autre, comme on peut le démontrer, en plaçant un miroir devant le nez ; dans ces conditions, en effet, le miroir ne se ternit pas. Si vous prononcez, au contraire, un son nasal, tel que *an*, *on*, *in*, *un*, ou simplement les consonnes *m*, *n*, qui ont une résonance nasale, le miroir se ternit. Dans le rhume de cerveau, où le nez est pourtant gonflé et rétréci, la voix prend une résonance nasale ; mais cela tient à ce que le voile du palais est irrité, enflammé, ne se contracte et ne se tend que d'une façon in-

116   PHYSIOLOGIE DE L'APPAREIL DE RÉSONANCE

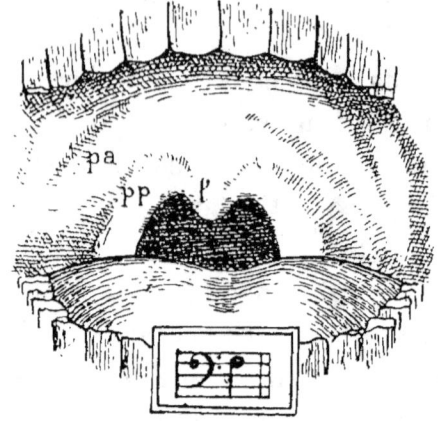

Fig. 35. — Le voile du palais dans la production
de la note fa_2 indiquée dans la figure.

l, luette. — *pa*, pilier antérieur. — *pp*, pilier postérieur. On peut voir que la voûte formée par le voile du palais est beaucoup plus étroite que dans la figure 36 [1].

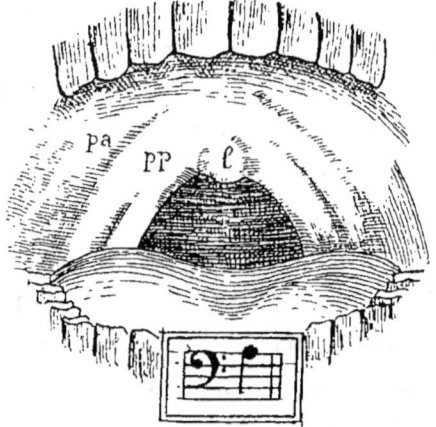

Fig. 36. — Cette figure représente la disposition du voile du
palais dans la production de la note la_2.

[1] Les figures 35, 36, 37 et 38 sont empruntées au livre déjà cité de Lennox Browne et Behnke, qui ont été exécutées d'après des photographies.

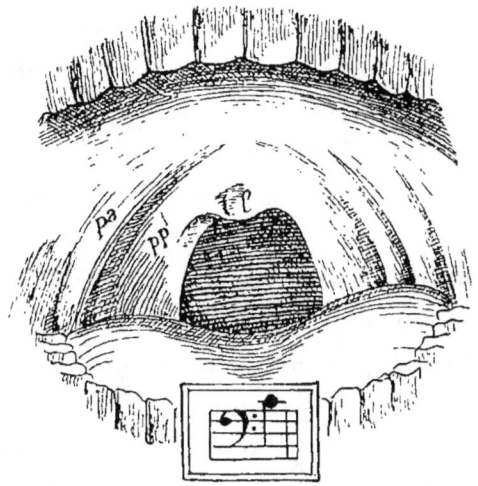

Fig. 37. — La figure 37 représente un autre changement et une élévation plus grande de la voûte du voile lorsqu'on émet la note do_3. La luette, dans ce cas, paraît avoir presque complètement disparu.

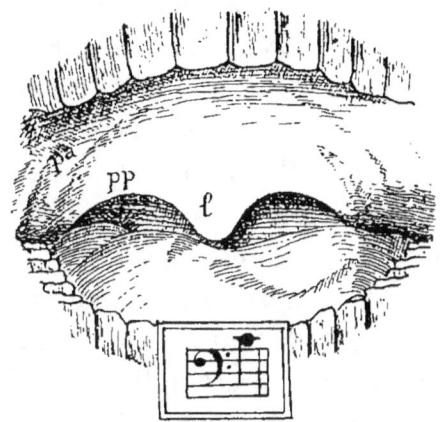

Fig. 38. — La figure 38 représente le voile du palais dans l'émission de la même note do_3, avec une forte résonance nasale; le voile du palais tout entier et la luette se sont abaissés jusqu'au contact de la langue. L'espace entre le voile du palais et la paroi postérieure du pharynx, pour le passage du son à travers le nez, est indiqué par une ligne ombrée très marquée, qui ne se voit pas dans les autres dessins.

7.

complète et imparfaite, laissant passer une quantité d'air plus ou moins grande. Lorsque le voile est incomplet dès la naissance, lorsqu'il est détruit partiellement ou paralysé, la voix devient très fortement nasillarde, parce que la cavité du nez communique largement avec celle du pharynx.

Cependant, je dois vous dire qu'il semble bien résulter de certaines expériences et de certaines considérations, que, dans les conditions normales, l'adhérence du voile pendant sa contraction, à la paroi postérieure du pharynx, n'est pas absolument complète et que la résonance nasale doit exister, à un degré très léger, il est vrai, pour que la voix ait tout son brillant. Mais l'intervalle persistant entre le voile et le pharynx et laissant passer l'air, devrait être, en tout cas, extrêmement étroit. De plus, on voit, lorsqu'on monte la gamme, le voile du palais s'élever, l'arc compris entre les piliers du gosier devenir plus étroit et plus haut, la luette diminuer peu à peu et disparaître ; on peut même constater à sa place, la présence d'une dépression.

Il y a donc, et vous devez très bien le comprendre déjà, une très grande importance à pratiquer des exercices permettant d'assouplir tous les organes mobiles, qui jouent un rôle si important dans la phonation et l'articulation, pour les discipliner et arriver à les faire fonctionner avec rapidité et précision.

CINQUIÈME LEÇON 119

REGISTRES

On donne d'ordinaire, dans la langue courante, le nom de **registre**, à la série des notes que peut émettre un chanteur ou une chanteuse de telle ou telle catégorie, un baryton, une soprano, par exemple. Mais les chanteurs et surtout les chanteuses peuvent et même doivent modifier les mécanismes laryngiens qu'ils emploient, c'est-à-dire les dispositions de leur larynx, pour arriver à émettre ces diverses notes. Il leur est, en effet, nuisible ou même impossible de les émettre toutes en conservant la même disposition de leur larynx ; et on appelle encore registre, cette fois avec raison, la série des notes produites par chacun de ces mécanismes. Il y a donc là une confusion fâcheuse, puisque l'on pourrait dire, par exemple, « le registre de la contralto peut être chanté, en partie dans le registre de poitrine, en partie dans le registre de tête [1] ».

L'étude que nous allons faire des registres nous montrera que le terme registre ne peut être conservé qu'avec sa seconde interprétation et nous définirons le registre ; *la série des notes produites par un même mécanisme*. On ne doit donc pas dire le registre des contraltos, des ténors, puisque la série

---

[1] Nous n'employons que d'une façon provisoire ces termes « registre de poitrine, registre de tête », qui doivent être supprimés, ainsi que nous aurons occasion de le dire dans le cours de ces leçons.

des notes émises par ces chanteurs, ne peut l'être

TABLEAU A

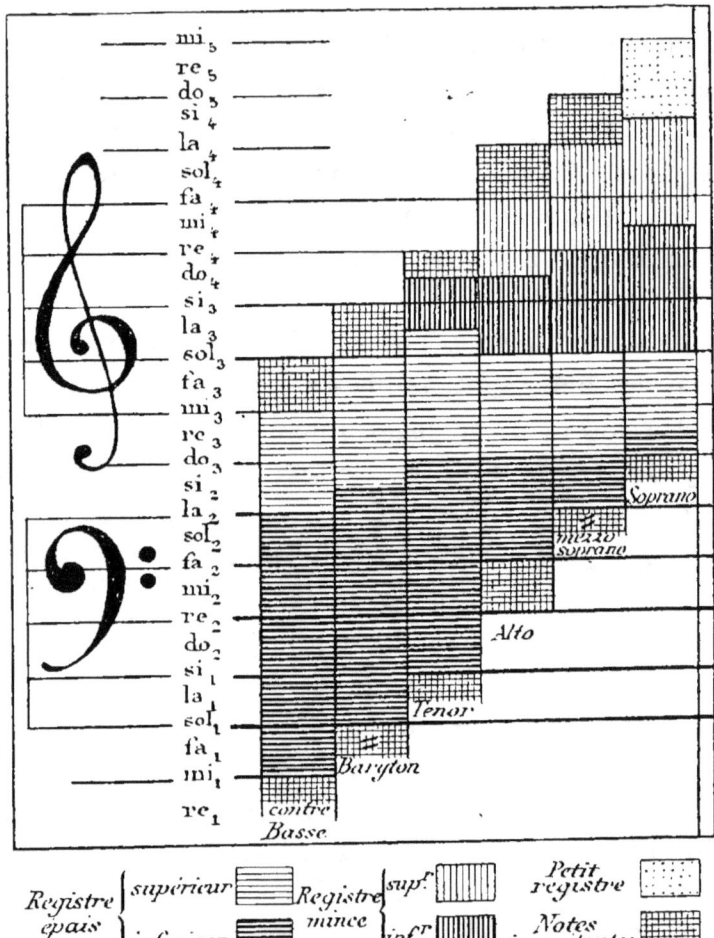

Fig. 39. — Représentation schématique des registres de la voix humaine.

que par l'emploi de mécanismes différents. Il faut

CINQUIÈME LEÇON 121

remplacer ce terme par celui de **tessiture**, qui existe

TABLEAU B

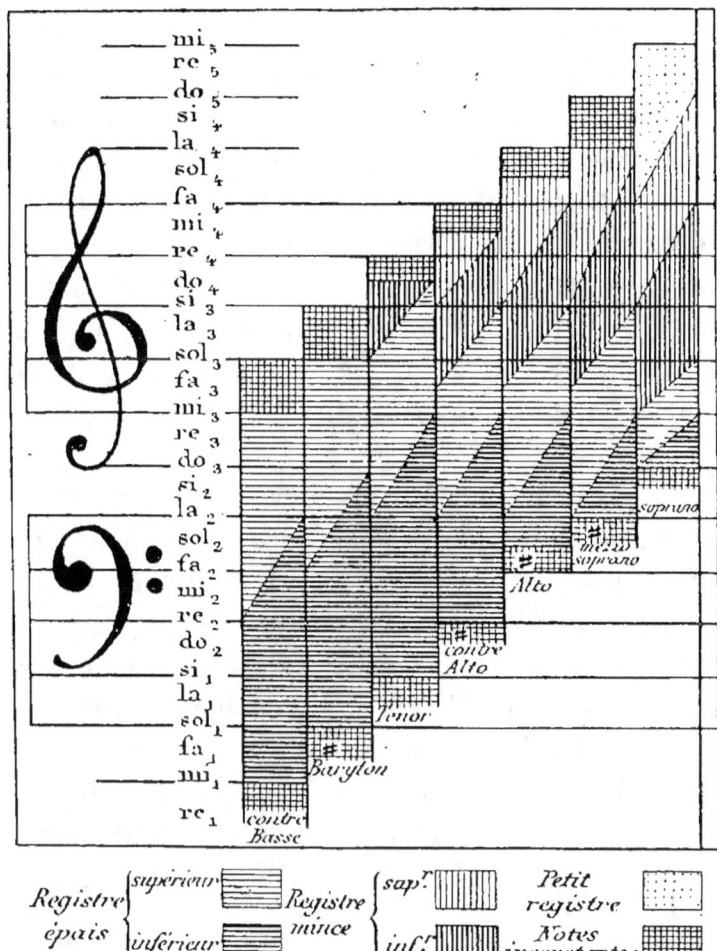

Fig. 40. — Représentation plus conforme à la réalité, des registres de la voix humaine.

déjà en italien, avec cette même signification.

Nous allons exposer ici, mais sommairement, car nous aurons à y revenir plus loin, à propos de la culture de la voix, les notions certaines que nous fournit le laryngoscope et les hypothèses scientifiques les plus probables, sur les mécanismes qui président à la formation des registres, c'est-à-dire sur les dispositions que prend le larynx pour produire les sons, dans tel ou tel registre. Le laryngoscope est le seul procédé qui nous permette d'arriver à des notions exactes et scientifiques sur cette question si importante. C'est là un point essentiel, qui suffirait, à lui seul, à montrer la nécessité des études laryngoscopiques pour le chanteur et surtout pour le professeur de chant.

Le registre le plus bas de la voix humaine est le registre de **contrebasse,** sur le mécanisme de production duquel je n'insisterai pas, parce qu'il est encore très mal connu[1] et que ce registre n'est pas employé dans la composition musicale. Il semble d'ailleurs que son usage altérerait le registre de poitrine avec lequel il est très difficile à fondre. Il n'est guère utilisé que par les chanteurs Russes, dans les chants liturgiques. Les chanteurs employant ce registre commencent

d'ordinaire à s'en servir à partir du mi_1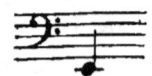

---

[1] En effet, l'examen du larynx est rendu très difficile, lorsqu'on chante dans ce registre, par l'abaissement et le renversement de l'épiglotte, qui se produit, d'une façon générale, lorsque le larynx émet ses notes les plus basses, et surtout, semblerait-il, lorsqu'on emploie le registre de contrebasse.

et descendent en général jusqu'au do_1 [♪] ou au si_0 [♪] et, dans des cas exceptionnels, plus bas encore. On pourrait remonter avec ce registre jusqu'au si_1 [♪] ; mais, je le répète, il n'est guère employé, surtout pour des notes aussi élevées.

Lorsque sont émises les notes inférieures de la voix de **basse**, qui commence d'ordinaire au fa_1 [♪] ou même au mi_1 [♪], exceptionnellement au $ré_1$ [♪], on ne peut généralement voir le larynx qu'avec une grande difficulté, parce que les chanteurs laissent, pendant l'émission de ces notes, retomber leur épiglotte sur leur larynx et il est difficile d'arriver à la leur faire relever. Les deux cartilages aryténoïdes sont étroitement accolés l'un à l'autre et les cordes vocales sont notablement écartées, circonscrivant entre elles un espace elliptique. Les vibrations des cordes sont très visibles. Au fur et à mesure que la voix s'élève, les apophyses vocales apparaissent dans la fente glottique, qui se rétrécit, devient linéaire, et l'on voit, entre les aryténoïdes, apparaitre un petit espace triangulaire, à sommet dirigé en avant, et qui disparait en général lorsque le

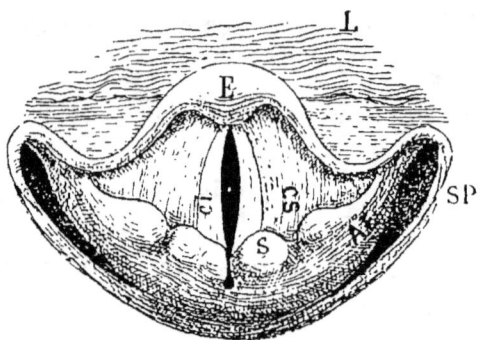

Fig. 41. — Image laryngoscopique dans la production du registre épais inférieur (larynx d'homme).

L, base de la langue. — E. épiglotte. — *ci*, corde vocale inférieure. — *cs*, corde vocale supérieure. — S, cartilage de Santorini. — AE, repli aryténo-épiglottique. — SP, sinus piriforme.
Les lettres ont la même signification dans les figures 42 et 43.

chanteur arrive au voisinage du *la*$_2$, parfois même plus tôt. La fente antérieure, qui s'arrête en arrière aux apophyses vocales, la seule qui vibre, porte le nom de glotte ligamenteuse ; la fente postérieure, qui paraît incapable de vibrer, est la glotte cartilagineuse.

Il n'y a pas que la basse qui soit capable de chanter de cette manière, c'est-à-dire en donnant au larynx cette même disposition : le baryton, à partir du *sol*$_1$ jusqu'au *si*$_2$, le ténor à partir du *si*₁ [notation], la contralto à partir du *fa*₂ [notation], la mezzo-soprano à partir du *la*₂ [notation], la soprano même à partir du *do*₃ [notation], emploient tous le même mécanisme.

Bien que, au fur et à mesure que la voix s'élève, la fente glottique se rétrécisse et que les vibrations des cordes deviennent moins sensibles à l'œil, *les cordes vocales vibrent encore dans la totalité de leur épaisseur;* ce registre, qui va du *mi*₁ au *fa*₃, et qui est employé, dans ces limites, par toutes les voix, quelle que soit leur tessiture, mérite donc bien le nom de **registre épais**, qui lui a été donné par Curwen. Il est déjà justifié par ce fait d'observation laryngoscopique, que les cordes vocales vibrent dans toute leur *épaisseur*. Nous confirmerons cette théorie par une expérience dont je vous parlerai plus loin, et qui montre que lorsque les cordes vocales vibrent dans ce registre, elles sont très notablement *épaissies*. Au fur et à mesure que les chanteurs se rapprochent du *sol*³ [notation], leur larynx se tend fortement et ils sont bientôt obligés de changer de registre, c'est-à-dire de donner de nouvelles dispositions à leur glotte[1]. Le registre qu'ils viennent d'abandonner est le registre épais, qu'on appelle d'ordinaire registre de poitrine, dont la partie la plus élevée est connue sous le nom de **médium**, bien qu'il n'y ait pas lieu de

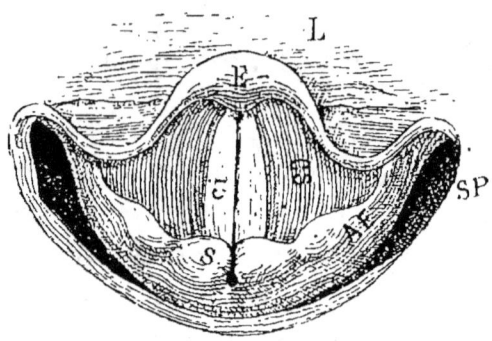

Fig. 42. — Image laryngoscopique dans la production du registre épais supérieur (larynx d'homme).

la distinguer d'une manière particulière. En effet, les notes qui y correspondent ne sont pas émises par un mécanisme spécial, elles sont chantées avec le mécanisme du registre épais ; aussi conseillons-nous de supprimer cette classification et admettons-nous, avec Curwen, la division du registre épais en deux subdivisions : le **registre épais inférieur** et le **registre épais supérieur**. Ce dernier commence

---

[1] C'est chez les ténors que ce changement de registre doit être observé, car leur larynx est plus grand et par conséquent plus facile à étudier au laryngoscope, que celui des femmes, et il est plus facile d'obtenir, chez eux que chez la femme, qu'ils chantent, soit la même note, soit des notes voisines, successivement, dans des registres différents, pour permettre à l'observateur de faire la comparaison.

Cependant, il est admis que les forts ténors d'opéra ne doi-

au *la*$_2$ 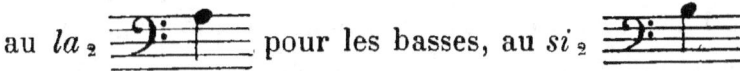 pour les basses, au *si*$_2$ 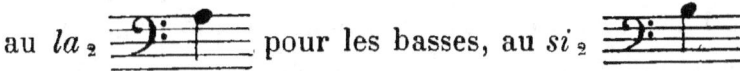 pour les barytons, au *do*$_3$ 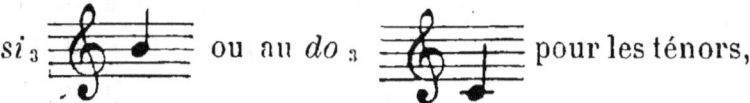, pour les ténors et se prolonge jusqu'aux limites supérieures de leur voix pour les basses et les barytons, jusqu'au *si*$_3$ 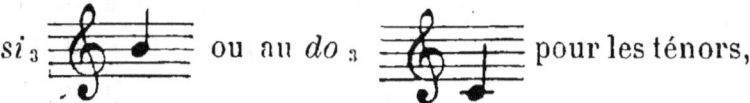 ou au *do*$_3$ 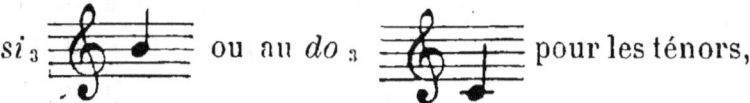 pour les ténors, si nous acceptons provisoirement l'opinion générale, qu'ils ne doivent pas employer d'autre registre. Dans les voix de femmes, il commence au *do*$_3$ 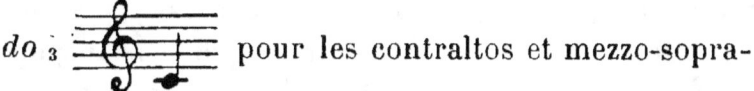 pour les contraltos et mezzo-sopranos; ou au *ré*$_3$ 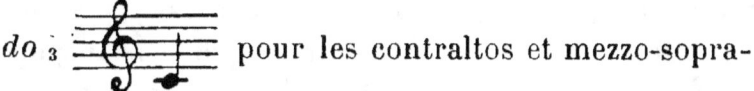 pour les sopranos, et s'élève jusqu'au *sol*$_3$ 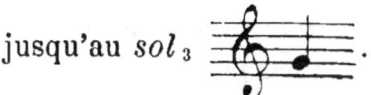.

A partir du moment où le chanteur quitte le registre épais, l'épiglotte se relève naturellement,

---

vent pas quitter la voix de poitrine et donner ainsi les notes supérieures telles que le *do*$_4$ ou même le *ré*$_4$ (qui ne se rencontrent chez eux que d'une façon exceptionnelle), c'est-à-dire que le registre mince supérieur ne doit pas être représenté dans leur tessiture. Nous verrons ce qu'il faut penser de cette convention, généralement acceptée.

le larynx devient parfaitement visible dans toute son étendue, les vraies cordes vocales, qui s'étaient rapprochées pour produire les notes élevées du registre épais ou du médium, s'écartent ; mais, de plus, elles s'amincissent, cela est bien certain et elles ne vibrent plus que par leurs bords. Pendant ce temps, les cordes vocales se portent en dedans, par suite de leur contraction, de même que le coussinet situé à la base de l'épiglotte se porte en arrière ; et ces organes, en se rapprochant, agiraient, d'après Mandl, à la façon des rasettes des tuyaux d'orgue, en venant s'appliquer sur les vraies cordes vocales et limitant leur portion vibrante. Mais il n'est pas du tout certain que les choses se passent ainsi, et nous devons admettre, comme beaucoup plus vraisemblable, que l'élévation du son est due **à l'amincissement des cordes vocales inférieures vibrantes** ; car il est probable qu'à tous les moments de la phonation, les cordes vocales inférieures peuvent vibrer librement, justement en raison de l'existence des ventricules de Morgagni et cette opinion est d'autant plus probable, que l'expérience à laquelle j'ai déjà fait allusion et dont je vous parlerai plus loin (voir p. 132) montre bien que, dans ces conditions, les cordes vocales se sont amincies.

La fente glottique est linéaire et diminue de largeur jusqu'aux environs du $ré_4$ 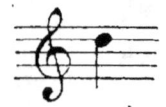 . Nous désignerons, avec Curwen, ce mécanisme, sous le nom de **registre mince inférieur**.

A ce moment doit se produire un nouveau changement, si on veut continuer à monter, en évitant de forcer la voix. On observe alors la formation d'une

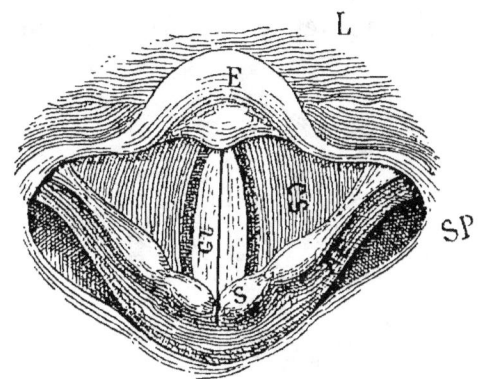

Fig. 43. — Image laryngoscopique, dans la production du registre mince inférieur (larynx d'homme).

fente elliptique, qui va en diminuant, du *ré*₄ au *sol*₄ pour les altos, au *la*₄ pour les mezzos, au *si*₄ pour les sopranos. Parfois, immédiatement, en sortant du registre épais, la glotte, sans prendre la forme de fente linéaire, se met dans cette dernière position. C'est ce mécanisme qu'emploient souvent les ténors, au lieu du registre mince inférieur, pour donner les notes supérieures, qu'ils ne pourraient atteindre autrement qu'en forçant outre mesure le registre épais vers le haut, et que même ils ne peuvent pas toujours émettre en se servant de ce registre. Les notes ainsi produites, chez des individus mal exercés à employer ces mécanismes, sont ternes et manquent de brillant ;

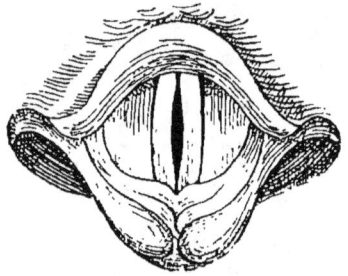

Fig. 44. — Image laryngoscopique d'un larynx féminin, pendant la production du registre mince supérieur.

c'est cette partie supérieure du registre mince, mal cultivée, qu'on appelle d'ordinaire la voix de **fausset**; et ce n'est pas elle que les ténors devraient employer, mais bien le registre mince inférieur. Chez la femme, au contraire, habituée et exercée à s'en servir d'une façon constante, ce registre, **registre mince supérieur**, permet d'émettre des sons excellents, aussi bien que le registre mince inférieur.

Le registre mince, sauf l'exception des ténors, est donc, avec les habitudes actuelles, l'apanage de la femme.

Il existe enfin un autre registre, que seules peuvent employer les sopranos, ainsi que quelques mezzos, et qui leur permet d'émettre, presque sans efforts, les notes les plus élevées, à partir du *la*₄ ou du *si*₄ , jusqu'à la limite, variable, de

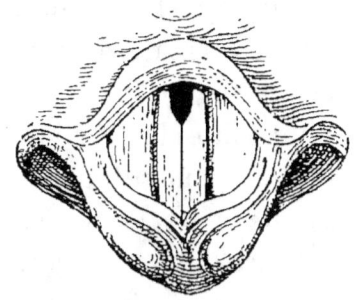

Fig. 45. — Image laryngoscopique d'un larynx féminin pendant la production du petit registre.

leurs moyens; c'est le petit registre, que peu de personnes connaissent et savent employer. Dans ce registre, toute la région postérieure de la glotte est fermée. Sa région antérieure forme une fente ovale, qui se rétrécit au fur et à mesure que la voix de la chanteuse s'élève, les bords de la fente seuls, entrent en vibration. Cette disposition de la glotte est produite par des actions musculaires encore obscures; en tout cas, elle mérite bien le nom de **petit registre**, qui lui a été donné par Curwen, en raison de la faible étendue de la partie vibrante de la glotte, dans ce registre.

Je vais exécuter devant vos yeux une intéressante

expérience, qui montre combien sont justes les expressions de registre épais et de registre mince, par lesquelles nous avons remplacé les termes, registre de tête et de poitrine, dont nous ferons ultérieurement une critique plus approfondie. Je choisis un ténor, parce que, ainsi que je vous l'ai dit, c'est dans cette catégorie de chanteurs que l'on peut le mieux observer successivement la formation du registre épais et du registre mince.

Après avoir éteint toutes les lumières, je dirige sur la gorge du patient, pendant qu'il chante, le jet lumineux intense de cette lampe électrique. Vous voyez la gorge prendre une teinte rosée, semblable à celle que vous observez en interposant vos doigts rapprochés entre l'œil et le soleil. Si le ténor chante dans le registre de poitrine, on observe la formation, sur le devant du cou, d'une large bande obscure, au niveau du larynx, se prolongeant de chaque côté; cette bande devient beaucoup plus mince lorsqu'il chante en voix de tête. Cette expérience renferme déjà la justification des termes que nous avons employés pour caractériser ces deux registres et prouve que, dans ces deux registres, les cordes vocales sont plus épaisses ou plus minces.

J'ai fait représenter, sur les figures 46 et 47, d'après les schémas de Merkel, la disposition que prennent, sur une coupe transversale du larynx, les cordes vocales, dans le registre mince, 46, et dans le registre épais, 47.

CINQUIÈME LEÇON

Il est fort difficile de mettre d'accord les divers auteurs qui ont fait des observations sur les mécanismes présidant à la formation des registres; il n'y a, bien entendu, à tenir compte que de l'opinion de ceux qui ont véritablement observé au laryngoscope

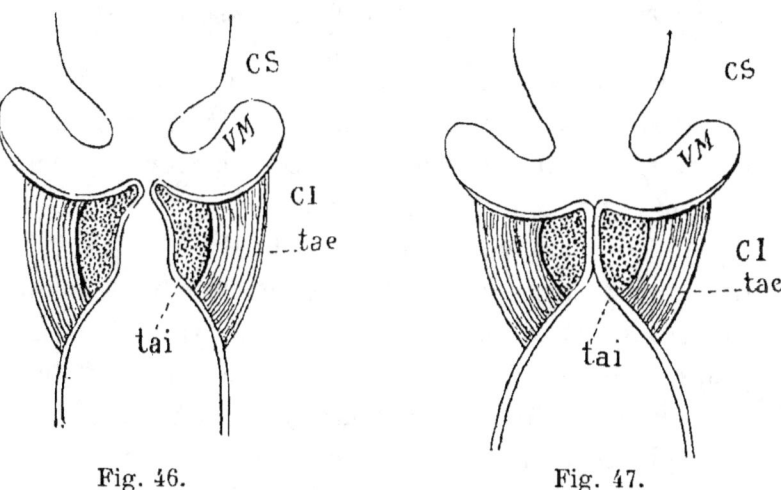

Fig. 46.   Fig. 47.

La figure 46 représente la disposition du larynx dans la production du registre mince.

CS, corde vocale supérieure. — CI, corde vocale inférieure. — VM, ventricule de Morgagni. — *tai*, faisceau interne du thyro-aryténoïdien. — *tae*, faisceau externe du thyro-aryténoïdien.

La figure 47 représente la disposition du larynx dans la production du registre épais.

Les lettres ont la même signification que dans la figure précédente.

les mécanismes de production de la voix ; l'opinion des autres ne mérite même pas la peine qu'on s'y arrête, car elle n'est fondée que sur la fantaisie. Cependant, indépendamment des erreurs d'observation ou d'interprétation des observateurs, il faut bien reconnaître que les mêmes modifications dans la hauteur de la voix peuvent être produites par des registres différents. Ce fait se trouve exprimé dans le tableau B, où l'on voit que la même note, par exemple le si_3

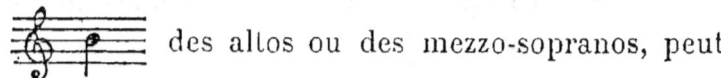 des altos ou des mezzo-sopranos, peut

être produite, à volonté, avec le registre mince, fonctionnant même soit comme registre mince inférieur, soit comme registre mince supérieur, ou bien avec le registre épais supérieur.

Enfin, nous devons tenir compte d'un autre facteur important, pour la modification de hauteur du son produit, c'est la tension de l'air expiré. La disposition des cordes restant la même, on peut, en augmentant la force de l'expiration, obtenir des sons plus élevés d'une quinte, vous ai-je dit en vous parlant des expériences de Müller; mais ce procédé doit être employé avec prudence et mesure, le moins possible, car il a de très grands inconvénients et il vaut mieux obtenir le même résultat par les changements de registre.

Je ne saurais mieux faire que de citer à ce sujet les paragraphes suivants, empruntés à la physiologie de la voix de Gruetzner, publiée dans le *Manuel de physiologie* de Hermann :

« Les théories qui expliquent la manière dont les petits muscles laryngiens contribuent à la production des notes hautes et basses, sont diverses, et, dans une certaine mesure, contradictoires; il est certain, d'après les données que nous possédons et d'après mes propres observations, qu'il y a, en réalité, des différences individuelles, qui sont d'autant plus grandes, que l'on a affaire à des chanteurs exercés ou à des chanteurs naturels, et d'autant plus que la boîte vocale diffère davantage, au début, quant à la taille et à la forme.

Nous avons à notre disposition les moyens suivants, qui sont entièrement différents, pour arriver à modifier la hauteur de notre voix :

1° La modification de la *tension longitudinale* des ligaments vocaux, produite par les diverses actions des muscles tenseurs et de leurs antagonistes ;

2° Le *raccourcissement* des parties vibrantes des ligaments vocaux, produit par suite du mouvement des cartilages aryténoïdes, qui s'appliquent de plus en plus étroitement l'un contre l'autre par leur face interne, réduisant ainsi la longueur des parties des ligaments vocaux, qui sont susceptibles de vibrer, exactement comme le violoniste raccourcit les cordes, en rapprochant le doigt du chevalet ;

3° La *modification de forme ;* en particulier l'amincissement ou l'épaississement des bords vibrants, produite par les diverses actions de certaines portions du muscle thyro-aryténoïdien ;

4° L'élargissement ou le rétrécissement des bords vibrants, qui, fréquemment, se produit en même temps que le mouvement précédent ;

5° Enfin, les changements de pression de l'air,

chassé dans la trachée par les muscles de la poitrine ;

6° Suivant le procédé que le chanteur préférera employer pour modifier le son de sa voix, ou bien, s'il emploie à la fois plusieurs procédés dans ce but, l'image du larynx sera naturellement différente, dans la production des notes hautes et basses. »

DÉMONSTRATIONS ET EXERCICES PRATIQUES

Nouvelle étude des cavités de résonance avec les mêmes pièces anatomiques que précédemment.

Répétition rapide des expériences déjà faites sur la résonance, considérée au point de vue physique.

Expériences sur la formation des voyelles. Démonstration, par les projections de lumière électrique, des variations d'épaisseur que subissent les cordes vocales dans la production des divers registres.

Continuation des exercices de laryngoscopie et d'auto-laryngoscopie, pendant la phonation.

Examen du larynx, au laryngoscope, pendant la formation des divers registres.

SIXIÈME LEÇON

SOMMAIRE

- **Les transformations du larynx.** Le larynx de l'enfant, ses transformations, mue. Le larynx de l'adulte ; différences entre le larynx masculin et le larynx féminin. Tranformations séniles des organes de la phonation et de la voix.
- **Division des voix.** Rapports entre les dispositions anatomiques des organes de la phonation et les caractères de la voix. Nécessité des rapports harmonieux entre les organes vibrateurs et les organes de résonance.
- **Comparaison du larynx avec les instruments de musique.** L'organe phonateur ne peut être comparé, ni à un instrument à cordes, ni à une flûte, c'est des instruments à anches qu'il se rapproche le plus. Caractères qui cependant séparent l'organe phonateur des anches.
- **La hauteur du son laryngien** ne peut être modifiée par l'influence des cavités de résonance.
- **Rapports entre l'oreille et le larynx, l'audition et la phonation.** Importance de l'éducation de l'oreille pour le ton relatif et le ton absolu, au point de vue de la phonation et surtout du chant.
- **L'expression des émotions,** chez l'homme et chez les animaux, peut se faire par la mimique, le cri ; chez l'homme seul par la voix articulée, caractérisée par l'adjonction des consonnes aux voyelles.
- **La voix parlée et la voix chantée,** leurs caractères distinctifs. Caractères des diverses langues, qui les rendent plus ou moins favorables pour le chant.

Mesdames, Messieurs,

Le *larynx de l'enfant* naissant, considéré dans son ensemble, est proportionnellement très peu développé. Son diamètre antéro-postérieur, surtout, est extrêmement faible, c'est-à-dire que la fente de la glotte, et par conséquent les cordes vocales qui la limitent de chaque côté, sont d'une extrême brièveté et d'une extrême minceur, ce qui nous explique pourquoi la voix du petit enfant et les cris qu'il peut pousser, sont si aigus. Les ventricules de Morgagni, proportionnellement plus développés chez l'enfant que chez l'adulte, contribuent peut-être encore à rendre à cet âge la voix plus perçante, en renforçant les notes hautes et les harmoniques élevés, qui jouent un rôle si important dans la tessiture du jeune enfant. *Le larynx est tout à fait semblable, dans les deux sexes, chez les enfants.*

L'organe vocal s'accroît rapidement jusqu'à la troisième année, plus lentement ensuite, jusqu'à la sixième ; puis, à partir de ce moment jusqu'à l'époque de la mue, il reste stationnaire et se maintient tout à fait semblable dans les deux sexes. Au moment de la puberté, c'est-à-dire de cette transformation de tout l'être, en rapport avec le développement sexuel, qui s'opère entre treize et quinze ans, dans nos régions, pour les filles, entre quinze et dix-sept ans pour les garçons et qui est plus tardive et plus lente, dans les pays froids que dans les pays chauds, le larynx se transforme, se développe et prend des caractères différents, dans les deux sexes. En même temps, la voix devient plus grave, elle baisse chez l'homme presque d'une octave, de deux tons seulement chez la femme.

Cette transformation anatomique et physiologique est évidemment beaucoup plus marquée et beaucoup plus sensible chez l'homme que chez la femme. Dans quelques cas, la période de transformation est très raccourcie ; on cite toujours l'exemple de Lablache, qui aurait vu, en une seule nuit, sa voix jusque-là très aiguë, se transformer en une magnifique voix de basse. Ce fait merveilleux, souvent révoqué en doute, semble pourtant incontestable, et il ne serait même pas unique, bien qu'il reste pourtant exceptionnel ; tout au moins, dans certains cas rares, les transformations de la mue, s'opéreraient elles avec une extrême rapidité. Chez l'homme, pendant la période de la mue, la voix est rauque et discordante, les organes de la phonation sont fortement congestionnés et il serait imprudent, pendant cette période de transformation, de faire chanter le sujet ; mais on doit lui faire exécuter d'autres exercices, qui peuvent être utiles au futur chanteur, en particulier les exercices respiratoires, qui ont une si grande importance. Bien que l'organe de la jeune fille, pendant la période de la mue, soit moins altéré, il nécessite cependant de très grands ménagements et il faut également suspendre le chant pendant la mue. Mais il serait bon de faire déjà chanter l'enfant avant la mue ou plutôt de lui faire exécuter des exercices en rapport avec ses moyens, exercices qui devraient être continués pendant des années, et il paraît vraisemblable que Faure ait raison, en attribuant, pour une large part tout au moins, la décadence passagère qui frappe incontestablement l'art du chant, à la suppression des maîtrises et par suite, de l'éducation de la voix chez les enfants.

Je pourrais citer, à l'appui de cette thèse, l'exemple du célèbre Garcia, qui fut l'éducateur de ses deux filles, la Malibran et Mme Viardot ; voici la reproduction textuelle de la lettre que m'adresse Mme Viardot en réponse aux questions que je lui avais adressées à ce sujet : « Il est parfaitement vrai que mon père a rendu ses enfants musiciens et chanteurs *avant* la mue, en écrivant pour nous des airs contenant toutes les difficultés du chant ; je possède en grande partie ceux qu'il a composés pour ma sœur, ainsi que ceux qu'il m'a fait chanter *depuis l'âge de huit ans*. Quant aux exercices il ne les écrivait pas. Je suis persuadée que mon père n'a jamais fait chanter personne pendant la période de la mue. Elle n'avait pas commencé pour moi, lorsque j'ai eu le malheur de perdre mon père. »

Lorsque l'évolution du larynx est complète, on constate que le larynx féminin est, en moyenne, d'environ 1/3 plus petit que le larynx masculin, que ses cartilages sont plus minces, que l'angle formé par le cartilage thyroïde en avant et que la saillie qui y correspond, appelée pomme d'Adam, sont beaucoup moins proéminents, et que le larynx de la femme est beaucoup plus haut situé dans la gorge que celui de l'homme. Les cordes vocales sont, chez la femme, beaucoup plus courtes (15 millimètres en moyenne) que chez l'homme, où leur longueur moyenne est de 25 millimètres ; elles sont également beaucoup plus minces chez la femme que chez l'homme. De toutes les dimensions du larynx, c'est le diamètre transversal qui présente le moins de différence d'un sexe à l'autre, bien que, pour des individus de sexe différent, mais de même taille, il soit cependant encore un peu plus grand chez l'homme que chez la femme. Le diamètre transversal du larynx ouvert, est en effet celui qui est directement en rapport avec la quantité d'air pénétrant par la respiration à travers le larynx ; et les besoins respiratoires sont presque égaux dans les deux sexes, à égalité de taille et de poids, mais cependant encore supérieurs pour le sexe masculin, en raison surtout de l'activité musculaire plus grande de l'homme.

Aussitôt que la mue est complètement passée, le moment est arrivé pour le sujet de travailler véritablement sa voix ; et, bien que je me sois interdit de traiter cette partie de la question, je ne puis m'empêcher de vous dire combien il est conforme à la logique et à ce que l'on observe dans l'éducation des autres arts, d'imiter les vieux maîtres Italiens et de tenir, pendant des années, les jeunes élèves, sur les exercices et les vocalises. Ainsi exercé, le jeune sujet s'éveillera un jour véritable chanteur et artiste ; tandis que, éduqué de la manière inverse, même au cas où il serait merveilleusement doué, il aurait bien des chances de rester médiocre.

La voix se conservera plus ou moins longtemps, suivant les individus, suivant le type des voix et suivant le sexe; mais, en admettant même que l'organe vocal ne soit atteint d'aucune maladie, *il vieillit*, les cartilages s'ossifient, les articulations qui les relient les uns aux autres deviennent moins souples, les muscles du larynx se contractent avec moins d'énergie et de précision, ne peuvent rester longtemps contractés et le soufflet pulmonaire fonctionne avec beaucoup moins de vigueur. La voix des femmes, dont les cartilages laryngiens s'ossifient beaucoup plus tardivement que ceux des hommes, se conserve aussi plus longtemps. L'homme commence, entre trente-cinq et quarante ans, à perdre une ou plusieurs des notes élevées de sa voix, il peut arriver qu'en même temps il en gagne vers le bas et sa tessiture se déplace, de celle d'un ténor, devenant celle d'un baryton. Parfois, mais beaucoup plus rarement, on observe le contraire, par suite de la culture du registre mince ou voix de tête et de sa substitution au registre épais, et l'on voit des barytons devenir ténors. Il est très difficile d'établir des lois générales concernant l'époque à laquelle se produit le vieillissement de la voix et les conditions dans lesquelles il s'opère, cela dépend d'un grand nombre de conditions complexes, parmi lesquelles se présentent en première ligne la santé générale et le surmenage, mais il est certain cependant que les voix les plus éphémères sont celles des ténors; viennent ensuite, successivement, les voix de baryton et les voix de basse. Lorsque la voix a véritablement vieilli, les muscles laryngiens et le soufflet pulmonaire sont incapables de soutenir l'effort régulier nécessaire à la production correcte du son et la voix devient chevrotante. C'est pour cette raison que les vieillards et même ceux qui sentent vieillir leur voix, reprennent, en se servant du registre mince, parce qu'il demande moins d'efforts, la voix aiguë de l'enfant. Chez l'enfant, l'acuité de la voix est due surtout à la brièveté et secondairement à la minceur des cordes vocales et peut-être, mais pour une faible part, au développement des ventricules de Morgagni, tandis que chez l'adulte elle est exclusivement due à la minceur de la partie vibrante ; c'est seulement dans le petit registre que la soprane, en limitant la portion vibrante des cordes, se forme un larynx d'enfant. Dans les voix vieillissantes, c'est le médium, d'ordinaire, qui devient le premier voilé et chevrotant. Les voix d'hommes, si nous considérons les notes extrêmes que peuvent atteindre assez facilement et normalement, les voix de basse d'une part et de ténor de l'autre, s'étendent

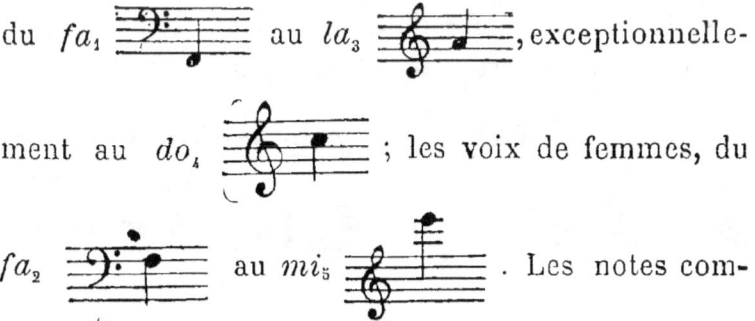

du fa_1 au la_3, exceptionnellement au do_4 ; les voix de femmes, du fa_2 au mi_5. Les notes comprises entre le fa_2 [notation] et le do_4 [notation] peuvent être chantées également par des voix d'hommes (ténors) et de femmes. Les notes au-dessus du do_4 [notation] ne peuvent être chantées que par des voix de femmes ; les notes au-dessous du fa_2 ne peuvent être chantées, sauf quelques rares exceptions, que par des voix d'hommes. Mais la série entière des notes appartenant à chaque sexe ne saurait être chantée par un même individu. Chaque individu, d'une façon générale, ne peut parcourir plus de deux octaves, les uns commençant plus bas pour s'arrêter moins haut, les autres, au contraire, commençant moins bas et montant plus haut. Quelques individus privilégiés descendent plus bas et montent plus haut que la moyenne des chanteurs du type vocal auquel ils appartiennent. On a divisé les voix d'hommes : en voix de basses, de barytons et de ténors ; les voix de femmes : en contraltes, mezzo-sopranes et sopranes. On admet d'ordinaire, bien qu'il n'y ait rien d'absolu dans cette classification, que les voix ordinaires s'étendent, pour les basses, du fa_1 au mi_3 [notation], pour les barytons, du sol_1 [notation] au sol_3 [notation], pour les té-

SIXIÈME LEÇON

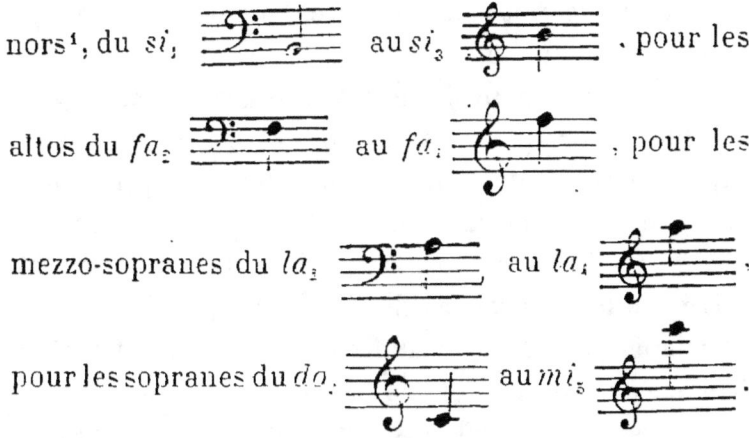

nors[1], du si_1 au si_3, pour les altos du fa_2 au fa_4, pour les mezzo-sopranes du la_2 au la_4, pour les sopranes du do_3 au mi_5.

Pour un instrument de musique, quel qu'il soit, il ne saurait y avoir à ce sujet aucun doute, les variations que l'on peut observer dans les diverses qualités du son produit (intensité, hauteur, timbre), sont uniquement dues aux conditions physiques présidant à sa formation et à son émission. Il ne saurait en être autrement pour les sons émis par l'instrument humain; mais comme il fonctionne dans des conditions extrêmement complexes, la recherche scientifique des causes devient également très difficile et très complexe, et cette question, qui est restée enveloppée longtemps d'un profond mystère, est loin d'être complètement et définitivement élucidée. Ce n'est pas là une raison pour repousser l'investigation scientifique, seule apte à dire le dernier mot et à

---

[1] N'oubliez pas que, pour les facilités de la notation, la musique de ténor est écrite une octave plus haut qu'elle n'est chantée réellement; nous avons rétabli ici la notation correcte.

provoquer de nouveaux progrès, même dans le domaine purement pratique.

La culture scientifique est aujourd'hui assez répandue, pour que l'on ne soit plus que rarement exposé à rencontrer des esprits incapables de comprendre que si la science et l'art ne sont pas même chose, la science est la base indispensable de l'art et surtout que les progrès de l'art sont liés à ceux de la science d'une façon indissoluble. Il serait tout à fait oiseux d'entreprendre une discussion avec ceux qui ne sont pas imbus de ces idées, il n'y aurait d'ailleurs rien à y gagner.

Si nous comparons, dans leur ensemble, le larynx de l'homme à celui de la femme, nous constatons que le premier est beaucoup plus développé que le second et surtout que les cordes vocales en sont beaucoup plus longues. Si, d'autre part, nous comparons le larynx d'une basse à celui d'un ténor, ou celui d'une contralte à celui d'une soprane, nous observons l'existence de différences analogues. La basse et la contralte, comparés respectivement au ténor et à la soprane, possèdent un larynx plus proéminent, le type général de leur corps, lui-même, aussi bien que le type de leur larynx, est plus mâle; chose essentielle, les cordes vocales sont plus développées, plus longues et les cavités de résonance situées au-dessus du larynx sont plus volumineuses. Cependant, tout cela n'est pas absolu et notamment pour ce qui concerne les caractères extérieurs, les exceptions à la règle posée sont très nombreuses.

Peut-on tirer de meilleures indications de l'examen du larynx lui-même, pour savoir exactement, d'après ses dispositions anatomiques, dans quelle catégorie, au point de vue du chant, il doit être rangé ; et, ce qui serait plus précieux encore, pronostiquer l'avenir artistique de son possesseur, lorsqu'il est encore jeune[1] ? Pour ce qui concerne la seconde question on répond, généralement, non. Cependant elle se pose à peu près dans les mêmes conditions que s'il s'agissait de pronostiquer l'avenir d'un jeune cheval de course. Je vous demande pardon de la comparaison, elle est cependant pleine de justesse, au moins à certains égards. On ne saurait assurément prétendre que l'on peut, en examinant la musculature d'un cheval, son allure pendant qu'il travaille, son attitude dans le repos, en déduire qu'il sera le vainqueur du grand prix, mais un connaisseur intelligent saura, sauf le cas de maladies ou d'accidents, prévoir la carrière d'un champion. D'une façon générale, il en est de même pour le jeune chanteur, et un spécialiste, rapprochant ses observations de celles d'un maître de chant observateur, intelligent et instruit, pourrait prévoir, dans une large mesure, l'avenir d'un sujet déjà un peu dégrossi, d'après l'état de ses organes phonateurs, au repos et en exercice, d'après sa santé générale et en s'aidant, bien entendu, de l'examen de sa voix.

[1] A condition, bien entendu, que la mue se soit déjà produite, car il est impossible, avant cette crise, de prévoir d'une façon certaine ce que deviendra la voix de l'enfant.

Il est également un autre facteur de premier ordre, c'est l'intelligence et la volonté du sujet, qui, en cela comme en toute chose, jouent un rôle extraordinaire, et non encore suffisamment apprécié. Quant à la première question, s'il est vrai que les règles générales sont parfois en défaut, il n'en est pas moins vrai qu'elles existent, mais l'interprétation des faits observés est parfois délicate. Lorsque, assez rarement, il faut le reconnaître, l'on observe de longues cordes vocales chez les ténors, des cordes relativement courtes, au contraire, chez les barytons et chez les basses, les cordes longues des ténors sont en même temps très minces, les cordes courtes des basses, au contraire, sont très épaisses, cela grâce au développement plus ou moins considérable des muscles qu'elles renferment ; et ce facteur joue, ainsi que nous le savons, un rôle très important au point de vue de la tonalité des sons produits.

Le timbre plus ou moins harmonieux de la voix, dépend, en même temps que de l'intégrité des cordes vocales et de la pureté du son laryngien, du degré de perfection dans les rapports qui existent entre l'organe phonateur et les cavités de résonance. Cette harmonie est le résultat, dans une large mesure, de l'éducation, de l'art du chanteur, de l'habileté et de la précision avec laquelle il fait fonctionner ses cavités de résonance, mais aussi des dispositions naturelles. Supposez que, chez un même individu, se trouvent réunis un larynx de ténor et des cavités de résonance convenant à une basse, ce chanteur rencontrera d'excessives difficultés, qui ne pourront même pas toujours être vaincues, à adapter les uns aux autres des organes aussi disparates et à obtenir un résultat harmonieux.

Nous avons étudié successivement toutes les notions se rapportant à l'anatomie et à la physiologie de l'organe vocal; nous devons maintenant, pour nous rendre un compte exact de la façon dont fonctionne cet organe, grouper, synthétiser ces notions et la meilleure manière d'atteindre ce but, pour nous créer des points de repère et de comparaison, c'est de rapprocher le fonctionnement du larynx de celui des instruments de musique de types divers, que je vous ai énumérés dans notre première leçon.

Il y a plus de deux cents ans, Ferrein compara le larynx à un **instrument à cordes** et le terme, corde vocale, qui exprime cette comparaison, est même resté, malgré son impropriété, dans le langage scientifique. Pour Ferrein, le courant d'air qui traverse le larynx, peut être comparé à l'archet qui agirait sur de véritables cordes laryngiennes, fixées à leurs deux extrémités. Vous vous rappelez cette expérience, dans laquelle nous avons progressivement tendu les cordes vocales par des poids de plus en plus lourds et montré que la hauteur du son laryngien augmentait avec la tension, comme le son que rendent les cordes d'un violon, lorsqu'on le tend au moyen des chevilles. Mais, d'autre part, l'observation laryngoscopique nous apprend que, dans la réalité, les cordes vocales, au contraire, se raccourcissent au fur et à mesure que la hauteur du son laryngien s'élève ; de plus, si les variations de hauteur du son laryngien étaient produites par ce procédé, il faudrait que les cordes vocales fussent infiniment plus longues qu'elles ne le sont en réalité.

Enfin, les cordes vocales ne sont pas des bandes ou des filaments attachés à leurs deux extrémités, ce sont des bourrelets, des replis de la muqueuse, soudés à la paroi voisine, cartilagineuse, sur toute leur longueur. Ainsi donc, l'assimilation proposée par Ferrein, de l'appareil laryngien, à un instrument à cordes, doit-elle être repoussée, bien que l'on conserve, quoique à tort, en raison de l'habitude prise, le terme de « cordes vocales ».

On a souvent comparé le larynx à une **flûte**. Dans cet instrument, le son est uniquement dû à la vibration de l'air projeté par le souffle de l'artiste sur les bords coupants de l'embouchure qui, eux, ne vibrent pas, tandis que les cordes vocales vibrent, comme on peut le constater très facilement chez les basses, au moyen du laryngoscope, lorsqu'ils émettent leurs notes les plus inférieures. La hauteur des sons produits par les flûtes dépend des dimensions de la colonne d'air renfermé dans le tube de l'instrument, qui vibre en même temps que l'air projeté sur l'embouchure. Lorsque cette colonne est longue, elle détermine, au moment où le joueur souffle dans l'embouchure, la formation de notes graves, lorsqu'elle est plus courte, le son produit devient plus aigu. Dans le larynx, au contraire, la hauteur du son dépend surtout de l'épaisseur et de la tension des cordes vocales, des dimensions de la fente qu'elles limitent et de la pression de l'air expiré. Pour que les cavités de résonance de l'organe phonateur humain fussent capables de faire varier la hauteur du son, il faudrait que leur volume pût varier dans des proportions extrêmement considérables, ce qui n'est pas ; et nous avons déjà cité l'opinion incontestée du grand physicien Helmholtz, qui ne les croit capables que de modifier l'intensité ou le timbre des sons laryngiens.

Tout le monde admet aujourd'hui que c'est des **instruments à anches flexibles,** que se rapproche le plus le larynx, bien que, comme nous allons le voir, il y ait encore entre les deux mécanismes des différences essentielles. Le trait commun qui les rapproche, est que le son résulte, dans les deux instruments, de l'action de l'air sous pression, et de la réaction de l'anche dans un cas, des lèvres glottiques tendues, dans l'autre, vis-à-vis de cet air qui les fait entrer en vibration. L'anche et les cordes vocales, écartées de leur position, y reviennent et coupent ainsi périodiquement la colonne d'air qui passe devant elle ou entre elles. Le son laryngien est fourni par ces deux éléments : 1° le mouvement de va-et-vient ou vibration des cordes vocales, écartées par l'action de l'air expiratoire ; 2° la vibration de la colonne d'air, elle-même, qui traverse l'instrument ou le larynx, découpée en *bouffées*, se succédant rapidement, par suite des mouvements d'oscillation des cordes vocales et engendrant dans l'air des vibrations, dont la période (c'est-à-dire le nombre par seconde) est la même que celle des vibrations des cordes vocales et qui produisent, par conséquent, un son de même tonalité, de même hauteur. Le son laryngien ne résulte donc pas uniquement de la vibration des cordes vocales ou de la vibration de la colonne d'air qui traverse le larynx, mais de la combinaison de ces deux éléments distincts.

Dans les instruments à anches, la position de l'anche, sa tension, la forme et les dimensions de l'orifice qu'elle limite, sont fixes ; et par suite, le son produit au niveau de l'anche devrait être toujours le même ; la hauteur du son, comme dans les flûtes, est toujours réglée par les variations de longueur du tube annexé au mécanisme vibrant, lui servant de cavité de résonance et obligeant l'anche à vibrer plus ou moins rapidement, c'est-à-dire à donner un son de telle ou telle hauteur. L'anche humaine, elle, est de nature toute spéciale ; l'épaisseur, la tension, la densité des cordes vocales, se modifient constamment, la forme et les dimensions de la fente glottique sont essentiellement variables et, comme nous l'avons vu en étudiant les registres, ce sont ces conditions qui, avec l'intensité du courant d'air inspiré, règlent seules la hauteur du son et non plus l'action des cavités de résonance.

Les tubes annexés au larynx et situés au-dessus ou au-dessous de cet organe, ne peuvent servir qu'à augmenter l'intensité du son laryngien, en renforçant sa note fondamentale, à modifier son timbre, tout en augmentant son intensité, par le renforcement de tels ou tels harmoniques. Suivant la nature des harmoniques renforcés, la voix peut devenir plus ou moins harmonieuse. Elle peut prendre le caractère de la voix *sombrée*, lorsque ce sont les harmoniques supérieurs de la voix qui sont renforcés; ou les caractères de la voix *blanche*, lorsque ce sont les harmoniques inférieurs. Mais personne n'admet que les cavités de résonance soient capables de modifier la hauteur du son laryngien. Je suis revenu déjà à plusieurs reprises sur cette importante question et, pour conclure, je vous citerai les paroles mêmes de Helmholtz, la plus grande autorité en ces matières : « Dans le larynx, la tension des cordes vocales, qui y forment des languettes membraneuses, est variable et détermine la hauteur du son. Les chambres à air unies au larynx ne sont pas disposées de façon à modifier *matériellement le ton* des cordes vocales. Leurs parois sont si souples, qu'elles ne peuvent permettre, dans l'air qui les traverse, la formation de vibrations assez puissantes pour forcer les cordes vocales à donner des périodes vibratoires différentes de celles qu'exige leur élasticité propre ; de plus, la cavité buccale s'ouvre beaucoup trop rapidement et beaucoup trop largement, pour pouvoir jouer le rôle d'une caisse de résonance, qui ait quelque influence sur la hauteur de la voix. »

Les rapports qui existent entre les organes de **l'ouïe et ceux de la phonation**, entre ces deux fonctions, en un mot, sont des plus intimes. L'intégrité absolue du sens de l'ouïe, de même que son éducation musicale, sont absolument nécessaires au chanteur.

Tout le monde sait aujourd'hui que les sourds-muets ne sont muets que parce que, étant sourds dès la naissance, ils n'ont pu entendre leurs semblables parler ou chanter et n'ont pu essayer de les imiter, de même qu'il leur a été impossible de contrôler les sons que leur larynx était parfaitement apte à produire et a en effet produits. S'ils sont devenus sourds avant l'âge de sept ans, ils ont rapidement perdu le souvenir des acquisitions dans ce sens qu'ils avaient pu faire jusqu'à cet âge.

Lorsque l'enfant s'essaie à parler, il s'efforce d'imiter les sons qu'il a entendus et il recommence ses tentatives, jusqu'à ce que son oreille, plus ou moins musicale et son esprit plus ou moins observateur, lui apprennent qu'il a obtenu un bon résultat. De même, à un âge plus avancé, pour le chant, si on entend une note ou une série de notes données par un instrument ou par la voix, on s'exercera à les reproduire, jusqu'à ce qu'on y soit arrivé. Lorsque nous savons déjà chanter et que nous voulons chanter un air déjà connu, nous entendons mentalement, nous nous représentons dans notre cerveau, nous évoquons devant notre conscience, la note avant qu'elle ne soit produite, avec toutes ses qualités, et nous donnons avec une extrême rapidité et une grande perfection, à notre larynx, les dispositions nécessaires pour émettre cette note. Chez un chanteur déjà exercé, cette série de phénomènes se produit sans qu'il en ait conscience, de même qu'il suffit à un pianiste ou à un violoniste d'avoir la partition devant les yeux ou même d'en évoquer le souvenir dans la mémoire, pour que ses mains exécutent, sans que sa conscience y prenne aucune part, la série des mouvements si compliqués et si rapides, nécessaires à son jeu. Tous ces mécanismes, péniblement acquis à force de volonté et d'habitude, s'exécutent ensuite avec une perfection plus ou moins grande, parfois absolue, sans l'intervention de la conscience et de la volonté ; ils sont devenus automatiques. Tout cela s'applique aussi bien à l'orateur qu'au chanteur, car la parole elle aussi est musicale.

Parfois, l'oreille étant excellente, le larynx ou plutôt les organes de la phonation peuvent être incapables de corriger ou de modifier leur jeu, sous l'influence des indications qui leur viennent de l'oreille, parce qu'ils sont malades ou fatigués. Il est en effet certaines affections qui peuvent atteindre l'organe de la phonation dans chacune de ses différentes parties et intéresser les diverses qualités, l'intensité, la hauteur ou le timbre, dans des proportions diverses. Parmi ces affections, les unes, beaucoup plus rarement que cela n'est admis, sont de nature organique et, dans ce cas, leur traitement ressort uniquement du médecin ; les autres, au contraire, beaucoup plus fréquemment qu'on ne le croit, dépendent de la fatigue, d'altérations passagères, causées par un fonctionnement non judicieux des organes de la phonation. Ces états, qui, abandonnés à eux-mêmes, peuvent devenir graves, sont le plus efficacement traités par la collaboration du médecin spécialiste et d'un professeur de chant ou de diction éclairé.

Je ne veux pas aborder ici l'étude des défauts de la parole, de nature plus spéciale, tels que le bégaiement, ou les vices d'articulation. Je vous renverrai pour cela aux ouvrages d'un médecin des plus distingués, le Dr Chervin, qui s'est acquis dans notre pays, comme orthopédiste de la parole, une réputation bien justifiée.

L'imperfection dans l'émission du son peut dépendre de l'oreille, parce que l'ouïe est insuffisante, ou parce que l'oreille n'est pas musicale.

Je vous ai déjà dit que les sourds de naissance étaient muets ; les gens qui ont l'oreille très dure ne peuvent se rendre compte des conditions dans lesquelles se produit leur voix et savoir s'ils chantent faux ou juste, s'ils parlent à voix plus ou moins haute. Parfois, ces troubles de l'audition sont seulement passagers et peuvent être dus à une maladie aiguë de l'oreille, généralement à la propagation de l'état inflammatoire de la gorge et du nez à l'intérieur de l'oreille, par l'intermédiaire des trompes d'Eustache, qui font communiquer ces organes entre eux. D'autres fois, la dureté de l'ouïe, durable ou passagère, est due à l'accumulation de cire dans l'intérieur du conduit auditif. L'efficacité d'un traitement médical est, dans ces deux cas, généralement complète, souvent même lorsque la dureté de l'ouïe remonte à une époque ancienne.

Il n'est pas rare que l'ouïe ayant une très grande acuité, c'est-à-dire susceptible d'être impressionnée par des sons de très faible intensité, l'oreille ne puisse cependant se rendre compte des qualités des sons émis, parce qu'elle n'est pas musicale. Une oreille musicale peut distinguer des sons différant entre eux par un très petit nombre de vibrations ; une oreille non musicale, au contraire, ne peut reconnaître des sons de tonalité très distincte, qui sont séparés quelquefois par plusieurs tons et ces individus chantent faux, parce qu'ils ne peuvent exercer aucun contrôle sur les sons qu'ils émettent, ne se rendant aucun compte des qualités de hauteur et de timbre que ces sons possèdent. Il arrive parfois, mais beaucoup plus rarement, que, conséquemment à divers états maladifs de l'oreille, certaines notes ou certains groupes de notes ne sont plus entendus ; le traitement de cette affection ressort uniquement du médecin. Par l'exercice et l'éducation convenables on peut arriver, et le plus souvent dans des proportions extraordinaires, à augmenter le sens musical de l'oreille, et conséquemment à rectifier le chant, surtout lorsque le sujet chantant faux est capable de jugement, d'observation et d'esprit de suite.

Les exercices destinés à améliorer le sens musical de l'oreille doivent toujours être faits avec des sons très riches en harmoniques, tels que ceux du violon ou de la voix humaine ; on devra commencer par exercer le sujet à la reconnaissance du ton relatif, mais il faudra bientôt passer à l'exercice pour le ton absolu, c'est-à-dire pour des notes isolées, qui développe beaucoup mieux les qualités musicales d'une oreille déjà dégrossie. Pour qu'une oreille soit véritablement musicale, il est nécessaire qu'elle possède, d'une façon parfaite, la notion du ton absolu, et cette qualité, qui est déjà bien utile à l'orateur, est absolument indispensable au chanteur.

Tous les animaux et surtout les animaux d'organisation élevée, qui se rapprochent de l'homme, sont capables d'exprimer par des mouvements du corps les émotions agréables ou désagréables qu'ils ressentent ; beaucoup même sont capables d'échanger leurs impressions par des mouvements des divers organes, par des grimaces, par des gestes et aussi par des cris. Ces cris constituent la première indication du langage, ils se composent uniquement de voyelles. On peut bien constater cependant, chez de nombreux animaux, la présence d'embryons de consonnes, dues à certaines modifications se produisant au commencement ou à la fin de l'émission des voyelles ; mais ce n'est que lorsque les voyelles sont réellement reliées entre elles par des consonnes, comme dans le langage humain, qu'il peut être question d'un véritable langage articulé, susceptible de se prêter à l'expression des nuances des émotions, surtout à l'expression des modalités infinies de la pensée.

Dans la voix haute, les sons musicaux, correspondant uniquement aux voyelles, sont produits par les vibrations des cordes vocales et de l'air expiré, nées au niveau de la glotte ; le son laryngien est modifié, quant à son intensité, à son timbre, par l'influence des cavités de résonance et l'action de divers organes : langue, lèvres, voile du palais. Ces organes, en modifiant la voyelle, par l'adjonction de bruits accessoires, non musicaux, ajoutent, chez l'homme, ces éléments secondaires de la voix, indispensables cependant au langage articulé véritablement expressif de l'idée et du raisonnement, qui sont les consonnes.

Lorsque les cordes vocales, par suite de divers états maladifs, sont incapables de vibrer, ou lorsqu'on veut parler à voix basse, il suffit de laisser librement passer l'air à travers le larynx ouvert, sans essayer de produire aucun son et de donner aux cavités de résonance les dispositions convenables pour le renforcement des diverses voyelles et l'articulation des diverses consonnes. Le courant d'air muet, qui traverse dans ces conditions les organes de résonance, suffit à faire naître, par des mécanismes que nous avons déjà étudiés (p. 111) les résonances et les bruits qui correspondent aux voyelles et aux consonnes du langage chuchoté.

L'acquisition des consonnes a été le facteur le plus important du prodigieux développement intellectuel et social de l'homme, en lui permettant, au moyen du langage articulé d'abord, de l'écriture ensuite, qui en est le symbole, d'exprimer, d'échanger et de conserver les mille nuances de ses idées et aussi de profiter de toutes les acquisitions faites par les générations précédentes.

La voix est donc uniquement due aux vibrations des cordes vocales et de l'air, produites dans la glotte, renforcées et timbrées par les organes de résonance. Pour donner naissance à la voix parlée, à la parole, qui n'appartient à proprement parler qu'à l'homme, il a suffi de l'adjonction aux voyelles, que possèdent aussi de nombreux animaux, de ces bruits déterminés par les obstacles que forment les organes de l'articulation à leur émission et que l'on appelle des consonnes.

Le chant, dit-on d'ordinaire, est la parole revêtue d'un caractère musical ; il est cependant très difficile d'établir, même à ce point de vue, une caractéristique bien définie pour la parole et pour le chant. En effet, la parole est musicale ; le timbre musical de la voix de l'orateur est un élément essentiel et rien n'est lamentable comme une parole monotone. La tessiture de l'orateur comprend cinq à six tons, exceptionnellement huit, qui, convenablement employés et gradués, donnent à la parole une puissance et un charme inexprimables. Il existe cependant, entre la parole et le chant, des différences que tout le monde sent, mais qui sont fort difficiles à exprimer. Nous allons cependant essayer de formuler ces distinctions, en nous inspirant principalement d'un ouvrage très remarquable de Ellis.

La parole et le chant diffèrent par l'étendue des sons employés. En chantant, on cherche à produire de beaux sons, avec des tonalités qui peuvent différer au moins de douze tons, parfois de deux octaves ou même plus.

Lorsqu'on parle, on ne cherche pas à obtenir des sons musicaux, à proprement parler, mais des sons distincts pour l'oreille et dont les tonalités sont cependant comprises dans une quinte, exceptionnellement dans une octave.

Lorsqu'on chante, le son doit être soutenu longtemps à une hauteur invariable; lorsque l'on parle, le temps pendant lequel on soutient le son est beaucoup moindre et doit parfois même être nécessairement très court. La hauteur des sons parlés est très variable et dépend de la volonté de l'individu ou des circonstances, mais les sons parlés doivent être reliés par des transitions bien graduées.

Pour le chant, le larynx doit être plus fortement

rétréci que pour la parole ; par contre, les cavités de résonance doivent être tout à fait libres. A ce double point de vue, il y a donc opposition entre le chant et la parole ; aussi, les peuples méridionaux, dont la langue est riche en voyelles, ont-ils les organes de résonance naturellement ouverts et chantent presque naturellement, tandis que les peuples septentrionaux, dont la langue présente un grand nombre de consonnes, doivent-ils, par l'exercice, ouvrir leurs cavités de résonance, afin de se mettre en état de pouvoir chanter ; en effet, les contractions nécessaires pour la prononciation des consonnes, fréquentes et habituelles dans ces langues, empêchent les notes de se produire brillantes, et déterminent des bruits accessoires qui gênent la phonation, ternissent, pour ainsi dire, l'éclat des sons émis.

Enfin, dans le chant, la mélodie exige que les notes soient, ou chantées avec une grande rapidité ou scandées, tandis qu'à d'autres moments elles doivent être liées les unes aux autres.

Dans toutes les langues où les voyelles sont séparées par de nombreuses consonnes, cette rapidité est impossible et la liaison le devient également, en raison de la nécessité de séparer les sons musicaux de ceux qui ne le sont pas.

Aussi, les langues sont-elles d'autant plus naturellement musicales, conviennent-elles d'autant mieux au chant, que la proportion des consonnes y est moindre. Le type de ces langues est l'Italien ; l'Espagnol, également très riche en voyelles, est une langue cependant beaucoup moins favorable pour le chant, en raison de l'existence de sons fortement gutturaux, tels que la J, ou de consonnes trop marquées, telles que la R, qui est toujours ronflante dans cette langue.

DÉMONSTRATIONS ET EXERCICES PRATIQUES

Continuation des exercices de laryngoscopie et d'auto-laryngoscopie.

Etude au laryngoscope du mécanisme de formation des registres.

SEPTIÈME LEÇON

SOMMAIRE

La respiration et la phonation sont exécutées par les mêmes organes. Organes qui servent plus particulièrement à chacune des deux fonctions. Étude de la respiration dans ses rapports avec la phonation. Antagonisme des deux fonctions. Lutte vocale.

Respiration buccale et respiration nasale, à l'état normal et pendant le chant.

Capacité respiratoire. Rapports normaux entre la capacité respiratoire, la taille, le poids et le tour de la poitrine.

Spiromètre ; spirométrie. Avantage des exercices spirométriques pour la respiration, considérée au point de vue de la santé générale et du chant.

Types respiratoires. Type abdominal ou diaphragmatique, type costo-supérieur ou claviculaire. Leur valeur relative. Supériorité du type abdominal au point de vue de la santé générale et au point de vue du chant. Le type abdominal est commun aux deux sexes pendant l'enfance. Causes qui le font perdre à la femme. Observations sur les vêtements dans les deux sexes et en particulier sur le corset.

Pneumographe. Emploi du pneumographe.

Exercices respiratoires.

Mesdames, Messieurs,

Les deux fonctions : **phonation** et **respiration**, s'exercent au moyen des mêmes organes, et on peut dire, d'une façon générale, que les appareils phonateurs et respiratoires se confondent dans leur ensemble.

Le poumon est, primordialement et surtout, un organe jouant un rôle essentiel au point de vue respiratoire, car c'est dans l'intérieur de cet organe que le sang se débarrasse de son acide carbonique et se charge d'oxygène ; mais il remplit également un rôle important dans la phonation, puisqu'il sert de soufflet. C'est par les tubes conducteurs, bronches et trachée, que pénètre l'air qui va aux poumons entretenir la respiration et qui, à son retour vers l'extérieur, peut déterminer le son laryngien ou bien la voix chuchotée, suivant les dispositions que prennent, au moment où il les traverse, le larynx et les organes de la résonance. Le larynx et, d'une façon plus particulière, dans le larynx, les cordes vocales, sont des organes qui pourraient parfaitement disparaître, sans que la respiration cessât de s'accomplir. On peut même dire qu'il existe un véritable antagonisme entre les organes phonateurs et les organes respiratoires, puisque le son laryngien est produit par les vibrations des cordes vocales et de l'air lui-même, vibrations résultant de la lutte établie entre l'air chassé du poumon, sous pression, et qui tend à s'échapper et les cordes vocales contractées, qui tendent à l'en empêcher. C'est à ces phénomènes que Mandl a donné le nom de *lutte vocale*.

Pendant la respiration simple, le larynx doit s'ouvrir et il le fait sans que notre conscience soit appelée à intervenir et à régler le phénomène; au contraire, pendant le chant, le larynx se contracte sous l'influence de notre volonté.

Il est donc évident qu'il existe des rapports entre la respiration et la phonation. Ces rapports sont assez compliqués et doivent être étudiés avec soin. De plus, comme la respiration est une fonction essentielle à la conservation et au développement de l'individu et que, en raison de cette lutte vocale, les conditions de la respiration doivent être modifiées, il est important de rechercher comment doit s'exécuter la respiration dans la phonation, sans qu'il résulte aucun inconvénient pour l'individu. Nous verrons qu'une mauvaise respiration pendant la phonation a des inconvénients graves pour les organes de la phonation proprement dits, et pour les organes respiratoires eux-mêmes, qu'elle retentit fâcheusement sur la santé générale et diminue les forces de l'individu. L'étude de la respiration dans la phonation est donc à la fois un chapitre d'hygiène spéciale et d'hygiène générale. Ajoutons encore qu'une respiration défectueuse pendant la phonation, outre les troubles et altérations des organes phonatoires qu'elle détermine directement, agit encore d'une façon indirecte sur le chant, par suite des troubles généraux de la santé qu'elle amène et par conséquent de la diminution des forces du sujet.

Je vous ai longuement et minutieusement exposé, dans la seconde leçon, le mécanisme qui fait pénétrer l'air dans le poumon. Il faut qu'une quantité d'air convenable (et nous verrons comment on peut apprécier pour chacun cette quantité d'air qui lui convient) pénètre à chaque aspiration dans les poumons. Cet air doit pénétrer dans certaines conditions que nous étudierons, et son aspiration doit être provoquée par le moindre effort possible. La régularité et la correction de la respiration sont absolument nécessaires à la santé et la respiration de l'orateur et celle du chanteur doivent obéir encore à des lois spéciales que nous étudierons bientôt.

Tout ce qui concerne la respiration est malheureusement trop négligé d'ordinaire par les professeurs de chant ; et quant aux orateurs, ils n'ont généralement aucun souci de ce qui concerne leur respiration. Aussi bien pour les chanteurs que pour les orateurs, *la question de la respiration, dans ses rapports avec la parole ou le chant, est cependant fondamentale et essentielle ;* car de mauvaises méthodes, des procédés de respiration défectueux, altèrent toujours plus ou moins rapidement les organes phonateurs d'une façon directe et retentissent en même temps sur la phonation d'une façon indirecte, par suite des troubles de la santé générale et de la diminution des forces du sujet.

Il n'est pas indifférent que l'air pénètre par le **nez** ou par la **bouche**, même lorsque la température extérieure est élevée. La respiration nasale est tellement naturelle à l'homme, que l'enfant naissant ne sait pas respirer par la bouche; et si on lui ferme les narines, il faut lui déprimer la langue avec une cuiller pour l'exercer à respirer l'air par cette voie.

Les avantages de la respiration nasale sont nombreux. L'air absorbé peut être très froid et très sec, en hiver; lorsqu'il passe par la bouche, il agit brusquement et directement sur le fond de la gorge, sur le larynx et les poumons et son action sur ces divers organes peut être très fâcheuse : il détermine l'irritation des muqueuses, l'enrouement, et souvent même des inflammations violentes du larynx (laryngites) et des poumons (bronchites, pneumonies, vulgairement appelées fluxions de poitrine), dont les conséquences, aussi bien pour la voix que pour la santé générale, peuvent être très graves et même fatales.

Les fosses nasales, divisées en deux cavités par une cloison médiane, sont encore rétrécies par la présence de replis intérieurs nommés cornets, dont la charpente est formée par une lame osseuse émanant de la paroi générale des fosses nasales et recouverte, comme tout le reste de ces cavités, par des replis de la muqueuse, toujours imprégnée, à l'état normal, d'humidité. En traversant ce labyrinthe, l'air se réchauffe lorsqu'il est froid et, qu'il soit chaud ou froid, se charge d'humidité, ce qui est un grand avantage, car l'air sec a sur le larynx et le pharynx une action très irritante. De plus, dans son passage à travers le nez, l'air se dépouille des poussières dont il est chargé, poussières qui, si la respiration avait été buccale, se seraient déposées sur les parois du larynx, des bronches et dans les poumons, produisant sur tout leur passage de l'irritation, parfois même de l'inflammation. Les poussières déposées dans le nez sont mouchées ultérieurement. L'air humide et froid est encore plus dangereux pour le larynx, que l'air froid mais sec; en traversant les fosses nasales il se réchauffe et peut alors entrer impunément en contact avec le larynx.

La respiration buccale est une des causes les plus fréquentes d'une maladie très pénible, qu'on appelle l'asthme. De plus, la respiration buccale ne peut se produire sans être accompagnée de mouvements continuels des organes de la résonance et de l'articulation : joues, lèvres, langue, voile du palais; ce qui est pour ces organes une fatigue tout à fait inutile.

Il est absolument faux que la respiration nasale, ainsi que vous l'entendez dire quelquefois, donne à la voix un caractère nasonné.

Lorsque existent dans le nez des causes empêchant, d'une façon permanente ou même temporaire, la respiration nasale, il est essentiel de montrer l'organe à un médecin spécialiste, qui devra les faire disparaître; car l'état du nez peut retentir, de plusieurs façons fâcheuses, sur l'état des organes de la phonation, et il n'est pas rare d'observer, après que le nez est revenu à l'état normal, non seulement la disparition du timbre nasonné ou nasillard de la voix, mais l'augmentation de la tessiture, par exemple le gain d'une ou plusieurs notes vers le haut. Je reviendrai sur ces questions dans la seconde partie, consacrée à l'hygiène et aux maladies du chanteur et de l'orateur.

Vous pourrez être obligés; dans le cours de coryzas aigus, de respirer pendant quelques jours par la bouche, évitez alors le plus possible d'aller à l'air; mais il n'y a aucun avantage à employer, dans ces circonstances, les *respirateurs* que l'on place devant la bouche, qui sont rapidement souillés par la respiration et qui pourraient tendre à faire prendre la mauvaise habitude de respirer ordinairement par la bouche. De plus, ils réchauffent trop l'air, et le poumon, par leur usage, devient trop susceptible.

Même lorsque la gêne à la respiration nasale est très faible, les patients ont une tendance à respirer par la bouche, la nuit surtout, lorsqu'ils sont couchés sur le dos. On combattra cette tendance au moyen d'un bandeau passé sous la mâchoire et serré sur le sommet de la tête.

Il arrive cependant que pendant le chant, mais beaucoup plus rarement que cela n'est admis, l'on soit obligé de faire pénétrer très rapidement une grande masse d'air dans les poumons. On pourra, dans ces circonstances rares, être obligé de se servir momentanément de la bouche, mais il faudra faire tous les efforts pour que cela soit exceptionnel. Car la respiration buccale, indépendamment des autres inconvénients qu'elle présente, amène rapidement l'essoufflement.

La plupart des gens ignorent que l'on puisse respirer par le nez, la bouche étant ouverte ; c'est pourtant aussi simple que facile. Il n'y a, pour cela, qu'*à aspirer l'air par le nez*, en tenant la bouche aussi largement ouverte que l'on voudra. On a cependant fait à cette méthode une objection, c'est que si l'air passe par le nez pendant le chant, le voile du palais ne pourra pas reprendre assez rapidement la position et la tension convenables pour remplir correctement ses fonctions au point de vue de la résonance. Cette objection serait juste, si l'on ne pouvait, au moyen d'exercices appropriés, que je vous exposerai dans la prochaine leçon, arriver à donner au voile du palais une mobilité et une docilité extrêmes.

On a déterminé par l'expérience quelle était la quantité d'air moyenne qui pouvait être inspirée dans chaque mouvement de respiration, aussi profond et aussi intense que possible, par un homme ou une femme en bonne santé. Cette quantité maxima d'air inspiré constitue la **capacité respiratoire**. Pour connaître votre capacité respiratoire, vous n'avez qu'à souffler dans le tube de cet instrument, après avoir fait une série de mouvements respiratoires, d'intensité moyenne.

L'instrument dont vous vous servez pour mesurer votre capacité respiratoire est un **spiromètre** ; il y en a de plusieurs sortes, les uns sont construits comme les gazomètres, les autres sont des soufflets, dans l'intérieur desquels on respire par l'intermédiaire d'un tube. Dans tous les cas vous lisez sur une échelle ou un cadran fixés à l'instrument, le nombre de centimètres cubes d'air que vous avez expirés. Ce nombre mesure votre capacité respiratoire

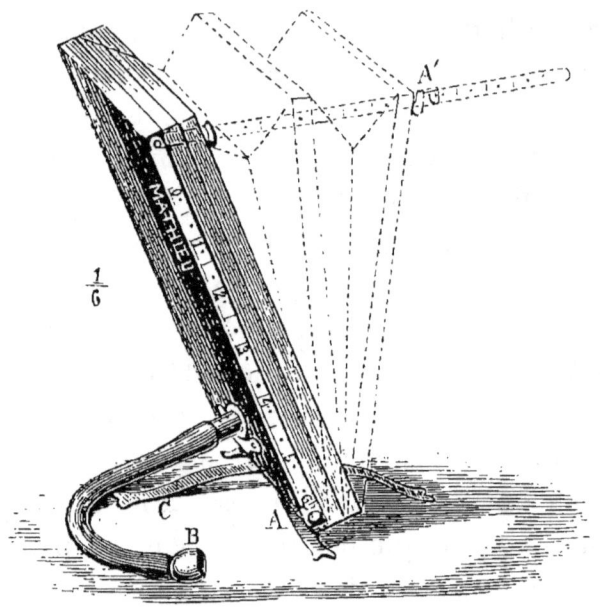

Fig. 48. — Spiromètre de Mathieu.

maxima. Dans les conditions ordinaires, au repos, un homme de taille moyenne fait 16 mouvements respiratoires par minute et inspire ou expire chaque fois environ un demi-litre d'air ; c'est ce chiffre qui constituera le chiffre de la respiration ordinaire ; mais il est trop variable et dépend trop des circonstances pour pouvoir servir de base à aucun calcul. Aussi, dans le tableau suivant, qui a une très grande importance et qui indique quels doivent être, chez un homme ou une femme en bonne santé, les rapports entre la hauteur, le poids du corps, le tour de poitrine après l'expiration et la capacité respiratoire, nous servirons-nous de la capacité respiratoire maxima comme mesure de la respiration.

Vous pouvez constater, par l'examen des chiffres que renferme ce tableau, que la capacité respiratoire ne varie pas dans le même rapport pour les deux sexes. Ainsi, par exemple, un homme haut de $1^m,803$ aura une capacité respiratoire maxima plus faible de 164 centimètres cubes, qu'un homme de $1^m,829$; tandis qu'une femme de $1^m,803$ aura une capacité respiratoire plus faible de 131 centimètres seulement, qu'une femme de $1^m,829$.

Si, en faisant des épreuves et des exercices spirométriques, qui sont de la plus grande utilité pour tous ceux qui se servent de leur voix, vous trouvez que le chiffre de votre capacité respiratoire est au-dessous du chiffre correspondant à votre taille, dans ce tableau, il y a lieu de vous en préoccuper et de chercher à l'élever par l'exercice. De même, si votre tour de poitrine, si votre poids ne sont pas en rapport avec ceux qui sont indiqués dans le tableau, il faut tâcher de vous en rapprocher en cherchant à engraisser ou à maigrir, suivant les cas; et nous étudierons, en même temps que la thérapeutique et l'hygiène, dans la seconde partie de ces leçons, ce que vous pourrez faire dans ce but.

TABLEAU *indiquant les rapports qui doivent exister normalement, entre la taille, le poids, la capacité respiratoire et le tour de poitrine, chez l'homme et la femme adultes.*

(Emprunté à M. Roberts.)

HOMMES			Taille	FEMMES		
Tour de poitrine après l'expiration	Poids avec les vêtements	Capacité respiratoire	sans souliers	Capacité respiratoire	Poids avec les vêtements	Tour de poitrine au-dessous des seins
cent.	kilog.	cent. cubes.	cent.	cent. cubes.	kilog.	cent.
98,8	75	4,752	182,9	3,900	65	83,1
97,5	74	4,588	180,3	3,769	64	81,8
96,0	73	4,425	177,8	3,621	63	80,6
94,7	72	4,261	175,3	3,490	62	79,2
93,2	71	4,097	172,7	3,343	61	78,2
92,0	70	3,933	170,2	3,212	60	77,1
90,4	69	3,769	167,6	3,063	59	76,2
89,2	68	3,605	165,1	2,932	58	74,9
87,6	67	3,441	162,6	2,785	57	73,7
86,4	66	3,277	160,0	2,654	56	72,4
84,8	65	3,114	157,5	2,506	55	71,4
83,6	64	2,950	154,9	2,375	54	70,1
82,0	63	2,785	152,4	2,228	53	69,1
80,9	62	2,622	149,9	2,097	52	67,6
79,4	61	2,458	147,3	1,949	51	63,3

Au point de vue plus spécial qui intéresse l'orateur et le chanteur, il y a également un intérêt considérable à augmenter la capacité respiratoire au moyen d'exercices spirométriques, combinés aux autres exercices respiratoires qui seront décrits plus loin. Non pas que dans les exercices courants de parole ou de chant, vous deviez mettre ordinairement en jeu une grande capacité respiratoire ; il est plus important de savoir respirer fréquemment ; mais justement, par ces exercices, vous deviendrez aptes, dans les circonstances ordinaires, à bien régler le jeu de vos muscles inspirateurs, à en être parfaitement maîtres, et lorsque cela deviendra nécessaire, vous saurez faire pénétrer une très grande quantité d'air dans vos poumons. Dans la vie ordinaire il faut respirer la bouche fermée, sans précipitation, faire des inspirations profondes ; et vous éviterez, en observant ces règles, pendant que vous serez en mouvement ou même pendant la course, l'essoufflement. Vous pourrez, par l'exercice, arriver à augmenter beaucoup votre capacité respiratoire et à dépasser sensiblement les chiffres du tableau, ce qui n'a aucun inconvénient, bien au contraire. Les exercices de la respiration ont une très grande importance, surtout pour les gens affaiblis ; et dans les établissements où l'on fait, d'une façon rationnelle, le traitement de cette terrible affection qui s'appelle la phtisie, on use beaucoup des exercices spirométriques, qui permettent aux poumons de lutter avantageusement contre le mal qui les envahit.

Vous pouvez, sans inconvénient, faire vos exercices spirométriques sept à huit fois par jour. Vous vous placez devant l'instrument et vous respirez dans son embouchure, vous retirant dès que l'expiration est terminée. Répétez ces mouvements respiratoires sept à huit fois par minute et terminez par une respiration aussi profonde que possible. Cette petite séance ne devra pas durer plus d'une minute et demie à deux minutes. Si vous avez eu la précaution de vérifier avec le spiromètre la quantité d'air moyenne que vous expulsez à chacun des mouvements de la respiration tranquille (16 environ par minute), vous constaterez qu'à la suite de vos exercices spirométriques, cette quantité d'air a augmenté, et, chose essentielle pour le chanteur et l'orateur, la souplesse de vos organes respiratoires, leur obéissance à la volonté, la facilité que vous avez de multiplier à votre gré ou d'approfondir les mouvements respiratoires, suivant les circonstances, auront augmenté dans d'incroyables proportions, surtout si vous exécutez également les autres exercices respiratoires dont il sera question dans la prochaine leçon.

Le spiromètre nous enseigne que, toutes choses restant égales, la capacité respiratoire est maxima dans la position verticale, moindre lorsque l'on est assis, minima lorsque l'on est couché. Il est donc important pour le chanteur, qui est appelé, par suite des exigences du théâtre, à chanter dans toutes les positions, d'exécuter également ses exercices spirométriques dans toutes les positions.

Je vous ai décrit, dans le cours de la troisième leçon, les **types respiratoires**; nous devons revenir sur cette question, que nous sommes loin d'avoir épuisée. Je vous ai dit qu'il y en avait **deux**, le **type diaphragmatique** ou **abdominal** et le **type**

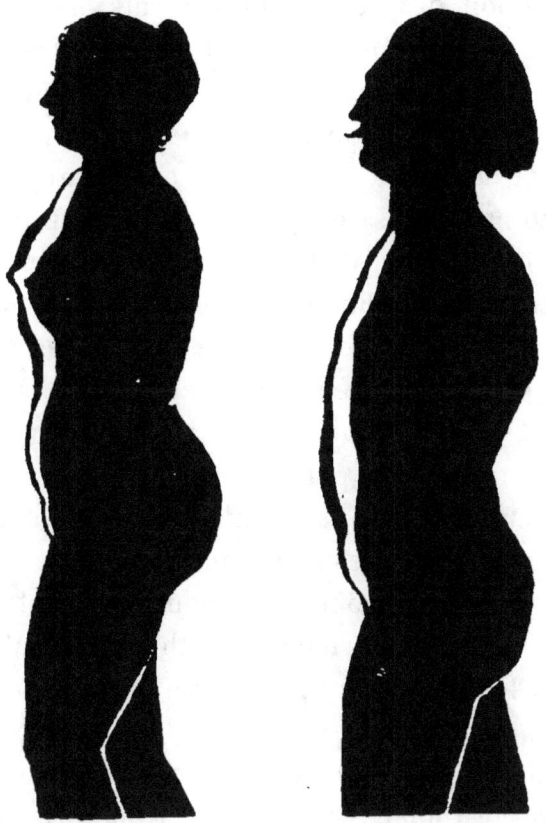

Fig. 49. — Schéma représentant les mouvements de la paroi antérieure du corps de la femme, dans la respiration claviculaire profonde.

Fig. 50. — Schéma représentant les mouvements de la paroi antérieure du corps de l'homme, dans la respiration diaphragmatique profonde.

claviculaire ou **costo-supérieur**. Dans le premier type, l'ampliation du thorax et consécutivement des poumons, est surtout produite par l'abaissement du diaphragme, qui est complété par le soulèvement et la projection des côtes, mouvements bien marqués dans les parties inférieures du thorax, très faibles dans les régions supérieures. Extérieurement, ce type est caractérisé par le soulèvement des côtes inférieures et surtout de l'abdomen au niveau du creux de l'estomac. Dans le type diaphragmatique, c'est surtout le diamètre vertical et accessoirement le diamètre transversal du thorax, dans les parties inférieures de la poitrine, qui sont augmentés. Le type costo-supérieur ou claviculaire correspond à un soulèvement très marqué des parties supérieures de la poitrine, déterminé par la contraction des muscles qui s'insèrent, d'une part aux os de la tête et du cou, d'autre part aux côtes supérieures et à la clavicule. Pendant ce mouvement, les poumons sont aspirés vers les parties supérieures du thorax et entraînent avec eux le diaphragme; les viscères intestinaux sont eux-mêmes aspirés et la paroi abdominale, qui les suit dans ce mouvement, se déprime au niveau du *creux* de l'estomac. Ce type est caractérisé extérieurement par le soulèvement des parties supérieures de la poitrine et par le creusement de l'abdomen; le thorax s'agrandit par l'augmentation de ses diamètres transversaux dans sa région supérieure; son diamètre vertical, au contraire, est diminué, puisque le diaphragme inerte est soulevé au lieu d'être abaissé.

Je ne vous parlerai pas de ce type bâtard, que l'on

a appelé le type latéral (proposé récemment, bien à tort, comme le plus favorable au chanteur), parce qu'il n'a aucune tendance à se produire spontanément, dans les conditions naturelles ou artificielles où peut se trouver le chanteur ; et que si, réellement, on peut, à la suite d'efforts contre nature, arriver à l'établir, ses inconvénients sont presque aussi considérables que ceux du type costo-supérieur, qui, ainsi que j'espère vous le démontrer, doit être absolument proscrit.

Nous pouvons juger la valeur des deux types respiratoires à des points de vue différents, au point de vue de la santé générale et au point de vue plus spécial du chanteur et de l'orateur ; au point de vue de la quantité d'air qu'ils permettent de faire pénétrer dans les poumons, d'une façon normale ou exceptionnelle et au point de vue du contrôle qu'ils permettent d'exercer sur les organes de la respiration, en ce qui concerne la fréquence ou l'intensité des mouvements respiratoires.

Il est tout à fait facile de démontrer, par des considérations mathématiques d'une extrême simplicité en même temps que d'une rigueur absolue, que la respiration s'exerçant par le diaphragme et par les côtes inférieures permet, avec un effort beaucoup plus faible, d'augmenter d'une façon beaucoup plus considérable le volume de la poitrine et des poumons. La cage thoracique et les poumons peuvent être représentés, d'une façon théorique, avec assez de vérité, comme un cône tronqué. On démontre, en géométrie, au moyen de formules d'une précision absolue, que le mouvement d'abaissement de la base

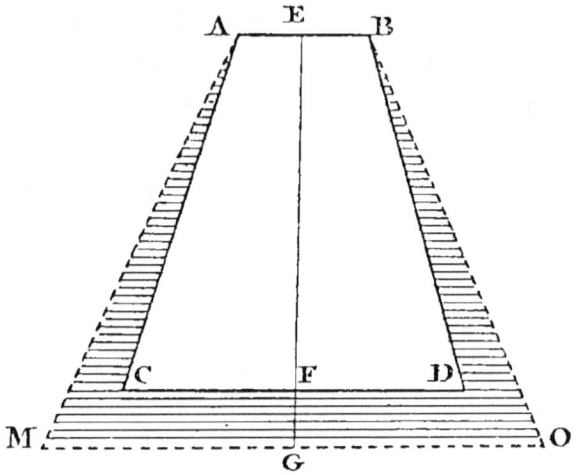

Fig. 51. — Schéma représentant les variations de volume du thorax et des poumons dans la respiration diaphragmatique.

d'un cône, c'est-à-dire l'augmentation de son diamètre vertical, détermine une ampliation de son volume total, beaucoup plus considérable qu'une augmentation de même valeur du diamètre transversal, même dans sa région inférieure, à bien plus forte raison dans sa région supérieure ; c'est-à-dire que si vous augmentez la hauteur du cône de 1 centimètre, le volume du cône sera beaucoup plus amplifié que si vous écartez ses parois de 1 centimètre dans sa région inférieure, et à bien plus forte raison si l'écartement se produit dans les régions supérieures, rétrécies, du cône.

Ces faits deviendront évidents pour vous, si vous voulez bien examiner les deux figures 51 et 52. Dans ces deux figures, la cage thoracique et les poumons

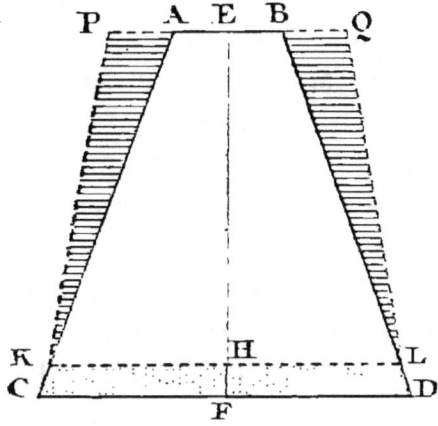

Fig. 52. — Schéma représentant les variations de volume du thorax et des poumons dans la respiration claviculaire.

sont représentés dans leur ensemble par un trapèze désigné par les mêmes lettres, ABDC, figurant la projection de la section d'un cône tronqué, par un plan vertical ; la ligne verticale EF mesure le diamètre vertical dans les deux cônes. La figure 51 représente le schéma de la respiration diaphragmatique ou abdominale. Le diaphragme, figuré par la ligne CD (bien que le diaphragme soit voûté, surtout à l'état de repos, nous l'avons représenté ici par une ligne droite horizontale, pour la commodité de la démonstration), s'abaisse de telle façon que le diamètre vertical EF devient EG, c'est-à-dire s'est augmenté de la longueur comprise entre F et G et le poumon a gagné tout l'espace mesuré par cet accroissement de diamètre vertical ou de hauteur. Mais, comme en même temps les côtes inférieures s'écartent, le mouvement d'expansion de la poitrine allant en mourant de bas en haut, la cavité pulmonaire s'est encore agrandie latéralement de tout l'espace qui est teinté dans le dessin; et lorsque le mouvement inspiratoire est à son maximum, la cage thoracique, mesurée précédemment par les lignes ABDC, correspond actuellement aux lignes ABOM.

La figure 52 représente le schéma de la respiration claviculaire. La cavité thoracique, au repos, est représentée par les lignes ABDC, comme dans le dessin précédent. Par suite de l'ampliation du thorax, qui se fait surtout dans sa région supérieure, la poitrine gagne de chaque côté les espaces limités par les lignes APK, BQL, mais, comme je vous l'ai dit, le diaphragme remonte, aspiré qu'il est vers le haut; il quitte la position CD pour prendre la position KL et la cavité thoracique perd tout l'espace CKLD, mesuré par le diamètre HF. En somme, dans l'inspiration, le volume de la cavité thoracique est devenu PQLK, plus grand que ABDC, volume primitif, mais beaucoup plus petit que ABOM, qui représente le volume du thorax, à la fin de la respiration abdominale (fig. 51).

Les résultats obtenus par l'observation spirométrique sont complètement d'accord avec ceux que donne cette démonstration si simple et si claire. On voit que les individus respirant par le type costo-supérieur (la taille, le sexe et le poids restant les mêmes), ont une capacité respiratoire bien inférieure à celle que présentent ceux qui se servent de la respiration abdominale ou diaphragmatique; et on observe de plus, chez ces mêmes individus, que leur capacité respiratoire augmente lorsqu'on arrive à leur faire prendre le type abdominal. Ce seul fait indique combien il est important, au point de vue de la santé générale, de respirer par le type abdominal.

Les raisons qui militent en faveur de l'adoption du type abdominal par le chanteur, sont plus fortes encore ; d'abord il permet, dans les cas où cela est nécessaire, d'emmagasiner une grande quantité d'air, d'en aspirer bien plus que par l'autre méthode, c'est ce que nous venons de voir. Mais, il faut bien le dire, ces cas sont plutôt rares et l'idéal du chanteur n'est pas de se gonfler comme une outre. C'est surtout parce qu'il répond à d'autres desiderata, bien plus importants pour le chanteur et l'orateur et qu'il présente d'autres avantages, que le type respiratoire abdominal doit être préféré. Lorsque l'abdomen est libre, c'est-à-dire lorsque l'estomac est à l'état de vacuité (tout le monde sait qu'il ne faut prendre la parole ou chanter que lorsque la digestion est complètement terminée), le diaphragme s'abaisse, et ses contractions s'opèrent presque sans efforts, les côtes se soulèvent avec une extrême précision et une très grande rapidité, *sans que ces mouvements déterminent, pour ainsi dire, aucune fatigue*. L'ampliation des parties supérieures de la poitrine, qui d'ailleurs ne peut faire gagner qu'un espace restreint, est au contraire très laborieuse, parce que toutes les parties à mouvoir, la clavicule et les côtes supérieures, sont fortement soudées les unes aux autres, qu'elles sont fortement chargées par le poids des épaules et des bras, qui doivent être également soulevés, et que, plus le mouvement d'expansion s'accentue (et il doit être très étendu pour être efficace), plus il devient pénible. En outre, la contraction des muscles fixés à la tête et au cou d'une part, à la paroi thoracique de l'autre, et qui se tendent comme des cordes pendant l'inspiration exécutée suivant ce type, pour soulever la clavicule et les côtes supérieures, empêche le sang de circuler dans les veines de la tête et du cou et de revenir, de ces organes vers le cœur. La tête, le cou, et par conséquent la gorge et le larynx, se congestionnent alors très fortement.

De plus, le chanteur doit être parfaitement maître de son souffle et éviter les trémolos; c'est-à-dire que, d'une part, la pression de l'air qui vient du poumon, d'autre part la tension des cordes vocales, doivent être à tous les moments parfaitement réglées. Dans ces conditions, il pourra arriver à chanter (ainsi qu'il doit le faire), de telle façon qu'une *bougie placée devant sa bouche ne tremblera pas, pendant tout le temps qu'il chantera*. Pour arriver à ce résultat, qui ne peut être obtenu que grâce à une extrême régularité de l'écoulement de l'air pendant le chant, il faut éviter d'accumuler une très grande quantité d'air dans la poitrine, ou bien de laisser, au contraire, s'écouler trop d'air, sans procéder à son renouvellement ; et de cette manière on évitera le halètement.

La respiration claviculaire ou costo-supérieure amène déjà le halètement, par suite du plus grand travail et de la congestion, qui en sont la conséquence forcée. Le seul moyen d'éviter de remplir trop ses poumons ou au contraire de chanter à vide (le premier défaut retentit non seulement sur la voix mais détermine encore une maladie du poumon que l'on appelle l'emphysème, le second amène très rapidement la congestion, l'inflammation de la gorge et du larynx et la perte de la voix), est de respirer l'air, tout en parlant ou en chantant, avec une très grande fréquence, par petites quantités ; et c'est surtout à ce résultat que devront être exercés le chanteur et l'orateur. Behnke, pour convaincre ses interlocuteurs, leur faisait appliquer la main sur la partie supérieure de son abdomen et leur faisait ainsi constater, par le soulèvement du creux de son estomac, senti sous la main, qu'il pouvait respirer entre chacune des notes qu'il chantait, *staccato*, c'est-à-dire avec une grande rapidité; et il défiait n'importe quelle personne, respirant par le type claviculaire, d'en faire autant. Il faut évidemment tenir compte de la grande habitude, que possédait Behnke, de cet exercice; mais il est certain que s'il n'avait respiré que par le diaphragme, il n'aurait pu exécuter ce tour de force, et c'est à obtenir un pareil résultat que doivent tendre les efforts de tous les chanteurs et orateurs.

La description que je viens de tracer des avantages de la respiration diaphragmatique et des inconvénients de la respiration claviculaire, n'est assurément pas chargée. Vous n'avez, pour vous en convaincre, qu'à évoquer devant votre souvenir le tableau pénible et disgracieux que présente une chanteuse respirant par le type claviculaire, dans les passages de force. Vous voyez la partie supérieure de sa poitrine se contracter et se soulever d'une façon spasmodique, les muscles de son cou se tendre à rompre, ses veines se gonfler, sa face s'empourprer d'abord et passer ensuite au bleu. Sa voix devient tremblée, car il lui est impossible; en raison de la fatigue qui rapidement l'accable, de régler convenablement la sortie de l'air et la contraction de ses cordes vocales; elle est bientôt haletante et l'impossibilité où elle se trouve, en même temps de faire pénétrer dans ses poumons des quantités d'air suffisantes et de respirer assez fréquemment, l'oblige à compenser l'insuffisance de pression de son soufflet, par la tension de ses éléments vibrants. Il lui faut abandonner l'espoir des sons filés, des notes finales prolongées, le médium, partie la plus fragile de la voix, se détraque le premier, puis les notes les plus hautes se perdent et enfin on voit se terminer prématurément une carrière qui aurait pu être durable; aucune voix en effet ne saurait résister à de pareilles causes de destruction. Bien qu'un trop grand nombre de chanteurs et d'orateurs aient une respiration défectueuse, par suite d'une éducation dans ce sens, incomplète ou nulle, et qu'ils ne sachent pas respirer en chantant ou en parlant, c'est surtout aux femmes que s'applique ce tableau, parce que c'est chez elles qu'une pièce du vêtement, le corset, a transformé le type respiratoire et amené fatalement la respiration claviculaire, principale cause de la respiration défectueuse.

Les hommes doivent écarter, dans leurs vêtements, tous les obstacles qui pourraient empêcher l'expansion des organes, leurs cols doivent être lâches; mais ils éviteront surtout, pour soutenir leurs pantalons, l'usage des ceintures qui gênent les mouvements du diaphragme par la contention qu'elles imposent à l'abdomen, et ils se serviront de bretelles.

La femme, qui, étant enfant, a respiré comme les garçons, suivant le type abdominal et qui conserverait ce type respiratoire, ainsi que l'ont montré des observations faites sur des femmes sauvages, le transforme en type claviculaire, par l'usage du corset.

La forme du corset actuellement employé est mauvaise, indépendamment de ce que l'immense majorité des femmes sont trop serrées dans leur corset, bien qu'elles prétendent et qu'elles arrivent même à s'imaginer le contraire. Le fait de pouvoir passer la main entre le corset et la paroi du corps, ne prouve pas qu'elles ne soient pas trop serrées, car une personne, même serrée, peut toujours arriver, en se tordant et se contractant, à laisser un espace pour la main entre le corps et le corset. Nous ne parlerons pas des dames ou jeunes filles, plus nombreuses qu'on ne le croit, pour lesquelles le corset est un véritable instrument de torture et qui se serrent au point de s'écorcher ; elles ne tombent pas sous la discussion.

Mais on peut constater par la spirométrie, en faisant respirer avec le corset et sans le corset, des femmes prétendant n'être pas serrées, que ce vêtement fait perdre à la moyenne des femmes **le tiers de leur capacité respiratoire**. Non seulement, en effet, le corset oblige la femme à prendre le type claviculaire, mais il empêche même les mouvements d'expansion légers, qui se produisent dans les côtes inférieures, lorsqu'une femme, présentant cependant le type respiratoire claviculaire, respire sans corset.

En admettant que les femmes eussent besoin d'être soutenues, ce qui n'est vrai que pour les femmes très fortes (résultat qui pourrait, d'ailleurs et doit même être obtenu autrement que par le corset), ce vêtement devrait être tel, que les différences accusées par le spiromètre dans les capacités respiratoires mesurées avec ou sans le corset, fussent très faibles.

Nous étudierons, dans la seconde partie de ce cours, les autres inconvénients que présente le corset, son action néfaste sur divers organes et sur la santé générale, en même temps que nous proposerons un modèle rationnel de ce vêtement.

Il est toujours difficile de s'observer soi-même, aussi bien au physique qu'au moral, et j'ai souvent vu des personnes ne pouvoir arriver à se rendre compte si elles respiraient par le type claviculaire ou le type diaphragmatique. Il est cependant nécessaire que vous vous soyez fixés sur ce point, et si vous exécutez des exercices pour corriger un type vicieux, que vous puissiez savoir si vous faites des progrès. Je vous engage à vous servir pour cela d'un instrument qu'on appelle le **pneumographe**, qui va fonctionner sous vos yeux. Il se compose d'un cylindre creux, que l'on fixe sur la poitrine ou sur le ventre, au moyen d'une courroie et d'un tube qui, partant du cylindre, aboutit à un petit appareil spécial (non figuré dans le dessin ci-joint), servant à indiquer, par suite des variations de la pression de l'air renfermé dans le cylindre et qui lui sont transmises par le tube, les mouvements de votre abdomen ou de votre poitrine. Lorsque, par suite du mouvement d'expansion de votre abdomen, par exemple, vous comprimez l'air contenu dans le cylindre, l'augmentation de pression se transmet à l'air enfermé dans le tambour enregistreur des mouvements, soulève sa paroi mobile de caoutchouc et l'aiguille indicatrice qui lui est fixée. Cette aiguille inscrit son mouvement sur un papier fixe, enduit de noir de fumée que vous pouvez préparer vous-même ; et par

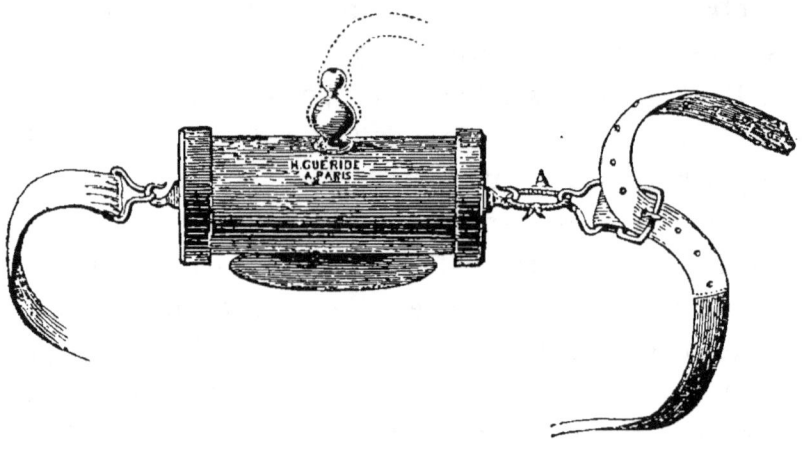

Fig. 53. — Pneumographe.

la hauteur de la ligne tracée, vous pouvez évaluer l'étendue du mouvement d'expansion de la partie de votre corps avec laquelle le cylindre est en contact. Si, au lieu d'un mouvement d'expansion de l'abdomen, c'est une contraction qui s'est produite, le levier et par conséquent la ligne tracée, s'abaissent.

Tout ce que nous venons de dire s'applique également à l'orateur et au chanteur ; et aussi, il faut bien le dire, à tous les hommes, puisque, sans être orateur ni chanteur, tout le monde se sert de la parole et j'espère que vous êtes maintenant convaincus des avantages de la respiration abdominale. Mais les exercices spirométriques que je vous ai fait pratiquer, s'ils sont aptes à augmenter votre capacité respiratoire avec votre type de respiration, quel qu'il soit, ne sauraient, en aucune manière, à eux seuls, vous conduire à corriger un type vicieux. La première chose à faire, hommes ou femmes, est d'exécuter les exercices que je vais vous décrire[1], qui ont pour but de vous permettre d'acquérir d'abord le type abdominal, sous le contrôle d'un pneumographe, et ensuite, ou si vous ne le possédez déjà, de vous exercer au contrôle de vos mouvements inspiratoires. Les exercices spirométriques peuvent être faits en même temps; mais logiquement, ils ne devraient venir qu'après.

Etendez-vous sur un lit, le corps bien libre et n'étant serré par aucun vêtement; dans cette position les clavicules auront moins de tendance à remonter. Respirez largement, en mettant votre main sur l'abdomen, sans l'y appuyer, ou mieux, en vous servant du pneumographe comme moyen de contrôle. Vous vous rendrez compte que votre abdomen monte et descend et que la partie supérieure de votre poitrine ne se gonfle que très peu et seulement à la fin des mouvements respiratoires.

Premier exercice. — Lorsque vous aurez bien fixé cette habitude, ou plutôt tout en vous y exerçant, procédez en faisant des inspirations lentes et profondes;

---

[1] Le plan de ces exercices est emprunté au livre déjà cité de Lennox-Browne et Behnke, *La voix, le chant et la parole.*

lorsque votre inspiration est terminée, fermez la bouche, comptez mentalement de 1 à 4, en donnant à chaque nombre la valeur d'une seconde, puis chassez l'air brusquement, faites cet exercice pendant huit à dix minutes et recommencez-le fréquemment dans la journée ; au bout de quinze jours retenez votre respiration pendant huit secondes ; pendant la troisième quinzaine, vous pourrez la retenir douze secondes et même aller un peu plus loin. Mais il ne faut jamais vous fatiguer et pour les suspensions de respiration supérieures à douze secondes, il faut toujours demander l'avis du médecin, car elles pourraient avoir des inconvénients pour les personnes délicates.

2e *exercice*. — Il sera le contraire du premier. Inspirez brusquement et faites une expiration très lente et très régulière, sans saccades ; c'est ainsi que vous apprendrez à chanter les notes soutenues. Il ne faut pas, dans cet exercice, régler la sortie de l'air par la fermeture de la glotte et des lèvres, mais uniquement au moyen des muscles expirateurs ; l'air doit donc s'écouler sans bruit et très progressivement, c'est-à-dire en très petite quantité et très régulièrement. Pour vous rendre compte que les choses se passent bien ainsi, placez une bougie allumée devant la bouche, sa flamme ne doit pas vaciller pendant toute la durée de l'expiration. Cet exercice est beaucoup moins facile que le premier et il est assez difficile de l'exécuter très correctement, surtout pendant la seconde partie de l'expiration, quand la respiration est devenue active, c'est-à-dire lorsqu'elle est due à l'action des muscles expirateurs, au lieu d'être simplement passive, c'est-à-dire due au retrait du poumon sur lui-même, dès que les muscles inspirateurs ont cessé d'agir, comme au début.

Il ne faut pas confondre cet exercice avec celui, relativement facile, qui consiste à chanter devant une bougie allumée, sans en faire trembler la flamme.

3ᵉ *exercice*. — Il consiste à faire l'inspiration comme dans le premier exercice, c'est-à-dire à aspirer brusquement, et à faire l'expiration très lentement, comme dans le second.

Ce troisième exercice s'exécutera parfaitement, lorsque l'on sera bien maitre des deux premiers.

Vous devez exécuter tous les exercices respiratoires silencieusement et vous garder de l'excès, c'est-à-dire de la fatigue, en les renouvelant trop souvent. Gardez-vous aussi d'absorber une trop grande quantité d'air, que vous ne pourriez ensuite expulser lentement, régulièrement, soit dans vos exercices respiratoires, soit dans le chant auquel ils doivent vous préparer.

Vous apprendrez ainsi une chose essentielle pour l'orateur et le chanteur, c'est à régler votre respiration; il ne vous arrivera plus de prendre trop d'air ou de chanter à vide, ce qui est rapidement fatal pour les organismes les mieux doués et amène bientôt l'inflammation de la gorge; vous éviterez la fatigue et le halètement. Beaucoup de maladies du chanteur et de l'orateur dépendent uniquement de ce qu'ils respirent mal, et lorsque les symptômes pathologiques auront diminué ou disparu, à la suite du repos et d'un traitement rationnel, ils réapparaîtront fatalement, en dehors de toute autre cause, par suite de ce seul fait que vous employez un mode respiratoire vicieux et pernicieux.

DÉMONSTRATIONS ET EXERCICES PRATIQUES

Exercices de spirométrie. Emploi du spiromètre et du pneumographe. Exercices respiratoires.

Continuation des exercices de laryngoscopie et d'auto-laryngoscopie.

HUITIÈME LEÇON

SOMMAIRE

Attaque du son. Importance de l'attaque correcte, au point de vue de la tonalité et des autres qualités du son. Lutte vocale. Coup de glotte. Coup de glotte brusque, glissement. Exercices pour le coup de glotte.

Flexibilité. — Nécessité de la flexibilité de la voix, pour le chanteur comme pour l'orateur ; exercices de flexibilité.

Registres. — Limites des registres. Comparaison de l'emploi des registres avec celui des instruments à cordes. Opinions erronées sur les registres. Nécessité de la suppression des termes « registre de poitrine, registre de tête ». Registre épais, inférieur et supérieur ; registre mince, supérieur et inférieur ; petit registre. Le médium ne constitue pas un registre spécial. Etude laryngoscopique des registres épais et mince chez les ténors et les contralti, du petit registre chez les soprani. Méthodes à employer.

Etude spéciale des registres chez les basses, les barytons, les ténors. De l'emploi chez les ténors du registre mince ou voix de tête et de la voix mixte (*voce mista*) ou médium. Les registres chez les contralti, alti, mezzo-soprani et soprani.

Résonance. — Nécessité du parfait assouplissement des organes de l'articulation et de la résonance.

Position du larynx. Exercices permettant d'arriver à la régler. Mobilité de la mâchoire, des lèvres, de la langue. Exercices.

Voix gutturale, exercices pour la corriger. Voile du palais ; importance de ses mouvements. Exercices. Rapports de convenance entre les diverses voyelles et les divers sons, dans les exercices et dans le chant. Les langues les plus musicales sont les plus riches en voyelles. L'articulation des consonnes doit être atténuée dans le chant.

Position. — Conseils sur la position et l'attitude à prendre pour parler et chanter. Position droite, assise et couchée.

Mesdames, Messieurs,

Il est extrêmement important, pour un chanteur et même pour un orateur ou un acteur, de bien savoir attaquer le son; l'**attaque correcte** est un des éléments essentiels et des plus délicats de la pose de la voix; pour arriver à attaquer le son d'une façon parfaite, il est nécessaire que votre oreille, aussi bien que votre larynx, soient parfaitement exercés. Si, par exemple, en commençant à chanter, vous avez l'intention de chanter un *sol*, votre larynx devra être disposé de façon à émettre exactement cette note. Votre oreille vous apprend immédiatement si votre émission est correcte ou non, et, le cas échéant, vous rectifierez immédiatement la disposition de votre larynx; mais vos auditeurs se seront aperçus que votre voix n'est pas bien posée.

Au moment où vous vous préparez à chanter, il faut que le larynx soit hermétiquement fermé, s'opposant complètement à l'écoulement de l'air et le maintenant à l'état de tension dans le soufflet pulmonaire. C'est en effet une notion qui se dégage de toutes nos études antérieures, qu'il ne saurait y avoir de vibration des cordes vocales sans tension de l'air pulmonaire et cette tension qui, au début de l'expiration est purement automatique, puisqu'elle est produite par l'élasticité des poumons revenant sur eux-mêmes, devient ensuite active et est engendrée par l'action des muscles expirateurs qui, par leur contraction, diminuent le volume de la poitrine. C'est à l'action réciproque de ces deux forces agissant l'une contre l'autre (tension de l'air, contraction des cordes vocales) et produisant les vibrations vocales, que Mandl a donné le nom, fort bien choisi, de **lutte vocale.** Subitement, d'un seul coup, sans hésitations ni incertitude, le larynx doit s'ouvrir et se mettre dans l'état convenable pour produire la note désirée. C'est là déjà, au seul point de vue de la tonalité du son produit, une opération délicate et qui nécessite un degré d'exercice assez avancé ; mais il est encore un double écueil difficile à éviter. D'une part, il faut redouter l'exagération du choc qui se produit par un contact trop *brusque* entre le courant d'air expulsé, et les cordes vocales tendues ; il ne faut pas, en un mot, que le **coup de glotte**, comme on dit, soit trop brusque, car il produit alors sur les auditeurs une impression très désagréable, il communique à la voix un caractère martelé, et si l'on prend l'habitude de donner aux organes de la vibration et de la résonance cet excès de contraction ou de tension, on peut arriver à leur faire perdre la faculté de se contracter régulièrement et avec précision. La contraction des muscles vocaux ainsi surmenés devient irrégulière, tremblotante, comme cela arrive pour les autres muscles du corps, à la suite d'un travail excessif ; et la voix est cassée pour un temps plus ou moins long, parfois pour toujours.

ATTAQUE DU SON

Lorsque, au contraire, on attaque le son sans que la glotte soit bien fermée, le son est précédé d'un écoulement d'air à travers la glotte, accompagné d'un sifflement très désagréable à entendre, d'un *glissement* de l'air à travers les lèvres de la *glotte;* la note émise n'est pas pure et il se produit une déperdition inutile de l'air pulmonaire, ce qui peut être une grande cause de fatigue pour le chanteur. D'une façon générale, il est très difficile d'obtenir un bon coup de glotte, qui ne soit pas trop brusque et dans lequel on évite le glissement. Cependant on peut y arriver par l'exercice. Nous proposerons dans ce but l'exercice suivant, emprunté à L. Browne et Behnke.

Chantez, dans le ton de votre voix naturelle, l'exercice suivant, sur les cinq voyelles, en attaquant avec fermeté et netteté, et prenant garde d'éviter la rudesse ou le glissement.

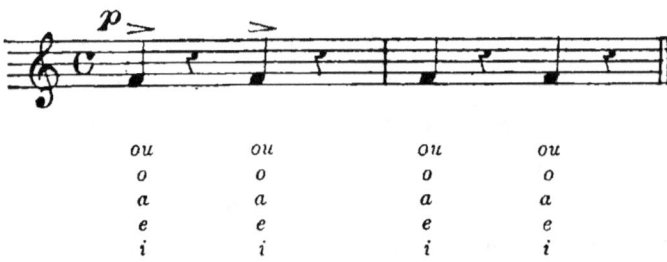

En cas d'insuccès, faites l'exercice indiqué ci-dessous, prononcez vigoureusement le mot *heupp,* ensuite chuchotez trois fois de suite, vigoureusement et distinctement, la diphtongue *eu* et immédiatement après chantez *a*.

heupp	*eu, eu, eu,*	*a*
parlé	chuchoté	chanté

FLEXIBILITÉ

La **flexibilité** de la voix dépend de la rapidité et de la précision avec laquelle nous contractons les muscles phonateurs. C'est surtout à vos maîtres qu'il appartient de développer ces qualités essentielles. Permettez-moi seulement de vous rappeler que les anciens maîtres italiens tenaient leurs élèves pendant des années sur les vocalises, sans leur permettre de chanter un morceau. Les élèves qui apprennent le piano, le violon, reconnaissent l'absolue nécessité de se briser les doigts et de consacrer un temps très long à ces exercices; il est à craindre que les apprentis chanteurs n'aient trop de dispositions à ne pas insister suffisamment sur les exercices, car ils considèrent qu'il s'agit là d'un don naturel. Il est très rare que le futur chanteur soit exercé dès l'enfance, il serait cependant nécessaire, que son éducation, rationnellement conduite, commençât aussi tôt que possible; et il est très probable, ainsi que je vous le disais précédemment, que Faure a raison, dans une très large mesure en attribuant l'incontestable décadence du chant à la suppression des maîtrises, bien que l'éducation artistique de l'enfant soit loin d'être conduite, dans ces institutions, de la façon la plus rationnelle. L'éducation du chanteur ne commençant qu'après la mue, quelquefois même longtemps après, il sacrifie généralement tout ce qui a trait aux principes, dans la hâte d'arriver à se produire plus vite ; et, de cette façon, des natures bien douées, mais insuffisamment cultivées, sont loin de donner ce qu'elles auraient pu produire. De plus, en raison justement de leur éducation défectueuse et des procédés vicieux qu'ils emploient, la carrière de ces artistes se trouve notablement raccourcie.

Les exercices propres à développer la flexibilité de la voix sont innombrables ; nous n'en proposerons qu'un seul, que nous empruntons également à MM. Lennox Browne et Behnke, qui est excellent et que nous recommanderons aux chanteurs comme aux orateurs. Il est en effet très nécessaire aux orateurs d'avoir la voix souple et musicale ; rien n'est pénible pour les auditeurs comme la monotonie d'un orateur ; et tel morceau oratoire qui ne produira aucun effet s'il est débité d'une façon monotone, pourra exciter la suprême émotion ou même la conviction, s'il est débité par un orateur sachant tirer parti de toutes les ressources harmoniques que lui fournit un organe bien doué et bien exercé. Tel est souvent le secret du succès des tribuns populaires et même de beaucoup d'orateurs parlementaires.

L'exercice suivant a essentiellement pour but de produire successivement le relâchement et la tension des organes de la phonation; il doit être chanté clairement et distinctement, sans saccades, il est d'autant plus aisé pour les orateurs qu'il est chanté sur le *fa*₃, note ordinaire de la voix parlée, et sur le *sol*₃, sa voisine.

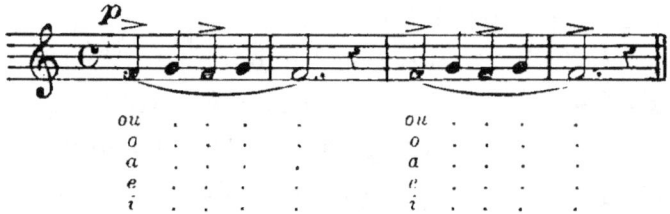

ou	.	.	.	.	ou	.	.	.	.
o	.	.	.	.	o	.	.	.	.
a	.	.	.	.	a	.	.	.	.
e	.	.	.	.	e	.	.	.	.
i	.	.	.	.	i	.	.	.	.

« Chantez chaque note clairement et distinctement, mais sans saccades. Unissez les sons mais sans traîner. Les sons doivent ressembler à une rangée de perles, chacune d'elles est distincte, elles sont cependant enfilées sur le même cordon et forment un tout ininterrompu. Chantez doucement, avec une intonation pure. Tenez votre mâchoire, vos lèvres et votre langue absolument immobiles, rappelez-vous que la tonalité est modifiée dans le larynx et non pas dans la bouche. *N'essayez pas de chanter le plus rapidement, mais le plus distinctement possible.* Commencez lentement et ne vous hâtez pas de précipiter le mouvement. Montez et baissez, demi-ton par demi-ton, en restant dans le médium de votre voix. »

REGISTRES

Nous ne voulons pas refaire ici l'étude des dispositions que prend le larynx dans la production des divers registres, c'est-à-dire l'étude de leur mécanisme laryngien. Nous allons brièvement récapituler ce que nous avons dit à ce sujet dans les Ve et VIe leçons, et nous aborderons ensuite l'étude des registres, au point de vue pratique et au point de vue de la culture de la voix.

Je vous prie de suivre cette démonstration sur les deux tableaux que je vous ai déjà montrés et que j'ai fait reproduire ici de nouveau. Dans le premier, A, (fig. 54), nous supposons que pour chaque type de voix, chaque registre s'arrête en un point bien défini, ce tableau est plus didactique, c'est-à-dire qu'il convient mieux à l'enseignement, mais le second, B, (fig. 55) est plus conforme à la réalité, puisque les registres ne sont pas brusquement arrêtés, mais empiètent les uns sur les autres, comme dans la nature. Ce tableau exprime bien, que, indépendamment des variations d'étendue, spéciales à chaque registre, telle ou telle note pourra être chantée au choix par tel ou tel mécanisme et que les notes situées au-dessus devront plutôt être chantées par le mécanisme ou registre supérieur, les notes au-dessous par le mécanisme inférieur, bien que le chanteur puisse choisir et se servir à la rigueur d'un registre ou mécanisme différent. Prenons un exemple :

la contralto pourra chanter le *si$_3$*, en se servant, à sa convenance, du registre épais supérieur ou mince inférieur, ou même mince supérieur, bien qu'elle ait, en règle générale, tout avantage à se servir, pour chanter cette note, du registre mince inférieur.

Si, comme précédemment, nous faisons abstraction du registre de contrebasse ; parmi les voix d'homme, la basse à partir du mi_1 [notation] jusqu'au la_2 [notation], le baryton à partir du sol_1, [notation] jusqu'au si_2 [notation], le ténor[1] à partir du si_1 [notation] jusqu'au do_3 [notation] ; parmi les voix de femme, les altos[2], à partir également du fa_2 [notation] jusqu'au do_3, les mezzo-soprani à partir du la_2 [notation] jusqu'au do_3

---

[1] N'oubliez pas que la musique de ténor est ordinairement écrite une octave plus haut qu'elle n'est chantée réellement.

[2] Dans notre tableau didactique, A, prenant la moyenne des voix d'altos, nous abaissons leur tessiture jusqu'au fa_2 et leur attribuons encore, au-dessous, deux notes inconstantes ; tandis que dans notre second tableau, B, plus conforme à la réalité, nous distinguons les contraltos qui descendent jusqu'au $ré_2$, exceptionnellement jusqu'au $do\sharp_2$ et les altos descendant jusqu'au sol_2 exceptionnellement jusqu'au $fa\sharp_2$.

TABLEAU A

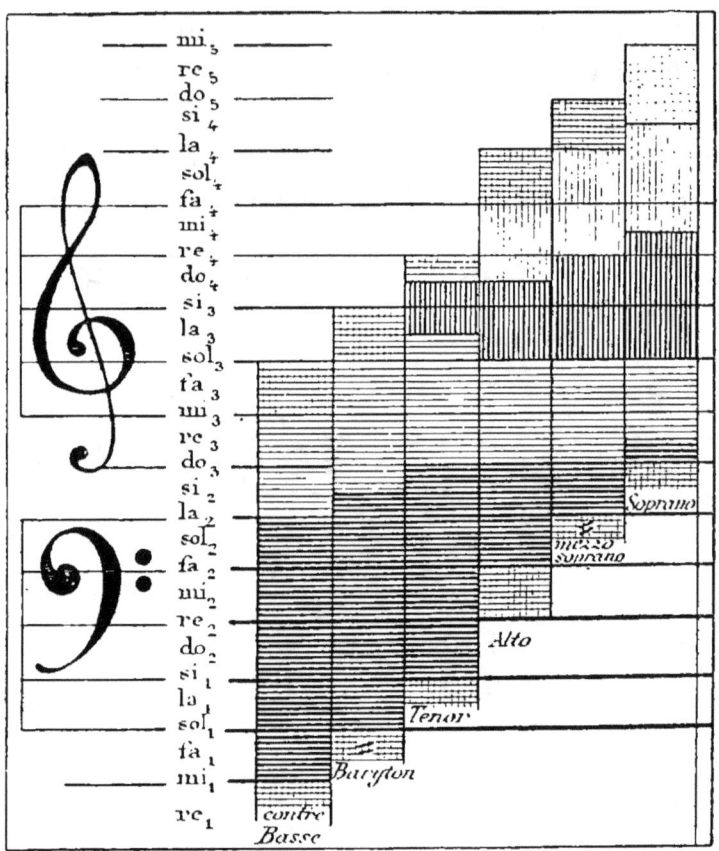

Fig. 54. — Représentation schématique des registres de la voix humaine.

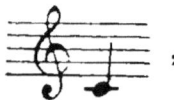, les soprani du do_3 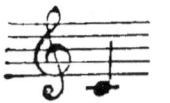 au

HUITIÈME LEÇON

TABLEAU B

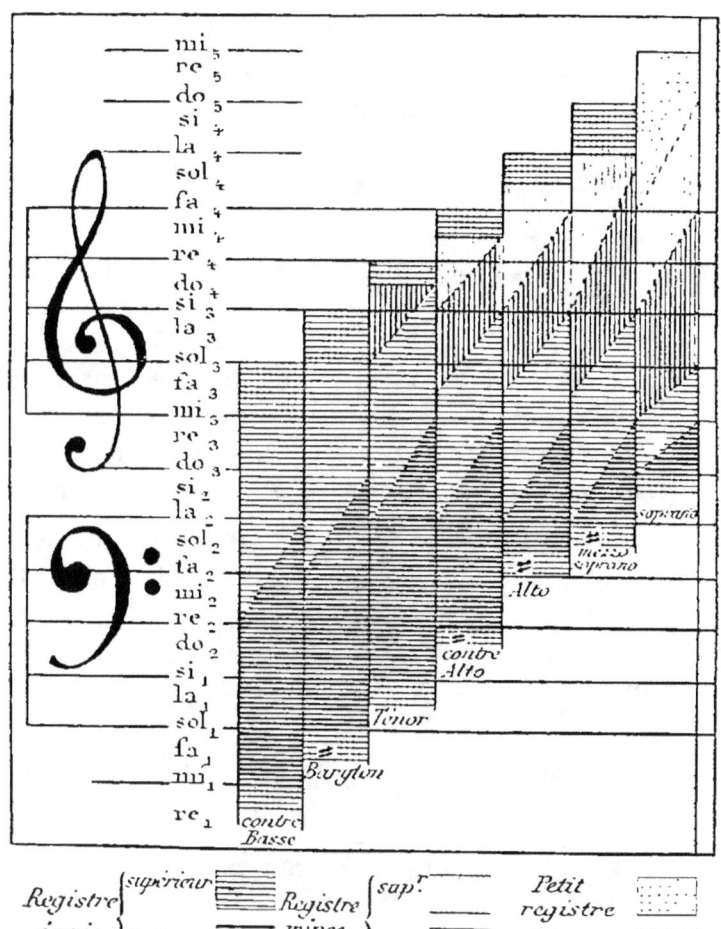

Fig. 55. — Représentation exacte des registres de la voix humaine.

$ré_3$ 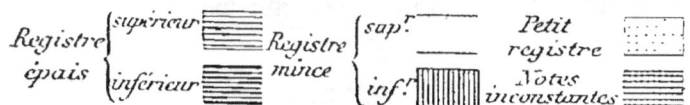, emploient tous le même mécanisme laryngien, c'est-à-dire le mécanisme qui correspond aux notes les plus graves, ils chantent dans le registre épais inférieur, ou pour employer la comparaison ingénieuse proposée par Lennox-Browne et Behnke, ils jouent tous de la contrebasse.

Les basses, à partir du la_2 [notation] jusqu'au mi_3, [notation]; exceptionnellement jusqu'au sol_3 [notation], c'est-à-dire jusqu'au bout de leur tessiture, abandonnent le registre épais inférieur pour chanter dans le registre épais supérieur; c'est-à-dire, pour continuer notre comparaison, délaissent la contrebasse pour se servir du violoncelle. De même, le baryton, en se servant du même procédé, irait du si_2 [notation] au sol_3 [notation] et exceptionnellement au si_3 [notation]; le ténor, du do_3 [notation] au si_3 [notation] et exceptionnellement au do_4 [notation], en admettant qu'il pousse les ressources normales ou exceptionnelles de son registre épais supérieur aussi loin qu'elles peuvent être poussées; dans notre tableau, nous avons supposé qu'il doit s'arrêter au la_3 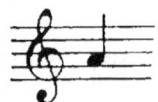 et qu'à partir de cette note il se servira d'un autre registre. Parmi les voix de femmes, l'alto et la mezzo-soprano, partant du do_3, la soprano du $ré_3$ 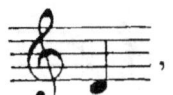, chantent jusqu'au sol_3, en se servant du registre épais supérieur.

Si l'on admettait, comme le veut la mode, que les chanteurs hommes ne doivent se servir que du registre épais, nous n'aurions plus à nous occuper d'eux ; mais, au moins pour le ténor, dans la grande majorité des cas, il y aura, ainsi que l'exprime notre tableau B (fig. 55), avantage à abandonner ce registre vers le la_3 et à continuer par un autre mécanisme[1], en remplaçant le violoncelle par l'alto. Les voix de femme, partant du sol_3, abandonneront le violoncelle pour l'alto, c'est-à-dire chanteront dans le registre mince inférieur, les altos

---

[1] Les ténors devraient cultiver le registre *mince inférieur* et en utiliser les ressources ; mais, malheureusement, en raison de leur peu d'exercice, le plus souvent, en sortant du registre *épais supérieur*, ils n'emploient pas le registre mince inférieur qui lui fait suite immédiatement vers le haut, et prennent immédiatement le registre *mince supérieur*, lui aussi mal exercé, au moyen duquel ils donnent ces sons désagréables, qui ont valu à ce registre le nom de registre de *fausset*.

jusqu'au *do*₄ 🎵 , les mezzo-soprani jusqu'au *ré*₄ 🎵 les soprani jusqu'au *mi*₄ 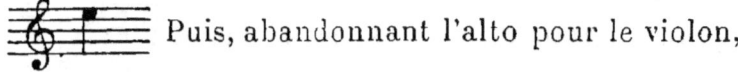 Puis, abandonnant l'alto pour le violon, c'est-à-dire se servant du registre mince supérieur, les altos et les mezzo-soprani chantent jusqu'aux limites supérieures de leur voix.

Les soprani abandonnent le violon pour le violon d'enfant, c'est-à-dire se servent du petit registre, à partir du *la*₄, 🎵 (voir les tableaux) et vont jusqu'au bout de leurs moyens.

Telles sont les lois générales qui président à la distribution des registres dans chacune des catégories des voix humaines.

Il n'y a pas de question plus discutée que celle des registres et il ne saurait en être autrement, puisque, indépendamment de la complexité de la question, considérée en elle-même, la plupart de ceux qui la discutent se règlent uniquement sur leur fantaisie, sans se préoccuper eux-mêmes d'observer et en faisant fi des connaissances positives et certaines acquises en dehors d'eux. La voix est le résultat du fonctionnement d'un organe du corps ; si quelqu'un, vous disais-je dans la première leçon, émettait aujourd'hui la prétention de proposer une théorie sur le fonctionnement du cœur, des reins, de l'estomac, du foie ou du cerveau, sans étudier par tous les moyens la structure de ces organes et les modifications qui s'y produisent, et en s'en rapportant uniquement aux sensations vagues qu'il peut éprouver, il soulèverait le rire universel. Il faut, pour observer n'importe quel phénomène naturel, des qualités spéciales de l'esprit que la plupart des professeurs de chant, personnes d'ordinaire très intelligentes et observatrices, possèdent à un degré suffisant; nul, mieux qu'eux, ne serait apte à tirer, des comparaisons et des observations qu'ils pourraient faire sur les organes de la phonation, pendant leur fonctionnement, et sur leur produit physiologique, la voix, des conclusions extrêmement importantes, au double point de vue théorique et pratique, qui se tiennent toujours intimement. En somme, lorsqu'on s'y exerce sérieusement, la pratique de l'examen du larynx des autres et de soi-même n'est pas extrêmement difficile ; et ce n'est que quand, abandonnant cette lamentable coutume d'évoquer dans leur discussion des fantômes imaginaires, les professeurs de chant ne discuteront plus que sur les données incontestables ou probables fournies par la physique, l'anatomie, la physiologie, l'hygiène de la voix, sur les observations, qu'ils auront faites eux-mêmes, par tous les moyens que leur fournit la science, des conditions dans lesquelles on peut et on doit chanter, que l'art du chant sortira de la phase

12.

héroïque où, on peut bien le dire il est encore engagé.

Ce qui est plus étrange encore, c'est que des médecins qui ont écrit sur ces questions ne sentent pas la nécessité de lutter contre les idées erronées régnant en souveraines parmi les artistes. Comment peut-on, par exemple, conserver des termes tels que, *registre de poitrine* et *registre de tête*, qui consacrent, en les exprimant, de graves erreurs d'analyse! et barrent d'une façon complète la voie du progrès. On ne gagne jamais rien, en définitive, à perpétuer l'erreur, et il n'y a pas d'erreurs nécessaires. Toutes les notions qui ne reposent pas, en même temps sur l'étude des sons, faite par une oreille exercée, et sur l'étude des conditions physiologiques dans lesquelles ils sont produits, est fragile et caduque. Les erreurs, au point de vue pratique, sont souvent extrêmement préjudiciables pour la voix ; elles ont été et seront encore cause de la perte de bien des voix, en raison de la méprise des maîtres sur leur véritable nature, et seraient beaucoup moins fréquentes s'ils savaient s'aider de l'examen laryngoscopique.

Les registres nous fournissent un exemple des plus frappants des erreurs où peut conduire l'absence de principes scientifiques d'observation. Des professeurs, qui ont réussi à fondre dans leur propre voix ou dans celle de leurs élèves, les registres, en fortifiant certaines parties ou en diminuant d'autres, finissent par nier l'existence des registres, soit pour certaines voix seulement, telles que les voix d'homme, soit même pour toutes les voix. Pour se convaincre de l'existence et de l'importance des registres, il suffit d'entendre chanter des voix brutes, appartenant à des individus, d'ailleurs bien doués, de se rendre compte des trous qui existent dans leur voix, de constater quelles difficultés ils ont à passer d'un mécanisme à un autre. Il existe des registres dans chaque type de voix et nous croyons devoir les y étudier d'une façon particulière, mais auparavant nous aborderons la discussion de certaines idées généralement reçues.

Les termes « *registre de poitrine* », « *registre de tête* » doivent être supprimés, car la voix se produit dans tous les cas au niveau de la glotte. Ces expressions rappellent les impressions que nous éprouvons en chantant, et qui sont telles, que nous supposons la voix produite dans la poitrine ou dans la tête. Mais ces sensations ne correspondent à rien de réel et si, à la vérité, il règne encore de l'incertitude sur le mécanisme qui préside à la formation de ces divers registres, nous n'avons pas le droit de faire intervenir, dans notre définition ou dans nos explications, d'autres éléments que les notions certaines que nous possédons. D'après ces notions, nous savons que la voix est produite, dans un cas, par la vibration des cordes vocales épaissies, dans l'autre par la vibration des cordes vocales amincies (sur cette observation fondamentale a été basée la division en *registre épais* et en *registre mince*), que la fente glottique est plus ou moins largement ouverte et qu'elle peut vibrer dans toute sa longueur, ou seulement dans une partie. C'est avec ces seuls éléments que nous avons le droit de faire une classification des mécanismes ou procédés phonatoires.

L'étude laryngoscopique de la formation de la voix chantée nous a montré (leçon V, p. 122 et suiv.), que chacun des deux registres, épais et mince, doit être dédoublé ; que nous devons distinguer le registre *épais inférieur* et le registre *épais supérieur*, le registre *mince inférieur* et le registre *mince supérieur*. Cette étude nous a également révélé l'existence du *petit registre* des soprani, dans lequel les cordes vocales ne vibrent que sur une partie de leur longueur.

Le *médium*, tel qu'il est généralement compris, est une conception erronée. Ce n'est pas, comme on semble l'admettre ordinairement, un registre à proprement parler, mais une série de notes placées dans les parties moyennes de la tessiture ; il résulte de combinaisons, que nous étudierons plus loin, sous le nom de voix *mixte*, entre les mécanismes du registre mince inférieur et du registre épais supérieur.

C'est chez les jeunes contraltos, à voix encore brute, que l'on peut le mieux montrer, par la seule étude de leur chant, l'existence des divers registres, beaucoup plus facilement que dans toute autre catégorie de voix ; les registres épais et mince ont encore chez elles une personnalité très bien marquée et ne sont pas encore fondus, comme ils le seront plus tard. C'est enfin chez les ténors et les contraltos que l'étude laryngoscopique des mécanismes produisant les deux registres est le plus facile à faire, en raison du volume relativement considérable des organes de la phonation et de la netteté des registres. En effet, les basses et les barytons, qui les ont plus volumineux, ne possèdent pas le registre mince ; chez les soprani, les organes de la phonation sont très petits et ces chanteuses ont un registre épais très peu développé, pour mieux dire, nul ; et si ce registre occupe une place plus considérable dans la voix des mezzo, leurs organes sont beaucoup moins favorables à l'observation laryngoscopique que ceux des contraltes, en raison de leur taillle relativement petite.

Pour pratiquer l'étude laryngoscopique du petit registre, on est obligé d'examiner des soprani, malgré l'exiguïté de leurs organes, qui vient compliquer la difficulté de cette étude, parce que ce sont les seules chanteuses qui soient capables de se servir utilement de ce registre, sans inconvénient pour les autres parties de leur voix.

Si l'on veut arriver à bien saisir, au laryngoscope, les différences existant entre les mécanismes que présentent les divers registres, on emploiera deux procédés ; on fera parcourir à un chanteur, sous le laryngoscope, la série des notes qu'il peut donner et on observera les transformations qui se produisent dans ses organes ; ou bien, on lui fera chanter une note située à la limite de deux registres, par exemple le *do*₃ [notation] (chanté par un ténor), en se servant alternativement du registre épais inférieur et du registre épais supérieur, ou bien le *si*₃ [notation] (chanté par le même ténor) en se servant alternativement des registres épais supérieur et mince inférieur, ou, comme on le dit d'ordinaire, alternativement en voix de poitrine et en voix de tête ou de fausset. La première méthode convient mieux lorsqu'on examine des chanteurs dont la voix est encore brute, la seconde est préférable, au contraire, avec les chanteurs exercés.

On observe, dans la tessiture des voix de basse, deux registres distincts, le registre épais inférieur et le registre épais supérieur, qui sont plutôt, à proprement parler, deux divisions d'un même registre, le registre épais. La lacune qui les sépare l'un de l'autre est assurément très facile à combler, mais ce n'en est pas moins une erreur, dont les conséquences peuvent être graves, de croire que les basses ne possèdent qu'un seul registre; et les élèves qui sont obligés par leur maître de parcourir leurs deux octaves en se servant du registre épais inférieur, ne sauraient chanter dans les parties supérieures de leur voix, que des notes désagréables à entendre, peu harmonieuses et d'une émission laborieuse, pénible même et dangereuse pour les autres parties de la voix. Les basses pourront étendre sans fatigue et sans danger les limites supérieures de leur voix, en se servant de la voix mixte, dont je vais vous parler à propos des registres chez les ténors. Le registre mince inférieur ne peut être employé qu'avec de grandes précautions par les basses, car en forçant la voix vers le haut, hors de ses limites naturelles, même en changeant de registre, on porte souvent un grave préjudice aux parties naturelles de la voix. Mais cette erreur de porter le chant hors de ses limites naturelles, sera beaucoup moins préjudiciable à la voix, si l'on se sert de la voix mixte ou même du registre mince, que si l'on force le registre épais supérieur vers le haut.

Toutes ces observations s'appliquent aux barytons, dont la tessiture est tout à fait comparable à celle des basses; plus que les basses, ils devront faire leur profit des dernières, en raison de la tendance trop fréquente chez les barytons de transformer leur tessiture en celle du ténor. Par suite de cette erreur, ils perdent leurs moyens naturels, sans arriver à obtenir la transformation qu'ils se proposent et que leurs maîtres devraient sévèrement les empêcher de rechercher.

Les ténors, les ténors d'opéra au moins, ayant presque abandonné l'usage du registre mince, ne s'en servant pour ainsi dire qu'en contrebande; il en résulte que ce registre est chez eux très peu cultivé et que, lorsqu'ils veulent s'en servir, ils éprouvent de très grandes difficultés à le fondre avec le registre épais, par suite de la présence de trous considérables entre les deux registres. Depuis que l'usage s'est consacré, surtout pour les forts ténors, de chanter toutes leurs notes en se servant exclusivement du registre épais inférieur, *en voix de poitrine,* comme l'on dit d'ordinaire, ils ont abandonné tout espoir d'utiliser les riches ressources, qu'ils laissent sans culture, de leur registre mince, *de leur voix de tête,* en même temps qu'ils altèrent prématurément leur voix, par suite des efforts qu'ils sont obligés d'imposer à leurs organes vocaux pour atteindre des notes telles que le *si* ♭₃ [notation], le *do*₄ [notation], en se servant du registre épais inférieur. Un peu de réflexion suffirait à montrer combien cette pratique est absurde. C'est en effet dans ce registre mince, qu'étant enfants, nous pouvions émettre des sons si beaux et si vigoureux[1]; et qu'est-ce qui peut nous faire supposer que ce registre, autrement que par suite d'absence de pratique, ait cessé de pouvoir être utilisé. La comparaison avec les voix de femmes, de la contralto en particulier, nous conduit à la même conclusion. Chez la contralto, dont la tessiture ressemble tant à celle du ténor, il est admis que le registre mince inférieur doit se substituer au registre épais supérieur, au niveau du *sol*₃ [notation] ou même au niveau du *fa*₃ [notation] et personne ne trouve que ces parties

[1] Comme le disent Browne et Behnke.

supérieures de la voix, qui jouent un rôle si important chez ces chanteuses, manquent de vigueur; et par suite de la culture, le changement de registre se fait chez elles d'une façon insensible. Si la voix de tête du ténor est si grêle, et mérite le nom de « *voix de fausset* », c'est en raison du manque de culture et d'exercice. Nous avons déjà vu que le ténor souvent ne connaît pas les ressources de son registre mince inférieur et se sert, en sortant du registre épais supérieur, du registre mince supérieur; et cette erreur contribue encore à exagérer la différence entre son fausset, ainsi que l'on nomme ce registre, peu agréable en effet à entendre, et son registre épais supérieur. En cultivant sa voix comme celle de la contralto, le ténor pourrait facilement combler les trous qui existent naturellement dans sa voix à la limite des deux registres, vers le *sol*$_3$, à la même place que dans la voix de contralto; il monterait sans efforts plus haut qu'il ne peut le faire avec son registre épais, il interpréterait plus harmonieusement les parties élevées et n'étant plus obligé à aucun effort excessif, conserverait sa voix bien plus longtemps. Il suffirait pour cela que ce préjugé absurde, dont le ténor seul, parmi tous les chanteurs, est victime : que le registre épais supérieur doit être porté hors de ses limites naturelles et que le registre mince inférieur ne doit être ni utilisé ni cultivé, fût abandonné.

Il arrive très souvent, qu'en raison du manque de

culture du registre mince inférieur, il peut paraître difficile de l'unir, lorsqu'on l'emploie, au registre épais supérieur (difficulté qui n'existerait pas, ou qui serait singulièrement atténuée par un enseignement précoce et bien dirigé), et l'on a recours, pour établir la transition, à la voix mixte.

La voix **mixte** n'est pas la partie supérieure du registre de poitrine déguisé, ainsi qu'on l'a admis ; l'observation laryngoscopique montre qu'elle se produit avec la glotte disposée comme dans le registre mince inférieur et le larynx abaissé, comme dans la position qu'il prend pour le registre épais. Les dimensions des cavités de résonance étant notablement amplifiées, il y a augmentation notable du volume du son, sans augmentation proportionnelle de l'effort. Nous avons maintes fois vérifié, par nos observations personnelles, cette opinion déjà soutenue par Lennox-Browne et Behnke et divers auteurs.

Tout ce que nous venons de dire des voix de ténors pourrait s'appliquer également aux contraltos, qui ont une tessiture à peu près semblable et semblablement disposée (avec cette différence qu'elles descendent un peu moins bas et montent un peu plus haut), si la mode et la culture que ces voix reçoivent, ne rendaient heureusement la plupart de ces observations à peu près inutiles aux contraltos. C'est vers

le sol_2 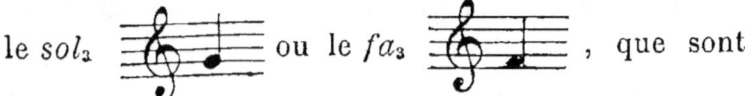 ou le fa_3 , que sont placées, à la limite naturelle des deux registres, épais et minces, chez les contraltos comme chez les ténors, les lacunes naturelles de la voix; ce qui montre bien l'erreur de ceux qui croient que les voix de femmes sont une reproduction des voix d'hommes, à une octave plus haut.

Beaucoup de professeurs portent le registre épais supérieur des altos jusqu'au *la*₃ 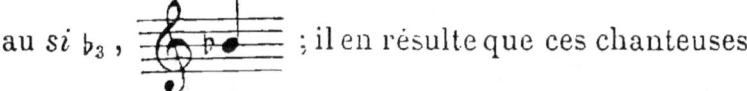 , ou même au *si* ♭₃, ; il en résulte que ces chanteuses sont obligées de crier ces dernières notes d'une façon pénible et qu'arrivées à ces hauteurs, elles ne peuvent pas facilement et naturellement changer ce registre pour le registre mince inférieur. Il y a donc à ce niveau un trou dans leur voix. D'ailleurs, en règle générale, il faut soigneusement éviter de forcer vers le haut un registre et il vaut mieux opérer le changement, qui est alors infiniment plus aisé et plus agréable à entendre, une note ou deux avant d'être arrivé aux limites naturelles de ce registre.

Nous n'avons pas d'observations particulières à faire à propos des mezzo-soprani au point de vue des registres.

Il nous reste à ajouter que les soprani possèdent, dans le petit registre dont elles ignorent généralement l'existence et qu'elles peuvent employer à partir du la₄ [♪] ou du si₄ [♪] , un moyen précieux d'atteindre, sans cris, sans efforts, des notes très élevées, telles que le ré₅ [♪] ou le mi₅ [♪] .

RÉSONANCE

Si vous avez bien suivi et compris tout ce que nous avons dit ailleurs (p. 102 et suiv.), à propos des organes de résonance et de leur mode de fonctionnement, il est évident pour vous que ces cavités doivent être mises à même, par un exercice approprié, de s'adapter aux nécessités nombreuses qui leur sont créées par le rôle essentiel qu'elles jouent dans la formation des voyelles et du timbre de la voix parlée et chantée. Cette éducation est en effet d'une très grande importance pour l'orateur et surtout pour le chanteur. On doit aussi assouplir, par une gymnastique convenable, les organes qui contribuent par leur modification à la formation des consonnes et le chanteur surtout doit éviter qu'ils ne deviennent, par suite de leur manque de mobilité et de précision, une pierre d'achoppement dans la formation des sons.

Tous les exercices et conseils pratiques que je vais vous donner sont extraits de ma traduction du livre excellent de Lennox-Browne et Behnke (*La voix, le chant et la parole*), où ces questions se trouvent mieux étudiées que partout ailleurs.

Je vous ai déjà parlé de la position du larynx, qui joue un rôle important au point de vue de la résonance, je vous ai dit qu'il ne devait pas voltiger dans votre gorge, qu'il ne devait pas non plus y rester immobile, que vous deviez vous exercer à prendre de l'empire sur lui et à le fixer à votre gré. C'est surtout dans la voix mixte, où vous devez l'abaisser, que vous aurez à faire usage de cette faculté. Pour l'acquérir, il faudra que l'élève, placé en face d'un miroir, fasse des séries d'exercices consistant à élever et à abaisser volontairement son larynx, d'une façon indépendante de la respiration, de l'ouverture ou de la fermeture de la bouche, de l'acte d'avaler.

Pour exercer les mouvements de la mâchoire et des lèvres, nous recommanderons les exercices suivants, qui doivent être faits devant un miroir.

1° Ouvrez la bouche, aussi large que possible, de façon à montrer la langue, le voile du palais et la paroi postérieure de la gorge, puis fermez la bouche ; répétez cet exercice un certain nombre de fois ;

2° Ouvrez la bouche assez large pour qu'il existe entre les dents un espace de la largeur de deux doigts et souriez de façon à tirer énergiquement les coins de la bouche. Puis, très brusquement, projetez les lèvres en avant, comme dans l'acte de siffler ; répétez cet exercice plusieurs fois de suite ;

3° Souriez, avec les lèvres bien closes, tirez les coins de la bouche sur les côtés aussi fortement que possible, projetez vivement les lèvres, comme pour siffler, mais en les tenant hermétiquement closes, répétez cet exercice un certain nombre de fois.

Ces exercices, destinés à exercer les lèvres et la mâchoire, qui fonctionnent peu à ce point de vue spécial, dans les circonstances ordinaires de la vie, permettront de modifier très rapidement la forme de la bouche et d'arriver à une très bonne articulation. Pour être efficaces, ils doivent être exécutés régulièrement, dans de courtes séances, répétées huit à dix fois par jour.

La langue est extrêmement difficile à régler, son indocilité peut être une cause de défectuosités dans l'émission des voyelles ou l'articulation des consonnes. Lorsque sa base se soulève, cette position entraîne la rigidité des parties voisines et le son devient guttural.

Certains chanteurs se servent d'instruments en argent, qu'ils introduisent dans la bouche et qui dépriment la langue. Ce moyen ne doit pas être recommandé, parce qu'il limite la vocalisation de ces voyelles qui peuvent être émises avec la langue posée à plat, parce qu'il augmente plutôt qu'il ne diminue cette disposition qu'a la langue à se voûter et parce qu'en réalité il retarde la guérison du mal, le chanteur se fiant à cet instrument et ne faisant pas les exercices nécessaires.

Ces exercices, toujours pratiqués devant le miroir, seront les suivants :

1° Ouvrez la bouche toute grande, tirez la langue aussi longue que possible, rentrez-la brusquement et aplatissez-la, sa pointe étant en contact avec les dents inférieures. Pendant cet exercice les lèvres et la mâchoire doivent rester tout à fait immobiles ;

2° Placez la pointe de la langue entre les dents inférieures et antérieures et projetez-la au dehors aussi loin que possible, ramenez brusquement la langue en arrière, comme dans l'exercice n° 1. Répétez cet exercice un certain nombre de fois ;

3° Maintenez la base de la langue aussi aplatie que possible, soulevez la pointe de la langue et placez-la lentement dans une position perpendiculaire à la voûte de la bouche. Puis ramenez-la graduellement à sa position première. Répétez un certain nombre de fois ;

4° Elevez l'extrémité de la langue comme dans l'exercice n° 3 et déplacez-la graduellement de côté et d'autre, de façon à ce que le point le plus élevé décrive un demi-cercle. Répétez cet exercice un certain nombre de fois.

Ces exercices, pour être profitables, doivent être exécutés régulièrement, mais cependant pas assez souvent pour entraîner la fatigue. On a généralement, au début, à lutter contre de grandes difficultés, par suite de l'indiscipline de la langue, mais on arrive d'ordinaire à faire disparaître complètement, par des efforts tenaces, la raucité, et à rendre, au moyen de cette gymnastique, les cavités de résonance aptes à trouver, pour chaque son laryngien, la tonalité qui lui convient le mieux.

Nous recommanderons également, avec Browne et Behnke, les exercices suivants, pour guérir la voix gutturale.

Ou, est la voyelle la plus *avancée*, c'est-à-dire celle qui résonne dans la partie la plus avancée de la bouche ; émettons d'abord cette voyelle *ou*, puis émettons *o*, en prenant bien garde qu'elle résonne exactement au même point que *ou*; puis émettons *a*, en prenant également soin qu'elle soit émise au même point que *o* et *ou*, c'est-à-dire en avant de la bouche. Vous augmenterez énormément, par ces exercices, la portée de votre voix.

Si la voix gutturale provient de la raideur de la langue, il ne suffira pas de prononcer les syllabes *ou*, *o*, *a*, on devra les faire précéder de la syllabe *kou*. En effet, pour prononcer le *k*, la langue se place à peu près dans la même position que pour *ou*, mais sa pointe vient s'appliquer au palais. Si nous prononçons rapidement la syllabe *kou*, la langue et le larynx, qui lui est uni, se déplaceront très rapidement. Cet exercice est excellent pour faire disparaître la rigidité de la langue et guérir la voix gutturale et la raucité ; l'exercice peut être figuré ainsi

Chantez un certain nombre de fois, d'une manière posée et en restant bien exactement en mesure, respirant avant *ou*, et à la fin de cet exercice. Commencez dans le ton de votre voix parlée ordinaire, et montez et descendez, demi-ton par demi-ton; mais restez toujours dans les limites où votre voix s'exerce le plus aisément.

kou kou kou kou kou   ou   o   a

Nous avons décrit ailleurs le rôle important que joue le voile du palais dans la production du son plus ou moins nasillard. Le son est pur lorsque le voile est accolé au pharynx, il est nasillard lorsque le voile est pendant; mais en dehors de ces deux cas extrêmes, les mouvements du voile du palais sont plus ou moins compliqués, non seulement parce que cet organe occupe, suivant la hauteur des sons, des positions différentes, mais aussi parce que l'occlusion est plus ou moins exacte, dans la production des diverses voyelles.

Lorsqu'on monte la gamme, le voile du palais s'élève, l'arc compris entre les piliers du gosier devient plus étroit et s'élève également, la luette diminue et disparaît; les figures 56, 57, 58 et 59 nous montrent les modifications du voile pendant la production des notes fa_2, la_2 et do_3 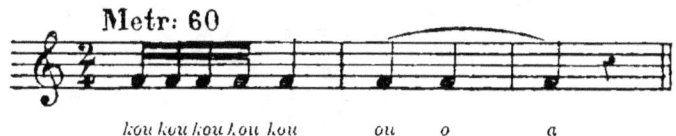.

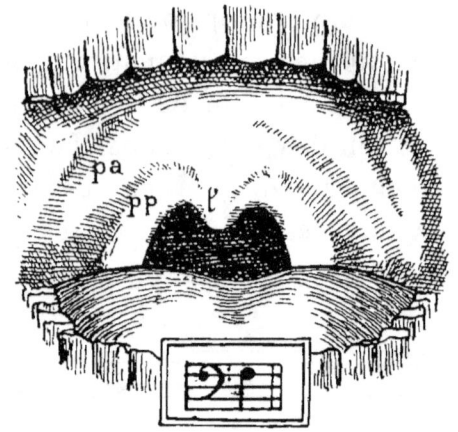

Fig. 56. — Le voile du palais dans la production de la note fa_2 indiquée dans la figure.

l, luette. — *pa*, pilier antérieur. — *pp*, pilier postérieur. On peut voir que la voûte formée par le voile du palais est beaucoup plus étroite que dans la figure 57 [1].

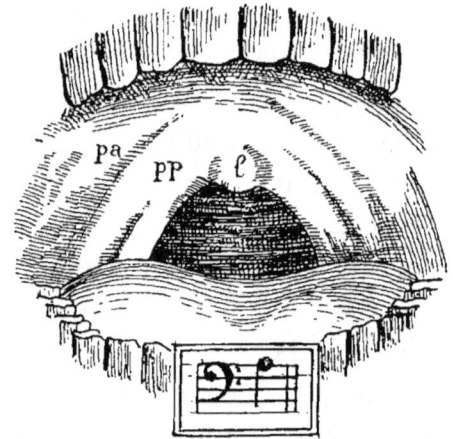

Fig. 57. — Cette figure représente la disposition du voile du palais dans la production de la note la_2.

[1] Les figures 56, 57, 58 et 59 sont empruntées au livre déjà cité de Lennox Browne et Behnke, qui ont été exécutées d'après des photographies.

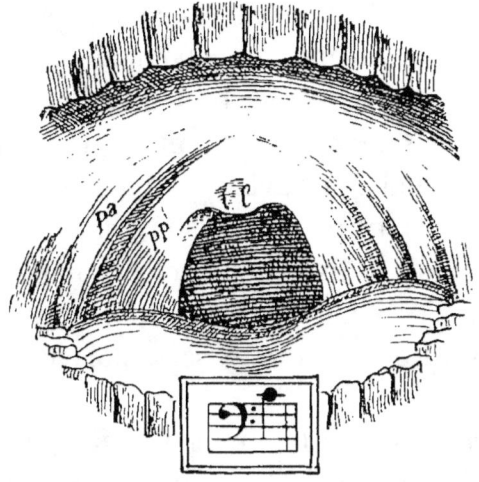

Fig. 58. — La figure 58 représente un autre changement et une élévation plus grande de la voûte du voile lorsqu'on émet la note do_3. La luette, dans ce cas, paraît avoir presque complètement disparu.

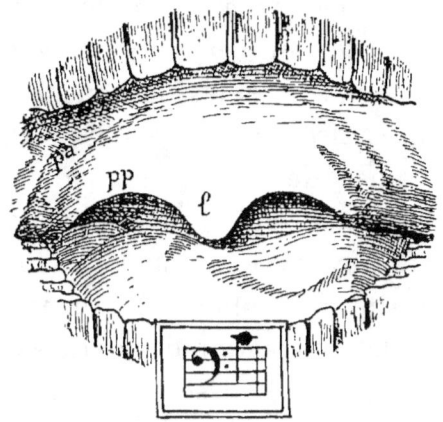

Fig. 59. — La figure 59 représente le voile du palais dans l'émission de la même note do_3, avec une forte résonance nasale; le voile du palais tout entier et la luette se sont abaissés jusqu'au contact de la langue. L'espace entre le voile du palais et la paroi postérieure du pharynx, pour le passage du son à travers le nez, est indiqué par une ligne ombrée très marquée, qui ne se voit pas dans les autres dessins.

Ces raisons et celles que nous avons précédemment exposées, nous feront donc facilement comprendre l'utilité qu'il y a à exercer le voile du palais.

Les exercices suivants doivent se pratiquer devant une glace, la bouche ouverte et bien éclairée.

1° Respirez par la bouche largement ouverte ; le voile du palais se trouvera modérément élevé et la luette aura sa forme et sa position normales. Pendant l'expiration, la luette sera portée un peu en avant ;

2° Ouvrez encore la bouche et respirez par les narines. A ce moment le voile retombe. Relevez la langue, vous fermez ainsi la bouche en arrière comme vous la fermez en avant par l'occlusion des lèvres. Expirez, la bouche restant fermée en arrière. Répétez cet exercice un certain nombre de fois ;

3° Inspirez par les narines, la bouche étant largement ouverte. Laissez la langue aplatie et tranquille, vous faites ainsi descendre le palais plus bas. Expirez par la bouche et le voile du palais se relèvera de nouveau. Cet exercice a pour but de faire monter et descendre, alternativement et rapidement, le voile du palais, par la contraction des muscles qui se trouvent logés dans son épaisseur. Cette gymnastique permettra au voile de modifier rapidement et sans fatigue, sa position ; elle lui permet également de se tendre sans effort, ce qui a une extrême importance dans la phonation.

La notion essentielle qui se dégage de l'étude du

mode de formation des voyelles, est que : un seul et même son laryngien peut donner naissance aux diverses voyelles, seules varient les dispositions des cavités de résonance convenant au renforcement des diverses harmoniques, qui correspondent elles-mêmes à telle ou telle voyelle (voir p. 111). Le résonateur sera accordé de façon à renforcer les harmoniques les plus bas pour *ou*, les plus élevés pour *i*. Cette disposition des cavités de résonance sera la même pour l'homme, la femme et l'enfant; *ou*, sera donc la voyelle la plus favorable pour s'adapter à l'émission des notes basses, *i*, à celle des notes hautes, et *a*, la voyelle moyenne, sera la plus convenable pour exercer notre voix. Cependant on ne doit pas faire vocaliser uniquement sur une seule voyelle.

Voici les conseils pratiques au sujet des voyelles, que l'on peut extraire du bel ouvrage de M. Ellis sur ce sujet.

1° *Ou*, est une voyelle favorable pour les parties les plus basses de la voix. La qualité de ce son s'altère au fur et à mesure que nous montons la gamme; *ou* devra être chanté comme dans *foule*, en appuyant;

2° *O*, comme dans *chose*, n'est pas une voyelle aussi favorable pour le chant que dans *bonne* soutenu, qui permet un bon son dans presque tous les tons, mais les meilleurs résultats sont obtenus avec *o* tel que dans *adore ;*

3° *A*, produit un beau son dans presque tous les tons

de la gamme, bien que la qualité de la voyelle varie légèrement ;

4° *È* ouvert, produit un effet discordant sur toutes les parties du registre ; on peut l'améliorer beaucoup en le chantant comme un *é* fermé soutenu ;

5° *I* est une voyelle favorable dans les parties élevées de la voix, mais en descendant la gamme il devient de plus en plus bruyant et finit par prendre un caractère rude.

On voit combien est légitime, au fond, la tendance qu'ont les chanteurs à transformer les voyelles du livret, lorsqu'elles ne sont pas favorables aux notes qui leur correspondent dans la partition.

Nous ne voulons pas nous occuper ici de la question des consonnes, nous nous bornerons à remarquer que plus une langue contient de voyelles, plus elle est musicale ; ou, pour parler plus justement, plus elle est favorable pour le chant. Les consonnes, qui représentent des obstacles à l'émission du son, sont défavorables lorsqu'elles sont nombreuses et surtout celles qui s'accompagnent d'une émission gutturale, comme la *J* Espagnole et celles qui sont produites par un obstacle très marqué à l'émission du son, comme dans cette même langue, la *R*, dont la prononciation rude est due à l'enroulement de la langue dans la bouche. Aussi l'Espagnol est-il, ainsi que je vous l'ai déjà dit, malgré sa richesse presque égale en voyelles, beaucoup moins favorable à la musique que l'Italien.

Pour terminer, résumons avec Browne et Behnke, les conseils que nous venons de donner :

L'étendue ou portée de la voix ne dépend pas tant de la puissance du souffle que de :

1º L'attaque du son ;

2º L'absence de respiration superflue ;

3º De la production du son dans les parties antérieures de la bouche ;

4º Et de la perfection avec laquelle fonctionnent les organes de résonance.

POSITION

La position verticale est la plus favorable pour le chanteur et l'orateur, parce que la respiration y est le plus facile. Tenez-vous les épaules en arrière, n'appliquez jamais vos mains, chargées d'un livre ou non, sur votre abdomen, vous empêcheriez ainsi les mouvements de sa paroi antérieure ; ne vous penchez jamais sur un livre ou sur le piano ; ne tenez pas la tête penchée, vous comprimeriez et abaisseriez votre larynx ; ne la tenez pas renversée en arrière, vous l'immobiliseriez trop haut dans la gorge ; parlez ou chantez, la tête droite, en lançant la voix droit devant vous.

Les chanteurs sont exposés à chanter assis ou couchés ; la respiration et la phonation deviennent, dans ces attitudes, beaucoup plus difficiles, et il est absolument nécessaire de s'exercer, à respirer d'abord, à chanter ensuite, dans ces diverses positions.

DÉMONSTRATIONS ET EXERCICES PRATIQUES

Etude laryngoscopique des registres. Etude spéciale des registres épais et mince chez les ténors et les contraltos. Etude du petit registre chez les soprani.

Exercices de spirométrie, contrôlés au moyen du pneumographe et exécutés dans les diverses positions : assise, debout ou couchée.

SECONDE PARTIE

HYGIÈNE ET MALADIES DU CHANTEUR ET DE L'ORATEUR.

NEUVIÈME LEÇON

SOMMAIRE

Hygiène du chanteur et de l'orateur.

Hygiène de l'habitation. Chauffage, éclairage.
Résidence; climat.
Profession.
Ablutions, bains, douches, massage local et général, électricité. Douche locale, externe, de la gorge et du larynx. Massage externe de la gorge et du larynx. Comparaison et critique des méthodes.
Autres pratiques hydrothérapiques.
Exercices. — Exercices spéciaux, exercices généraux.

Mesdames, Messieurs,

Comme tous les autres hommes, le chanteur et l'orateur sont obligés de se soumettre aux conditions générales d'habillement, d'habitation, etc., qu'imposent la civilisation et la mode; et comme tous les hommes aussi, ils verront leur santé générale et, par suite, d'une façon indirecte, la santé des organes de la voix, impressionnée favorablement ou défavorablement par la manière dont ils respecteront les règles de l'hygiène.

Les organes de la voix nécessitent, chez tous les hommes, des précautions et des soins particuliers, sans lesquels ces organes sont exposés, non seulement à devenir impropres à la fonction qu'ils doivent remplir, mais peuvent aussi, devenir le point de départ de troubles qui retentiront très fâcheusement, à leur tour, sur l'ensemble de l'organisme. En raison de la susceptibilité très spéciale, que présentent tous ceux qui font usage de leur voix, soit pour la parole, soit pour le chant, les conditions hygiéniques au milieu desquelles ils doivent vivre sont bien plus rigoureuses pour eux que pour les autres hommes, à cause de l'extrême facilité avec laquelle les organes de la voix sont atteints, chez eux, soit directement, soit à la suite de troubles portant sur tout l'organisme.

Après un travail excessif, à la suite de grands efforts, ou bien simplement après un exercice modéré, leurs organes de phonation acquièrent en effet une sensibilité et une susceptibilité extrêmes vis-à-vis de toutes les causes d'irritation, de congestion et d'inflammation, telles que le froid, la poussière, la fumée, etc. De plus, le chanteur et l'orateur sont, justement, en raison des conditions professionnelles au milieu desquelles ils vivent, de cette susceptibilité ordinaire et de cette susceptibilité momentanée qu'ils présentent et pour d'autres causes encore, exposés à rencontrer des difficultés et des obstacles particuliers, qu'ils doivent tourner ou surmonter et des dangers spéciaux qu'ils doivent éviter. L'étude de ces conditions et des précautions à prendre, constituerait l'hygiène spéciale du chanteur et de l'orateur; mais il n'y a vraiment pas lieu de distinguer pour eux une hygiène spéciale, concernant les conditions dans lesquelles ils se trouvent lorsqu'ils exercent leur art et une hygiène générale commune au chanteur et à tous les hommes. En effet, par suite de cette délicatesse et de cette susceptibilité particulières au chanteur et à l'orateur et qui leur rendent plus nécessaires qu'à tout autre la méticuleuse observation de toutes les règles de l'hygiène, dans leurs moindres détails, on peut dire que les réglementations de l'hygiène la plus banale, deviennent spéciales, lorsqu'elles leur sont appliquées.

HYGIÈNE DE L'HABITATION

La question de l'habitation, de l'appartement dans lequel le chanteur ou l'orateur passeront la plus grande partie de leur existence et qui aura souvent une si grande importance sur leur santé générale et spéciale, est des plus importantes; et surtout ceux qui sont obligés de se contenter d'une habitation modeste, construite souvent sans grand respect des lois les plus élémentaires de l'hygiène, devront prendre garde que les indications essentielles, que nous allons passer en revue, soient respectées, même aux dépens de l'élégance, si on ne peut pas faire autrement.

Il faudra, autant que possible, habiter près du lieu où l'on doit parler ou chanter d'ordinaire. Si les promenades de durée convenable et faites aux heures et moments de la journée, que nous indiquerons, sont excellentes pour la santé, il est, au contraire, mauvais d'avoir à exécuter des marches forcées, soit avant d'aller chanter, soit après le travail, alors que les organes de la phonation ont acquis une susceptibilité momentanée, surtout lorsque le temps ou la température ne sont pas favorables. Choisissez une rue de moyenne largeur, car les rues étroites sont humides, l'air ne s'y renouvelle pas bien, elles manquent de soleil ; les rues trop larges, au contraire, sont balayées par de grands courants d'air. Prenez un étage élevé, qui présentera pour vous le double avantage de se trouver baigné dans un air plus pur (car, surtout dans les grandes villes, l'air des couches supérieures de l'atmosphère est plus pur, renferme une teneur plus forte d'oxygène et surtout une teneur moindre d'acide carbonique; et de plus on y trouve infiniment moins de poussières de toute espèce que dans les couches inférieures) et d'être exposé au soleil pendant une plus grande partie de la journée. Vous devez, en effet, veiller à ce que, sinon votre appartement tout entier, au moins les pièces dans lesquelles vous vous tiendrez, soient exposées le plus longtemps possible au soleil; il faut donc éviter, autant que faire se peut, les pièces qui s'ouvrent sur des cours étroites et profondes.

Évitez les maisons neuves qui sont généralement humides. Prenez garde, surtout à la campagne, que le papier recouvrant les murs de l'appartement que vous habitez ne soit vieux et pourri; les murs simplement badigeonnés à la chaux sont beaucoup plus propres, plus faciles à nettoyer et par conséquent plus sains.

Certains papiers, colorés au moyen de substances toxiques qui émettent des vapeurs, sont très dangereux, surtout pour le chanteur; méfiez-vous en particulier des papiers verts, souvent colorés avec le vert de Scheele, qui renferme de l'arsenic. Un pharmacien ou un chimiste vous renseignera sur ce point, si vous lui remettez un fragment du papier suspect.

Il est nécessaire que vous ayez au moins deux pièces pour votre usage particulier, l'une dans laquelle vous coucherez, l'autre dans laquelle vous travaillerez. Ces pièces devront être au moins de dimension moyenne. On sait, en effet, qu'un homme doit avoir à sa disposition une quantité d'air considérable pour que sa respiration s'opère bien. Il y a de plus avantage à ce que la pièce dans laquelle vous vous exercerez soit haute de plafond, car un plafond bas est très défavorable pour le chant. On renouvellera l'air de ces pièces pendant votre absence, en ouvrant largement les fenêtres, même l'hiver, mais il faudra qu'ensuite tous les courants d'air puissent être évités. Je vous recommanderai d'avoir à votre appartement, si cela est possible, des doubles fenêtres, usage très répandu dans les pays du nord, presque inconnu en France ; dans tous les cas, portes et fenêtres seront munies de bourrelets qui, bien appliqués, constitueront une protection suffisante. Si vous êtes obligé de travailler dans votre chambre à coucher, il faudra en sortir et la faire largement aérer, au moins pendant une heure, après que vous serez levé.

Il ne doit y avoir, dans la chambre où vous travaillerez, ni tapis, ni tentures ; s'il s'y trouve un lit, ce lit sera dégarni de rideaux, car les étoffes éteignent les sons et assourdissent la pièce. D'ailleurs, il vaut toujours mieux n'avoir pas de rideaux à votre propre lit ; outre que les rideaux se chargent de poussière, qu'ils laissent tomber ensuite pendant votre sommeil, dans votre nez et votre bouche, ils empêchent, lorsqu'on les ferme, le renouvellement de l'air vicié par votre respiration et vous maintiennent dans une sorte d'étuve chaude et humide, au sortir de laquelle vous risquez, pendant l'hiver, de contracter facilement des refroidissements, des rhumes et des bronchites. Les rideaux n'ont donc aucune utilité et ne présentent que des inconvénients.

Le lit doit être dur, ou tout au moins parfaitement élastique, il se composera d'un bon sommier et d'un matelas de laine ou plutôt de crin. Les lits de plume, entre le sommier et le matelas, sont parfaitement inutiles ; il est très malsain de reposer directement sur le lit de plume dans lequel on s'enfonce profondément et qui communique au corps une chaleur excessive ; les lits mous, d'ailleurs, ne délassent pas. Un mince traversin est en général suffisant ; la position trop élevée de la tête est en effet défavorable et doit être évitée, à moins d'indications contraires de votre médecin, nécessitées par certaines maladies. C'est seulement dans la position horizontale que tous les muscles du corps peuvent se reposer en même temps, et de plus, cette position a l'avantage de diminuer le travail du cœur, qui doit, pendant toute la vie, lancer constamment le sang dans toutes les parties du corps et qui n'a pas alors à lutter contre l'action de la pesanteur.

Jamais, sauf dans des circonstances absolument exceptionnelles, on ne doit prendre plus de sept à huit heures de sommeil, et il ne faut jamais rester au lit, le matin, lorsqu'on est éveillé. La sieste, qui consiste à se reposer et à dormir pendant un temps plus ou moins long après le repas est, au moins dans nos pays tempérés, une très mauvaise habitude qu'il ne faut pas contracter, si on ne la possède, et dont on doit se défaire si on l'a contractée. La marche et le mouvement au grand air sont les meilleurs stimulants de la digestion ; lorsqu'on ne peut s'y livrer dans ces conditions, après le repas, on pourra marcher au moins une demi-heure, dans son appartement. Je vous recommande une pratique excellente, consistant à entrecouper cette marche, un certain nombre de fois, par quelques mouvements d'escrime à l'épée, *au mur*, exécutés avec modération.

Ne laissez jamais de plantes vertes dans votre chambre à coucher, car, pendant la nuit, elles exhalent de l'acide carbonique qui vicie l'air et si ces plantes se trouvaient en grande abondance, elles pourraient même causer la mort. Les fleurs, en bouquets ou vivantes, doivent être éloignées des pièces où vous vivez, les odeurs qu'elles répandent, de même que les autres odeurs artificielles, ont souvent sur la voix une influence extrêmement défavorable ; elles peuvent même amener une aphonie complète ; et l'on a pu, dans quelques cas, accuser les fleurs conservées dans des chambres à coucher, d'avoir donné la mort. Vous voyez donc combien il est important d'être prudent.

Les personnes qui chantent au théâtre doivent veiller à ce que leur loge soit bien aérée dans la journée et à ce qu'il ne s'y produise aucun courant d'air lorsqu'elles changent de vêtements, surtout après avoir travaillé.

Il est important que les water-closets soient construits de façon à ne laisser jamais échapper de gaz méphitiques, même par les changements de temps et les dépressions barométriques. Ces gaz ont une action doublement funeste : sur la santé générale, par suite de l'empoisonnement qu'ils produisent, et surtout sur le larynx, qu'ils peuvent rendre aphone par leur action directe sur cet organe. Il arrive malheureusement que, dans certains théâtres, les loges des artistes ne sont pas suffisamment préservées contre ces émanations.

L'étude du meilleur mode de **chauffage** se rattache à l'hygiène de l'habitation. Chacun des divers procédés actuellement employés présente ses avantages et ses inconvénients. Le chauffage au moyen des grands calorifères à air, munis de bouches de chaleur, ou au moyen de tuyaux d'eau chaude, est une bonne méthode, surtout la dernière, qui constitue un moyen de chauffage plus égal et plus régulier ; à condition qu'il y ait dans chaque pièce un récipient contenant de l'eau tiède et émettant des vapeurs, de façon à empêcher l'action fâcheuse de l'air trop sec sur les organes de la respiration. Pendant l'hiver, en effet, surtout lorsqu'il fait très froid à l'extérieur, l'air est très sec et le devient encore davantage lorsqu'il est, dans l'appartement, porté à une température élevée, sans recevoir un supplément de vapeur d'eau. De plus, il faut prendre la précaution de ventiler, plusieurs fois par jour, en ouvrant portes et fenêtres, les appartements ainsi chauffés, lorsqu'ils sont habités, et surtout lorsqu'ils sont bien clos et munis de doubles fenêtres. En effet, ce procédé de chauffage n'amène aucun renouvellement de l'air que renferment les appartements, et cet air est bientôt vicié, si plusieurs personnes y séjournent.

Les cheminées, au contraire, provoquent un renouvellement très actif, par suite du tirage, ou courant d'air engendré par le feu, dans le tuyau de la cheminée et qui, se dirigeant de l'intérieur de la pièce vers l'extérieur, provoque constamment un appel de l'air qui se précipite dans la chambre par les moindres orifices, les fentes des portes, les trous de la serrure, etc. Mais ce mode de chauffage a l'inconvénient de coûter relativement cher, de chauffer très peu, de donner souvent lieu à de la fumée, très nuisible à la voix; et, s'il est hygiénique, par le renouvellement de l'air qu'il détermine, il expose, par contre, à recevoir, pendant que l'on se grille le devant du corps, un courant d'air froid dans le dos, et à contracter ainsi des refroidissements.

Le meilleur des combustibles pour la cheminée, est le bois sec et lourd, le bois de chêne par exemple; si le bois est vert et humide, il renvoie toujours dans l'appartement, ou de la fumée, ou tout au moins des émanations et vapeurs très nuisibles pour la voix. On peut aussi employer dans les cheminées le coke et même le charbon de terre, à condition que le tirage de la cheminée soit excellent et que, en raison de la grande chaleur produite, un vase rempli d'eau tiède dégage de la vapeur dans l'appartement. Il faut toujours prendre garde, quel que soit le mode de chauffage employé, que la température de l'appartement ne soit pas trop élevée, ce qui vous rendrait ensuite très sensibles, lorsque vous sortirez, à l'action du froid extérieur. La température de la pièce où vous vous tenez, ne doit jamais dépasser 17 à 18 degrés C. ; 14 à 15 suffisent largement dans votre chambre à coucher. Les poêles mobiles, tels qu'on a pu les construire jusqu'à ce jour, s'ils sont très économiques, présentent tant d'inconvénients, qu'ils sont absolument proscrits par l'hygiène ; en tout cas, n'en ayez jamais dans vos chambres à coucher, car ils ont causé la mort de bien des personnes, qui avaient eu l'imprudence de ne pas suivre ce conseil. Les émanations gazeuses sortant de ces poêles et que l'on n'a pu jusqu'ici éviter complètement, vous fatigueront, même dans votre chambre de travail, où cependant vous ne séjournez pas constamment et où vous pourrez renouveler l'air de temps en temps. Ces gaz (acide carbonique et surtout oxyde de carbone, qui est un poison des plus dangereux) empoisonnent le sang, anémient et affaiblissent l'individu tout entier ; et pour le chanteur, ils présentent ce grave inconvénient spécial, qu'ils irritent directement, par leur contact, les organes de la phonation. Les poêles fixes, bien construits, constituent un bon mode de chauffage. Ils sont économiques, assurent par le tirage le renouvellement de l'air ; mais il ne faut pas oublier d'avoir constamment un vase rempli d'eau tiède, dans la pièce où ils se trouvent.

Eclairage. — Le meilleur système d'éclairage que nous possédions actuellement est assurément l'électricité, employée sous forme de lampes à incandescence, mais à condition que ces lampes soient revêtues d'enveloppes de verre opaque, atténuant suffisamment la lumière, pour ne pas fatiguer la vue. Cette sorte de lumière présente le double avantage, si important dans maintes circonstances, de n'augmenter que d'une façon presque insensible la température du lieu et de ne donner naissance au dégagement d'aucun gaz nuisible. Il n'en est pas de même du gaz d'éclairage (qui est peut-être actuellement le mode d'éclairage le plus répandu), car il fournit en abondance des gaz délétères, viciant rapidement l'atmosphère, et sa combustion dégage beaucoup de chaleur. Lorsqu'on emploiera le gaz, surtout dans de petites pièces, il y a tout avantage à augmenter le pouvoir éclairant des becs, de façon à réduire leur nombre, les becs à incandescence remplissent bien cette condition et présentent, de plus, l'avantage de ne pas donner de fumée. Toutes les essences et huiles que l'on brûle dans des lampes de types innombrables, ont cet inconvénient de chauffer beaucoup et de produire une grande quantité de fumée âcre, qui irrite les organes de la phonation. Il faudra préférer les substances bien épurées, qui donnent le moins de fumée et qui brûlent sans dégager d'odeur.

RÉSIDENCE, CLIMAT

Il est rare que, en dehors des quelques semaines qu'il est d'usage de consacrer chaque année à la villégiature, on puisse choisir sa résidence; il n'y a guère dans ce cas que les malades, qui seront uniquement guidés dans leur choix par la seule considération de leur santé. Malgré la difficulté que vous pourrez avoir à les suivre, en raison des circonstances, dont on est rarement maître, je crois cependant devoir vous donner quelques conseils au sujet de la résidence.

Pour votre santé générale et surtout pour vos organes phonateurs, ce que vous aurez surtout à redouter, c'est l'humidité froide; il faut donc éviter d'habiter un lieu humide, situé au voisinage immédiat d'un ruisseau ou d'une pièce d'eau, au fond d'une vallée profondément encaissée. Les bois, qui se chargent toujours d'humidité pendant la nuit et qui vous exposent aux brusques changements de température, doivent toujours se trouver à une certaine distance de votre habitation; exception peut être faite cependant pour les bois de pin et de sapin, qui ne sont jamais humides et dont les émanations balsamiques ont une influence heureuse sur les organes de la voix et sur la santé générale.

Si l'humidité froide présente de grands inconvénients pour la voix, l'air humide et chaud a, au contraire, l'influence la plus heureuse sur les organes de la phonation.

On doit choisir de préférence un endroit bien protégé contre les vents régnant dans la région; les

14.

plus dangereux, en général, sont les vents du nord et du nord-ouest.

Vous éviterez les pays sablonneux, où les vents soulèvent une grande quantité de poussière, qui irrite beaucoup les organes de la phonation.

Le bord de la mer constitue un séjour hygiénique, à condition que le lieu d'habitation soit protégé contre les vents régnants. Mais les personnes nerveuses et celles dont le système nerveux a été trop excité et surmené, ne retireront aucun avantage du séjour au bord de la mer, trop excitant pour elles; il en sera de même des personnes dont la poitrine est faible et délicate.

Vous voyez combien peut être délicat, non seulement pour une personne malade, mais même pour une personne bien portante, le choix d'une résidence; il serait donc bon que votre médecin fût toujours consulté, avant que ce choix ne fût arrêté.

En résumé, une personne saine mais susceptible, comme l'est tout chanteur et tout orateur, devra donc habiter une maison sèche, exposée au soleil, entourée de quelques bouquets d'arbres, suffisants pour donner de l'ombre, mais trop peu nombreux et trop peu denses pour entretenir l'humidité. Cette demeure sera protégée contre les vents régnants, située de préférence au penchant d'une colline et à une altitude moyenne.

Bien que ce soit surtout pour les personnes malades que se pose la question du climat, elle tient de si près à celle de la résidence et à celle de l'habitation, que nous préférons la traiter ici, en restant, bien entendu, dans le domaine des généralités, car, pour chaque cas particulier le médecin devra être consulté. C'est à lui qu'il appartient de décider en dernier ressort; et son choix, souvent bien délicat et bien difficile, sera réglé par les multiples considérations, tenant, d'une part aux conditions complexes dans lesquelles peut se trouver le malade et d'autre part aux résultats qu'il veut obtenir. Ce sera, par exemple, suivant les cas, aux ressources d'un climat excitant où au contraire à celles d'un climat sédatif, que le médecin aura recours.

On peut, au point de vue de la température, diviser les climats en : froids, tempérés et chauds ; bien entendu, nous ne parlerons pas ici des climats tropicaux ni de ceux de l'extrême nord.

Les climats froids sont ceux des régions du nord de l'Europe ; on les retrouve également sur les montagnes, à une certaine hauteur, variable, suivant leur latitude, l'exposition et aussi la position géographique. Ainsi, à égalité de latitude, les régions situées à une grande distance de la mer seront plus froides que celles qui en sont très rapprochées. Les températures glaciales ont sur les organes de la respiration et de la phonation une influence beaucoup moins fâcheuse que cela n'est admis généralement et vulgairement, surtout si les vents régnants ne sont pas trop impétueux, si l'air est sec et si (condition essentielle) la température n'est pas soumise à de trop fortes et trop brusques variations. Les personnes qui vivront dans de bonnes conditions hygiéniques n'auront guère à souffrir de la rigueur de ces climats, qui engage d'elle-même à prendre de grandes précautions et à éviter les imprudences. Il aurait assurément pu sembler bizarre autrefois, que l'on songeât à recommander le séjour dans ces climats aux malades souffrant de maladies de la gorge et de la poitrine, on les envoie cependant beaucoup aujourd'hui dans les établissements appelés sanatoria, situés à une grande hauteur sur les montagnes, malgré le froid qui y règne, en raison de l'absolue pureté de l'air, de la constante présence du soleil pendant le jour et de l'absence d'humidité. L'expérience a montré que les malades atteints de plusieurs sortes d'affections de la gorge et des poumons, de la terrible phtisie en particulier, se trouvaient bien de ces séjours.

Le séjour dans les parties septentrionales des pays tempérés, dans ces régions humides, à température variable, ne descendant jamais très bas, mais présentant des sautes très brusques et très fréquentes, couvertes de brouillards pendant plus de la moitié de l'année, telles que la plus grande partie de l'Angleterre, le nord de la France, peut être considéré comme le plus défavorable pour le chanteur et l'orateur. Les défectuosités du climat ne sauraient être compensées que par une hygiène des plus méticuleuses de l'individu, de l'habitation, etc.; et, malheureusement, la rigueur du climat n'est pas suffisante pour exciter les gens à prendre les plus grandes précautions et à éviter toute imprudence.

Les climats chauds sont ceux du sud de l'Europe et du nord de l'Afrique. En raison de l'excessive température qui y règne pendant l'été, il n'y a, en général, avantage à les habiter, que pendant l'hiver. Mais il ne suffit pas qu'un endroit soit situé au sud pour constituer au séjour favorable ; les diverses villes ou contrées adoptées par les médecins ou la mode, présentent toutes leurs avantages et leurs inconvénients, qu'il faut soigneusement peser avant de se décider et de faire son choix. Il est même telle ville, fortement avancée dans le sud, Madrid par exemple, qui, en raison de sa température froide, humide et variable, constituera pour le chanteur un séjour bien moins hygiénique que telle autre ville située beaucoup plus au nord. Les villes du littoral français de la Méditerranée constituent un séjour assez favorable ; mais si elles sont en général bien protégées contre les vents du nord, elles reçoivent de grands vents du sud et les maisons sont trop souvent mal construites pour protéger contre le froid, moins exceptionnel que ne le prétendent les habitants. L'Algérie et l'Egypte sont les contrées d'hivernage qui semblent le mieux réunir les conditions favorables pour le séjour des malades atteints d'affections de la gorge et de la poitrine. Mais il ne faut pas oublier, que le séjour, pendant l'hiver, dans ces contrées favorisées, s'il calme momentanément les symptômes, est généralement impuissant à guérir une maladie de la gorge, que cet organe restera d'ordinaire à peu près aussi sensible qu'auparavant, lorsque le chanteur ou l'orateur se retrouveront dans un pays plus froid, en présence des mêmes conditions qui ont donné naissance à cette affection. Ce n'est que par un traitement médical bien dirigé et par la correction des défectuosités dans la phonation, lorsqu'elles existent et lorsqu'elles ont contribué, comme cela est si fréquent, pour une part plus ou moins grande, à l'apparition et au développement des maladies des organes phonateurs, en même temps que par la sévère observation de toutes les règles de l'hygiène, que le malade peut espérer guérir.

Pendant l'été, vous n'avez pas, comme pendant l'hiver, la ressource de vous créer un milieu artificiel et vous êtes bien forcé de subir la température du milieu dans lequel vous vous trouvez ; mais il faut éviter le brusque passage à une température inférieure, que l'on peut rencontrer, par exemple, sous des arbres touffus, au milieu des courants d'air, dans les caves, etc. La température la plus favorable et la plus agréable en même temps, est de 15 à 18° C. et il faut prendre soin, dans la mesure du possible, que la température de votre appartement s'en rapproche de très près.

La trop grande chaleur énerve et ne nous permet pas de déployer vos moyens vocaux, l'air sec et chaud a sur le larynx une influence fâcheuse, surtout lorsque l'on chante dans une atmosphère semblable. Le froid, qui fait grelotter, détermine également un chevrotement de la voix, l'air froid et sec irrite le larynx et en général tous les organes de la phonation et de la respiration, mais l'air humide possède encore une action irritante bien plus néfaste. Lorsque vous vous trouverez dans ces diverses conditions, vous devrez, autant que possible, éviter de parler ou de chanter. Si vous y êtes obligés, prenez soin, plus encore que d'ordinaire, de respirer par le nez dès que vous aurez terminé, ne parlez plus, sous aucun prétexte, faites exécuter, suivant les indications qui vous seront données plus loin (p. 266 et suiv.) le massage de la partie antérieure du cou, enveloppez-vous ensuite le cou d'une légère étoffe de soie et respirez constamment par le nez. L'air tiède et légèrement humide a, au contraire, une action très favorable sur la voix et le climat qui posséderait une atmosphère de ce genre, non exposée aux brusques variations de température, serait assurément le plus favorable pour l'orateur et le chanteur.

PROFESSION

L'influence de la profession peut être considérée : 1° au point de vue des effets qu'elle peut avoir sur la parole ou sur le chant, lorsque l'orateur ou le chanteur exerce en même temps une autre profession ; 2° au point de vue des effets qu'ont, sur la santé générale, les professions de chanteur ou d'orateur. La réponse à la première question est brève et facile : toutes les professions exposant à des sautes brusques de température, aux intempéries, à l'action des poussières, au voisinage des gaz odorants, ou des essences (lors même que ces odeurs sont agréables), ont une influence tout à fait défavorable sur les organes de la phonation.

Les professions d'orateur ou de chanteur ne devraient avoir aucune influence fâcheuse sur les organes de la respiration et de la phonation. Tout au contraire, l'exercice modéré et convenable de la voix ne peut avoir qu'une action très favorable sur la santé générale et sur celle de ces organes en particulier. Bien plus, on a conseillé l'exercice modéré du chant, surtout en raison de la gymnastique respiratoire qui l'accompagne, pour fortifier le poumon, et lui permettre de lutter contre l'envahissement de la tuberculose. Seules, les méthodes vicieuses de phonation, la respiration défectueuse, le surmenage et aussi les imprudences que l'on peut commettre, auront une fâcheuse influence sur la santé des organes de la voix, des poumons, et, par retentissement, sur la santé générale.

ABLUTIONS, BAINS, DOUCHES, MASSAGE LOCAL ET GÉNÉRAL, ÉLECTRICITÉ

Il est évidemment inutile et hors de propos, de vous recommander les pratiques de propreté et les ablutions quotidiennes des diverses parties du corps, qui constituent l'hygiène banale, pratiquée par tout le monde en ce pays. Je crois cependant opportun de vous donner quelques conseils pour vos bains et vos ablutions, et quelques autres emplois de l'eau, que vous pouvez faire avec fruit et qui rentrent dans l'hygiène proprement dite ; mais lorsque vous emploierez l'eau comme un véritable remède, pour traiter un état maladif, je vous engage à ne jamais agir sans avoir recours, au préalable, à l'avis du médecin.

Les ablutions des mains, du visage, doivent toujours être froides, en toute saison. C'est là un fait incontestable, bien que l'on discute encore la question de savoir laquelle des deux, de l'eau tiède ou de l'eau chaude, est préférable pour conserver la beauté de la peau et que la discussion ne soit pas près d'être close. On discute, en effet, avec cette méthode déplorable, qui consiste à faire intervenir des exemples particuliers et l'on trouvera toujours des cas favorables, en apparence, à l'une ou à l'autre des deux opinions. Il est cependant certain que l'eau froide est bien préférable, elle rend la peau plus ferme, plus résistante à l'action des agents extérieurs. La peau habituée à l'eau froide se congestionne moins sous l'action des changements de température, est moins susceptible au hâle ; et, chose très importante, la peau, dans ces conditions, lorsqu'elle est atteinte par le froid, devient beaucoup moins facilement le point de départ des congestions et inflammations des autres organes, plus ou moins éloignés, tels que le nez, la gorge, les poumons, les reins et le cerveau.

La température de l'eau qui servira aux ablutions de propreté ne doit pas dépasser 20° C.

En outre de ces ablutions quotidiennes, il est très important de prendre des bains fréquents, au minimum un par semaine. La propreté la plus absolue est nécessaire, non seulement en raison du respect que l'on se doit à soi-même, mais elle constitue également une pratique indispensable au maintien de la santé générale. Pour que vous vous portiez bien, il est nécessaire que la peau remplisse exactement les importantes fonctions qui lui incombent et qu'elle soit peu sensible aux injures provenant des changements de température. C'est une erreur très grave, de la part du chanteur et de l'orateur, de ne pas prendre de bains fréquents, de peur de s'enrhumer. Si vous prenez un bain chaud de 30 à 32° C., ou même au-dessus, pendant l'hiver, si vous prolongez ce bain et séjournez longtemps dans une pièce sursaturée d'humidité tiède, vous risquez en effet beaucoup, en passant brusquement dans l'atmosphère extérieure, froide, de vous enrhumer. Je vous recommanderai la manière de procéder suivante, qui vous mettra, je l'espère, complètement à l'abri de cette fâcheuse éventualité. Ne prenez jamais de bains dont la température soit supérieure à 27 ou 28° C., restez-y un quart d'heure environ, puis faites-vous savonner abondamment et ensuite frictionner vigoureusement tout le corps, avec la main armée du gant de crin, ensuite replongez-vous dans l'eau pendant quelques minutes; puis, vous plaçant debout dans votre baignoire, faites-vous doucher tout le corps, au moyen d'une grosse éponge, imprégnée d'eau froide que l'on pressera sur vos épaules. Faites-vous envelopper immédiatement après dans un peignoir chaud et sec, étendez-vous sur un canapé et faites-vous appliquer immédiatement, non pas seulement des frictions, mais un vigoureux massage général. Après le massage, reposez-vous pendant quelques minutes, étendu dans une pièce chaude mais sèche, ou dans votre lit, si vous avez pris le bain chez vous. Mais alors, la baignoire ne doit pas être placée dans votre chambre à coucher, en raison de l'humidité que le bain y répandrait, car votre gorge serait beaucoup plus susceptible si vous vous exposiez à l'air froid, en sortant d'une atmosphère saturée d'humidité, qu'en sortant d'un endroit sec. Habillez-vous rapidement, puis faites une marche active de vingt à vingt-cinq minutes; s'il pleut, vous pouvez remplacer cette marche par quelqu'un des exercices de gymnastique de chambre, ou par l'escrime, qui convient également bien aux deux sexes. Suivant les circonstances, vous pourrez faire l'assaut ou l'exercice du mur.

Les bains chauds et prolongés sont affaiblissants et énervants, les bains froids sont au contraire toniques et fortifiants.

En dehors des bains généraux, fréquents, dont nous

venons de parler, je vous engage également beaucoup à pratiquer chaque matin, en vous éveillant, soit le bain d'éponge, soit l'enveloppement froid. Pour exécuter le bain d'éponge, il vous suffit de vous placer debout dans un de ces vastes récipients en zinc ou en caoutchouc, que l'on appelle des tubs et de vous faire exprimer sur les épaules de grosses éponges imbibées d'eau à 10 ou 12° C. Faites-vous sécher et masser immédiatement après et complétez la réaction par la marche ou l'escrime.

Pour pratiquer l'enveloppement froid, vous vous faites brusquement envelopper, en vous levant, d'un drap plongé dans l'eau, à la température de l'appartement; vous y restez trois ou quatre minutes, puis on vous roule dans un drap sec et chaud, ou dans une couverture de laine, ou dans votre lit chaud. Faites ensuite exécuter le massage général et complétez la réaction, comme précédemment, par la marche, la gymnastique ou l'escrime. Ces pratiques, que vous pouvez exécuter, même au cœur de l'hiver, présenteront pour vous de nombreux avantages : elles augmentent votre force physique, en tonifiant vos nerfs et vos muscles, elles augmentent aussi votre force morale, en diminuant, dans de très grandes proportions, la nervosité, malheureusement si fréquente chez tous les artistes; elles diminuent enfin, considérablement, la sensibilité de votre peau vis-à-vis du froid, et, par conséquent, dans de très grandes proportions, les risques auxquels vous vous trouvez exposés de contracter des congestions et des inflammations des organes internes, surtout des organes respiratoires et phonateurs.

L'éducation de la peau par l'eau froide est un moyen très bon, pour diminuer chez les enfants la sensibilité au froid, que présentent les organes de la phonation ; et cette immunité persiste évidemment par la suite, surtout si ces pratiques hygiéniques excellentes sont continuées. Contrairement aux préjugés régnants, au moins en France, elles sont dépourvues de tout danger, à condition que la réaction soit bien assurée par les frictions sèches e chaudes, le massage, le mouvement.

On ne saurait également trop recommander les frictions énergiques et fréquentes sur toute la peau, avec le gant de crin, imprégné d'eau de Cologne, appliqué soit après chacune des pratiques hydrothérapiques que nous avons recommandées, soit isolément, lorsque ces pratiques sont contre-indiquées par le médecin. Elles contribuent, dans une très large mesure, à fortifier et à tonifier la peau.

Les bains de mer agissent énergiquement sur la peau et sur tout l'organisme. Pour expliquer leur action, non seulement il y a lieu de considérer l'action de l'eau prise en elle-même, mais aussi les mouvements dont elle est animée, qui font que ces bains agissent à la façon des douches ; ainsi que l'action des sels renfermés dans l'eau de mer et qui excitent toutes les fonctions de la peau. Ces mêmes sels, entraînés avec l'eau dans l'atmosphère, sont absorbés par la respiration et exercent, de cette manière, une action fortement excitante sur tout l'organisme. Mais les diverses stations balnéaires peuvent produire des effets essentiellement différents; il y a en effet une grande distinction à établir entre l'action très excitante des eaux des stations de la Manche, toujours battues par les vents, toujours en mouvement, fraîches ou même froides, et celle des eaux plus chaudes du sud-ouest, les unes calmes, protégées contre les vents, renfermées dans des bassins, comme à Arcachon, ce qui leur donne un caractère très sédatif, très calmant, ou au contraire fortement agitées, comme à Biarritz, et douées pour cette raison, malgré leur température élevée, de propriétés plus excitantes, ressemblant à celles des eaux du nord, quoique à un moindre degré.

D'une façon générale, on peut dire que les bains de mer et même le simple séjour au bord de la mer, sont très excitants, ils ne sauraient donc convenir ni aux phtisiques ni aux nerveux; les lymphatiques, au contraire, en tireront de grands avantages. Mais je vous conseille très vivement de ne pas prendre de bains de mer et même de ne pas faire de séjour au bord de la mer, sans avoir, au préalable, pris l'avis d'un médecin.

Je crois devoir vous rappeler ici qu'il faut éviter de faire un copieux repas avant de vous livrer à n'importe quelle pratique hydrothérapique; et que vous devez toujours laisser s'écouler un temps minimum de deux heures entre votre dernier repas et le bain. Dans tous les cas où vous serez exposés à recevoir de l'eau dans vos oreilles, surtout aux bains de mer, vous devrez tenir vos oreilles fermées avec un tampon de ouate non hydrophile. Lorsque vous prenez des bains froids, d'eau douce ou de rivière, plongez, la tête la première, ou tout au moins jetez-vous franchement dans l'eau, évitez d'y pénétrer lentement et peu à peu; donnez-vous du mouvement, la natation est un exercice hygiénique excellent. Lorsqu'on pénètre dans l'eau, on ressent d'abord un frisson désagréable, qui se transforme bientôt en une sensation de bien-être. Pour la plupart des individus, la durée des premiers bains ne devra pas dépasser deux à trois minutes, celle des bains suivants, six à dix minutes. Beaucoup de personnes peuvent cependant y rester plus longtemps sans inconvénient. Dans tous les cas, vous sortirez de l'eau lorsque vous sentirez le premier frisson, il sera même bon de le prévenir. Ne vous exposez pas à l'air froid en sortant du bain, revêtez-vous immédiatement d'un peignoir, faites-vous porter à votre cabine si vous vous sentez faible; débarrassez-vous immédiatement de vos vêtements mouillés, plongez vos pieds dans un bain de pied, très chaud, faites-vous frictionner et masser, et immédiatement après, livrez-vous à un exercice de gymnastique ou de marche. Si la réaction se faisait difficilement, prenez un petit verre de vin de Porto ou de Marsala.

Les douches vous seront très utiles dans bien des cas, mais c'est là une méthode délicate, plutôt médicale qu'hygiénique, et vous ne devez pas en user sans avoir sollicité l'avis de votre médecin, qui vous indiquera en même temps la forme de douche que vous devez vous faire appliquer. Faute de cette précaution, cette médication pourrait être pour vous plus dangereuse qu'utile.

Vous pouvez appliquer sur le larynx lui-même des douches locales, dont j'aurai occasion de vous reparler à propos des maladies du chanteur et de l'orateur, mais qui peuvent être également considérées comme une excellente pratique hygiénique. Vous savez probablement qu'il n'y a pas de pratique meilleure, pour faire disparaître la fatigue, après un exercice violent, marche, course, vélocipède, que la douche suivie du massage. Déjà, en 1887, le Dr Schoppe, de Bonn, en Allemagne, avait eu l'idée d'employer le massage du larynx, en même temps pour fortifier cet organe et pour le débarrasser de ses maladies inflammatoires. Le travail [1] dans lequel il fit connaître sa manière de voir et les excellents résultats qu'il obtint de cette méthode, me paraît aussi peu connu des chanteurs que des médecins. Quant à la douche locale externe du larynx, dont je vous parlerai plus loin,

---

[1] Cet ouvrage est intitulé : *Zur Diätetik der Stimme ; Studie über die Einwirkung der Massage auf den Kehlkopf.* (La diététique de la voix, étude de l'action du massage sur le larynx.) Bonn, 1887.

et à sa combinaison au massage, je crois être le premier à les proposer. De plus, les nouvelles méthodes de massage externe de la gorge et du larynx, proposées surtout par le Dr Kellgren, que j'emploie depuis longtemps et dont j'ai pu vérifier maintes fois l'excellence, ont une action défatigante, fortifiante, tonique et décongestionnante sur le larynx, bien supérieure à celle des méthodes de massage proposées par Schoppe.

En raison de leur extrême importance pour le chanteur et l'orateur, je vous décrirai avec détails, en les accompagnant de la démonstration, la douche locale et le massage du larynx.

Douche locale, externe, de la gorge et du larynx. — La douche locale, externe, du larynx, suivie du massage de cet organe, peut être donnée matin et soir aux personnes qui font un emploi très fatigant de leur voix. On peut également et avec très grand bénéfice appliquer douche et massage après le travail où dans les entr'actes. On arrive, par cette méthode, à défatiguer et à décongestionner complètement les organes de la phonation et à les rendre infiniment moins sensibles aux causes d'irritation qu'ils peuvent rencontrer. Il y a, par exemple, très grand avantage à employer la douche laryngienne et le massage local dans les entr'actes, lorsque le chanteur vient de fournir un grand travail ; il retrouvera pour l'acte suivant toute la fraîcheur et toute la vigueur de son organe vocal, exactement comme les coureurs, les vélocipédistes, retrouvent, grâce à des pratiques semblables, leurs forces épuisées.

Il est évident que cette pratique nouvelle, par le fait seul qu'elle est nouvelle, aura à lutter contre les préjugés des chanteurs et probablement aussi de quelques médecins ; on ne manquera pas de dire que l'action d'un jet d'eau froide, sur un organe aussi sensible et aussi délicat que le larynx, surtout lorsqu'il est encore congestionné par un travail récent, ne peut manquer d'en amener le refroidissement et l'inflammation. Rien n'est plus faux, tous ceux qui ont quelque habitude des pratiques hydrothérapiques le savent bien. Je vous ai déjà cité l'exemple des vélocipédistes, des coureurs ; ce qui est dangereux, ce n'est pas (contrairement aux idées répandues) de recevoir un jet d'eau plus ou moins froide sur le corps ou sur une partie du corps, même lorsqu'il est échauffé, c'est de n'être pas mis à même de faire la réaction. Lorsqu'un organe travaille beaucoup (qu'il s'agisse des muscles des membres, ou de ceux du larynx, c'est toujours la même chose), il se forme dans ces muscles, par suite même du travail musculaire, des substances qui sont irritantes et même toxiques ; elles produisent, par leur seule présence, la sensation de fatigue, la courbature, dès qu'elles se trouvent en trop grande quantité et rendent l'organe plus sensible à toutes les causes d'altération qu'il peut rencontrer, parmi lesquelles, en première ligne, le froid. Il y a donc avantage à débarrasser, le plus tôt possible, les tissus, des poisons qui y sont amassés; le meilleur moyen pour cela est de provoquer un écoulement rapide du sang qui s'est accumulé dans les veines dilatées, phénomène qui constitue la congestion, et il n'existe pas de moyen supérieur à la douche suivie du massage. Lorsque vous projetez un jet froid sur une partie de la peau, le sang s'éloigne de la surface et s'échappe momentanément vers la profondeur des organes, parce que les vaisseaux superficiels se sont fortement contractés, sous l'action du froid; mais cette contraction est bientôt suivie d'une paralysie de ces vaisseaux superficiels, et le sang, quittant les organes profonds, revient en abondance dans les vaisseaux de la peau. C'est alors qu'intervient le massage, qui chasse vers le cœur tout ce sang chargé de substances nuisibles, provoque dans tous les organes une suractivité du courant circulatoire, le départ des substances nocives qui y étaient contenues et la régénération des substances utiles qui avaient été détruites par l'exercice. Ces changements suffisent à faire disparaître la sensation de fatigue dans l'organe et à le rendre apte à fonctionner de nouveau. La douche et le massage produisent en outre une stimulation directe de l'activité des nerfs, due en partie au renouvellement, sous l'influence de ces pratiques, du sang contenu dans les vaisseaux infiniment petits qui circulent dans les nerfs ou dans leur voisinage immédiat, et aussi à une action directe, stimulante, des manœuvres mécaniques sur les troncs nerveux et leurs terminaisons dans les muscles. On a pu constater également, d'une façon certaine, que les centres nerveux eux-mêmes, de la moelle et du cerveau, récupéraient une grande énergie par les manœuvres d'hydrothérapie et de massage, exécutées sur les troncs nerveux qui en partent et sur leurs terminaisons. Voilà quels sont les mécanismes qui font qu'un organe débilité par la fatigue et la dépression nerveuses, recouvre, sous l'action des douches et du massage, toute sa vigueur.

La crainte du refroidissement est évidemment la seule considération qui pourrait vous détourner de la douche laryngée ; elle est absolument illusoire. L'application de l'eau froide sur une partie du corps, détermine un abaissement momentané de la température locale superficielle ; si cet abaissement était trop considérable et trop prolongé, la *réaction*, c'est-à-dire le retour, en abondance, vers la surface, du sang accumulé dans les organes profonds, ne se produirait pas, et ces organes deviendraient le siège d'une congestion persistante ou d'une inflammation. Mais, dans aucun cas, si vous séchez la gorge, immédiatement après l'application de la douche, avec une flanelle chaude et si surtout vous pratiquez le massage ensuite, ce phénomène n'est à redouter comme conséquence de la douche.

J'ai imaginé un appareil fort simple, en toile caoutchoutée, dont vous voyez la représentation dans la figure 60, qui protège en même temps votre chevelure et tous vos vêtements, contre les projections

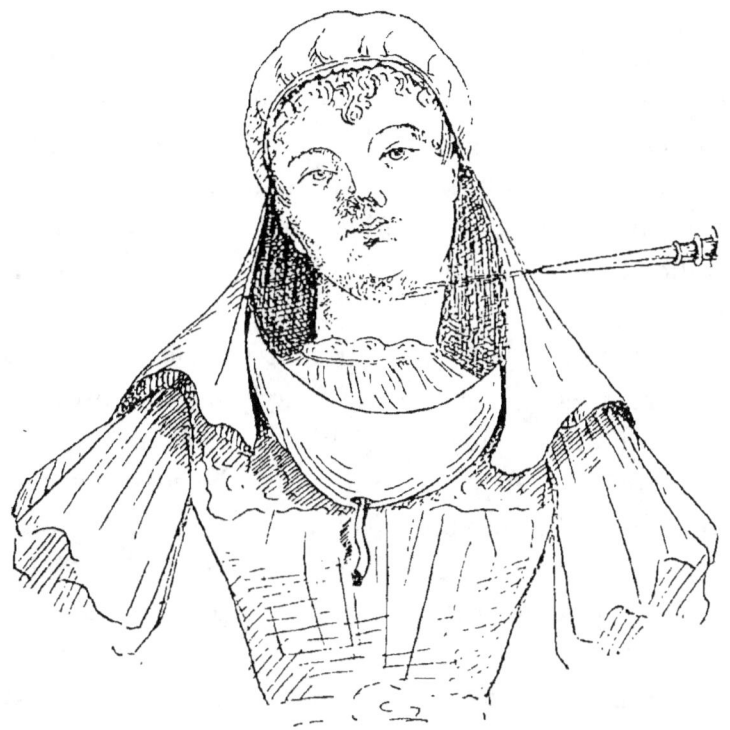

Fig. 60. — Appareil pour la douche externe de la gorge.

de l'eau, et qui l'empêche de couler le long du corps, ce qui serait très pénible et pourrait causer de véritables refroidissements. On peut donc parfaitement appliquer la douche à une personne habillée, même en toilette de soirée. Cet appareil se compose de deux pièces, l'une supérieure, destinée à protéger la tête, l'autre, inférieure, à protéger les épaules et la poitrine contre les projections de l'eau. La pièce inférieure est une sorte de collerette qui s'applique en bas du cou et que l'on serre en arrière, par le moyen d'un lacet, au degré convenable. Le bord qui entoure le cou, est muni d'un bourrelet de ouate non hydrophile, empêchant le moindre écoulement d'eau le long du cou. La pièce supérieure est constituée par une capeline de toile semblable, serrée à la nuque, qui protège la chevelure contre les éclaboussures et de laquelle tombe, en arrière et sur les côtés, une sorte de bavolet, se rattachant par des crochets ou des boutons, sur tout son pourtour, aux bords relevés de la collerette et forçant l'eau projetée à tomber et à s'accumuler dans le sac ou réservoir annulaire formé par la pièce inférieure relevée et d'où elle peut s'échapper par un tube de caoutchouc.

L'eau, à la température de 10 à 12° C., est projetée sur le larynx, au moyen d'une pompe, dont la lance est seule représentée dans la figure ci-jointe. La douche ne doit pas durer plus de trente à quarante secondes en tout et n'est même pas continue, mais se composera d'une dizaine de jets intermittents.

Massage externe de la gorge et du larynx. — Les manipulations du massage local sont si intimement liées à la douche laryngienne, que je veux m'en occuper immédiatement, avant de passer en revue les autres pratiques hydrothérapiques locales.

Je crois que même si vos organes phonatoires sont en parfait état de santé, lorsque vous voulez simplement les fortifier, les défatiguer, après un exercice vocal long ou pénible, clarifier votre voix en mettant vos muscles laryngiens à même de mieux remplir leurs fonctions et en débarrassant la muqueuse des sécrétions qui la recouvrent, altèrent et voilent le timbre de la voix, vous avez tout intérêt à employer simultanément la douche locale laryngée et le massage. Mais si la répugnance, la crainte d'une méthode nouvelle, la peur du refroidissement, l'impossibilité matérielle d'en faire l'application, vous détournent de l'emploi de la douche, vous pourrez toujours recourir au seul massage externe du larynx qui, exécuté par des mains exercées, vous donnera des résultats absolument surprenants. Toute personne intelligente peut apprendre la technique du massage laryngé, qui est cependant fort délicate. Je vais vous le décrire dans tous ses détails, mais il me paraît cependant presque impossible d'arriver à bien exécuter des manœuvres telles que le shaking et surtout la vibration, si on n'a pas assisté plusieurs fois à leur application, faite par une personne très exercée et si on ne se l'est pas senti appliquer à soi-même. Tous ceux qui essaieront de faire du massage du larynx se rendront compte de la vérité de cette affirmation et constateront combien il est nécessaire de faire de ces mouvements un exercice constant, pour être en mesure d'en exécuter une application correcte et par suite efficace.

Le massage est une méthode hygiénique et thérapeutique, qui est appliquée depuis la plus haute antiquité. Il consiste en manipulations exécutées avec la main, généralement à la surface de la peau [1], qui, suivant la façon dont elles sont appliquées, peuvent produire un effet absolument différent sur les organes, ce qui permet d'employer le massage avec un égal succès dans des cas correspondant à des indications tout à fait différentes et même contraires. Vous savez bien, d'ailleurs, que le massage est un excellent moyen pour guérir rapidement les entorses, les contusions, que l'on emploie encore le massage avec grand succès contre les atrophies des muscles d'un membre, qui dépérissent à la suite d'une fracture ou pour d'autres raisons ; dans le premier cas, on fait par le massage disparaître la congestion d'un organe, dans le second cas, au contraire, on y ramène le sang, l'activité, la vie. Je n'ai pas à vous décrire ici toutes les manipulations du massage général et les résultats qu'on en peut obtenir ; je dois me borner à

---

[1] En effet, c'est seulement dans ces dernières années que plusieurs médecins, dont les premiers furent le Dr Braun (de Trieste), le Dr Laker (de Graz) et moi, eurent l'idée de pratiquer le massage des muqueuses ou massage interne, dans le nez, la gorge et les oreilles, et obtinrent les plus brillants résultats dans le traitement de diverses maladies de ces organes. Vous trouverez tous les renseignements sur cette méthode, sa technique et ses résultats, consignés dans mon livre.

« *Le massage vibratoire et électrique des muqueuses, sa technique, ses résultats dans le traitement des maladies du nez, de la gorge et des oreilles.* » Paris. Société d'éditions scientifiques, 1894.

vous décrire soigneusement les manipulations dont le larynx peut être le siège, les résultats que l'on doit en attendre et le mécanisme par lequel ils se produisent [1].

Une des pratiques les plus simples du massage de la peau est l'effleurage ; il consiste à passer légèrement la main sur la peau du cou en la ramenant vers le cœur. C'est en somme à peu près le seul mouvement que connaissait le Dr Schoppe, le seul d'ailleurs, que je vous conseillerai de vous faire appliquer sur votre larynx, si vous n'avez pas à votre disposition une personne exercée au massage spécial de la gorge. Cette manipulation peut avoir déjà une grande efficacité et Schoppe a constaté qu'elle pouvait suffire pour enlever complètement la fatigue au chanteur et fortifier considérablement les organes de la phonation.

On doit exécuter les mouvements d'effleurage avec une certaine énergie ; la manipulation doit être poursuivie jusqu'à ce que la peau soit devenue rouge.

Les mouvements d'effleurage, pratiqués ainsi de haut en bas, chassent vers le cœur, le sang, qui revient très facilement de lui-même à la peau, surtout lorsque

---

[1] A ceux que la question du massage en général intéresse, je recommanderai particulièrement le remarquable livre du docteur Kellgren, déjà publié en allemand, en anglais et en italien et dont j'ai fait paraître, tout récemment, une traduction française.
Technique du massage manuel suédois. (*Gymnastique médicale suédoise.*) Maloine, 1895.

cette manipulation fait suite à la douche. Même lorsque l'effleurage du larynx est appliqué seul, avec énergie, le sang afflue immédiatement de tous côtés dans les vaisseaux superficiels, qui se dilatent sous l'action du massage, comme sous l'action du froid (lorsque l'application est très énergique et continuée assez longtemps), d'où il est constamment chassé vers le cœur. Je vous ai expliqué, à propos des douches, comment la suractivité de la circulation, imprimée par ce procédé, débarrassait l'organe des substances toxiques qui s'y étaient produites et accumulées par suite des contractions réitérées des muscles et du sang qui remplissait, en quantité relativement grande, les vaisseaux congestionnés. Je vous ai expliqué également comment cette action décongestionnait le larynx, pouvait lui rendre toute sa souplesse et lui enlever cette grande susceptibilité qu'il présente après le travail, vis-à-vis de toutes les causes de refroidissement et d'inflammation.

L'effleurage agit de la même manière, mais il présente sur la douche cet avantage de chasser constamment vers le cœur le sang appelé à la peau, qui est remplacé au fur et à mesure par du sang venu des organes profonds, ce que ne fait point la douche.

En outre de cette propriété qu'il possède aussi comme la douche, de rendre la peau plus robuste et moins sensible à l'action du froid, l'effleurage du larynx possède une autre action, qui lui est absolument propre et qui est très importante, il ramène vers le cœur, la lymphe, liquide qui, provenant de la transsudation de la partie fluide du sang à travers les parois des vaisseaux, baigne tous les tissus et tous les organes, se charge de ces produits nocifs issus de leur activité, dont nous avons déjà parlé, et ne s'écoule que très lentement vers le cœur. On comprend facilement combien le massage, en débarrassant rapidement l'organe de sa lymphe, le défatigue et le fortifie. Cette action est surtout précieuse, ainsi que nous le verrons en étudiant les maladies du chanteur, lorsque le larynx a tendance à s'enflammer.

J'ai décrit en premier lieu cette manipulation de l'effleurage, parce qu'elle constitue un mouvement peu compliqué; c'est la seule, vous disais-je, que vous pouvez faire pratiquer sur votre larynx, par une main peu exercée, mais dans le massage complet de cet organe, elle cède le pas à d'autres manipulations bien plus efficaces, que cependant elle complète, et après lesquelles elle doit être ordinairement appliquée.

Vous avez vu, par la description anatomique que nous avons faite du larynx, que ses organes essentiels, les muscles, sont profondément situés et protégés par une lame cartilagineuse en forme de bouclier; il était donc important de trouver une méthode de massage atteignant plus directement les organes intra-laryngiens, que ne peut le faire l'effleurage superficiel.

Nous avons, dans les secousses ou shaking, une méthode excellente et très efficace, mais d'une application difficile, ainsi que vous le verrez par ma traduction de la description qu'en fait Kellgren, dans l'ouvrage que j'ai cité, et que je vous rapporte ici intégralement :

« La partie de la main qui, pendant les manipulations du shaking, entre en contact avec le corps du patient, est la phalange distale d'un ou de plusieurs doigts, et ce ou ces doigts, doivent être appliqués délicatement et non par leurs extrémités.

« Le mouvement part de l'articulation du coude de l'opérateur, où se produisent de légères flexions et extensions. Entre cette articulation et les dernières phalanges des doigts, les os de l'avant-bras, du poignet et des mains, avec leurs articulations intermédiaires, agissent, pour ainsi dire, comme les anneaux d'une chaîne, à travers laquelle un mouvement ondulatoire est envoyé et se propage jusqu'à la partie massée.

« Le mouvement de la main est très rapide. Les articulations ne doivent pas être raides, mais juste assez tendues pour que l'élasticité puisse s'exercer et ne soit pas gênée. Si ces indications ne sont pas remplies, la manipulation devient rude et pénible pour le patient.

« Il tend ses muscles, en raison de la douleur et de la gêne qu'on lui cause, et le massage, *ou bien sera suivi de conséquences fâcheuses ou restera sans résultat.* »

Il existe, pour le shaking du pharynx, trois sortes de mouvements et comme ces mouvements sont les mêmes, qu'on les emploie sur une gorge saine, comme moyen hygiénique, ou sur un larynx malade,

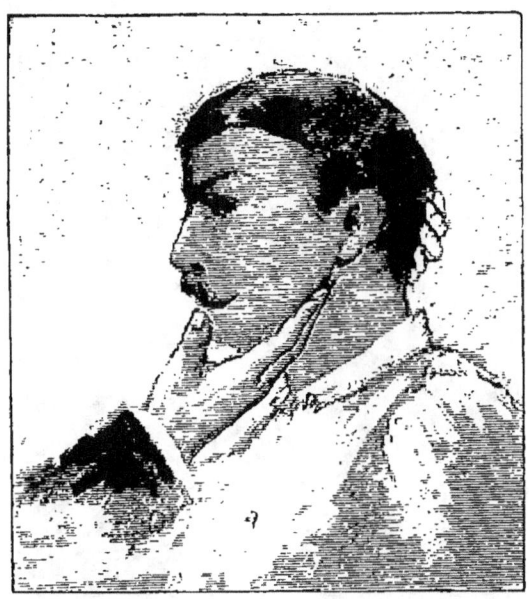

Fig. 61. — Massage par secousses, ou shaking de la gorge

comme moyen thérapeutique, je vais les décrire ici en détail et lorsque, en étudiant le traitement du larynx malade, nous reviendrons sur ce sujet, je vous renverrai à cette description, qui est empruntée comme la précédente, ainsi que les figures qui l'accompagnent à ma traduction du livre de Kellgren :

« 1° On applique les doigts de l'une des deux mains, la surface palmaire étant tournée vers le haut, aussi en arrière que possible, deux de chaque côté de la langue, on exécute alors un rapide mouvement de shaking (fig. 61).

« Si, pendant que nous exécutons le shaking, nous faisons mouvoir nos doigts dans la direction antérieure, il est évident que la langue, les glandes sub-

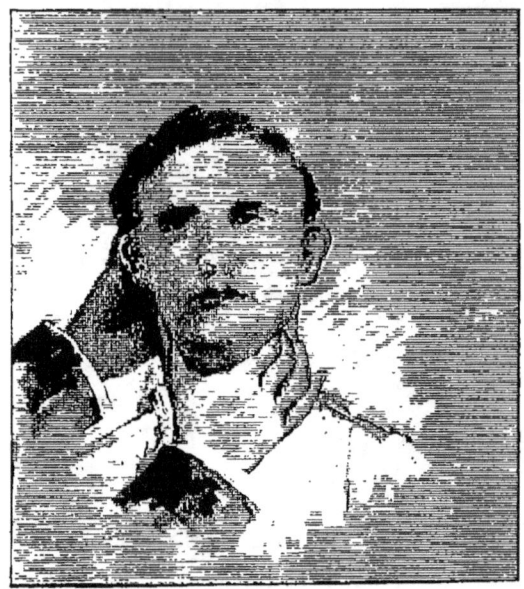

Fig. 62. — Massage par secousses, ou shaking de la gorge.

maxillaires et sublingales, se ressentiront davantage.

« 2° On saisit la racine de la langue entre le pouce et les doigts et on lui imprime des secousses dans le sens transversal (fig. 62).

« 3° On place les extrémités des doigts derrière la branche ascendante de la mâchoire inférieure (fig. 63 et 64).

« Dans ce cas, le mouvement est dirigé en dedans,

en avant et en bas. On peut traiter les deux côtés l'un après l'autre ou simultanément, et l'opérateur peut se tenir debout, en face du patient ou derrière lui. On doit enfoncer profondément les doigts avant de commencer la manipulation.

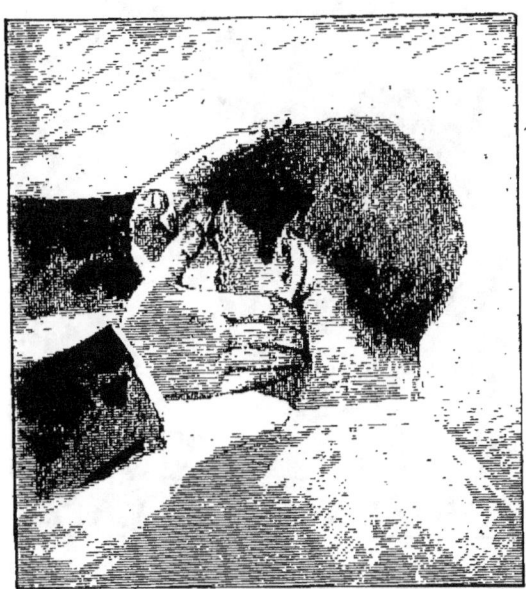

Fig. 63. — Massage par secousses, ou shaking de la gorge.

« On doit courber légèrement la tête en avant, afin de relâcher les aponévroses et les muscles cervicaux, qui, autrement, constitueraient un obstacle considérable. Pour assurer cette position on placera la main libre, soit au-dessus du front, ou, mieux encore, sous l'occiput.

« Les deux premiers mouvements ont, par eux-mêmes, une tendance à abaisser la tête, et cette tendance est exagérée par le patient lui-même, qui fuit nstinctivement la main qui le masse et qui s'y trouve d'autant plus disposé que la douleur dont il souffre est plus aiguë et plus vive, dans les cas où ces mani-

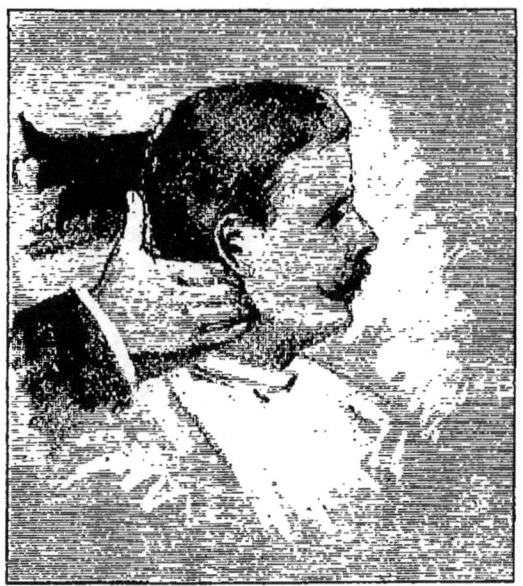

Fig. 64. — Massage par secousses, ou shaking de la gorge.

pulations sont appliquées contre les états pathologiques du larynx.

« Lorsqu'on applique la troisième manipulation avec une seule main, on doit d'abord faire tourner un peu la tête du côté opposé ; après cela on l'incline du côté qui doit être traité. L'espace sur lequel on peut masser, devient ainsi plus large et plus libre. »

Toutes ces manipulations que je viens de décrire minutieusement avec Kellegren, ont surtout été instituées contre l'inflammation du pharynx et du larynx, où elles ont une grande efficacité ; mais je les ai appliquées telles qu'elles au massage hygiénique et fortifiant de la gorge, sur des personnes parfaitement saines, chez qui elles rendent de très grands services. Elles agissent très profondément et déterminent très rapidement la décongestion et l'écoulement de la lymphe, de tout le larynx et des organes voisins, congestionnés par le travail vocal. Elles suppriment la fatigue et le picotement de la gorge, qui accompagnent la congestion, et la tendance au voile et au chevrotement, qui se produit dans ces conditions. Le chanteur ou l'orateur peut recommencer à parler ou à chanter, dans les meilleures conditions, immédiatement après cette application, même à la suite d'un travail vocal très pénible.

Cette manipulation, qui pénètre très profondément, a pour effet de décongestionner le larynx et le pharynx ; elle peut être complétée par une autre qui agit directement sur le muscle crico-thyroïdien. Pour l'exécuter, on place les doigts à peu près dans la position représentée (fig. 65), c'est-à-dire que l'on serre la partie inférieure du larynx entre le pouce et l'index, qui se trouvent alors appliqués sur ce muscle, et que l'on exécute, dans cette position, les mouvements du shaking.

On peut compléter ces diverses manœuvres par la vibration du nerf laryngé supérieur et du nerf laryngé inférieur ou récurrent, qui innerve tous les muscles du larynx, à l'exception du crico-thyroïdien ; ce nerf remonte de bas en haut, le long de chacun des bords de la trachée (fig. 14) et c'est là qu'il faudra pratiquer sur lui la vibration. Mais la vibration, qui est

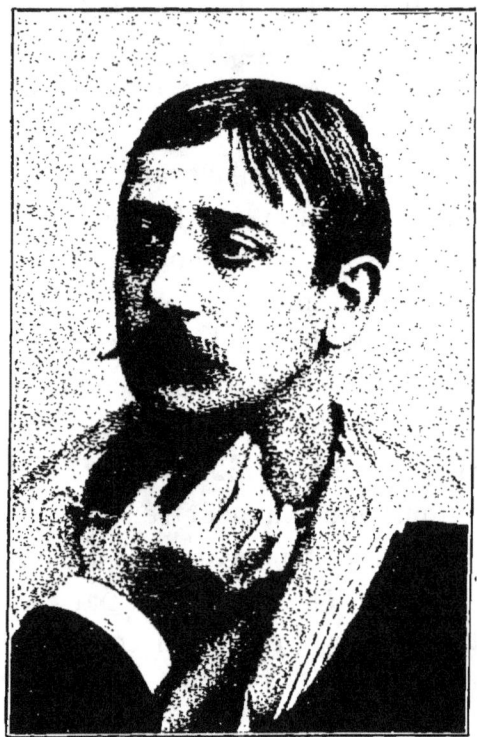

Fig. 65. — Massage du larynx et du muscle crico-thyroïdien.

une méthode toute nouvelle et d'une grande efficacité, est surtout indiquée dans les cas pathologiques, et c'est en étudiant les maladies du larynx, que je rentrerai dans les détails que comporte ce procédé d'une application difficile et qui me paraissent susceptibles de vous intéresser. Appliquée par une main exercée, la vibration des nerfs du larynx peut cependant rendre de grands services sur une personne saine, comme pratique hygiénique ; car, plus que toute autre manipulation, elle communique aux nerfs une grande énergie.

Ce n'est qu'après cette série de manipulations, lorsque l'on aura pratiqué le shaking du larynx, vibré les nerfs laryngés, que l'on terminera en chassant le sang vers le cœur, par une série de manœuvres d'effleurage, ou de frictions superficielles pratiquées de haut en bas sur le cou.

Electricité. — Il existe enfin une autre méthode permettant de fortifier les muscles et les nerfs du larynx, qui peut compléter heureusement le traitement mécanique de la douche et du massage, mais qui reste bien inférieure au massage correctement exécuté, c'est l'électricité ; on peut l'employer sous forme de courants faradiques et de courants galvaniques. Les courants faradiques ou intermittents sont appliqués intérieurement ou extérieurement.

L'application externe consiste à enfoncer le pôle négatif sur le côté de la trachée, au-dessus du sternum, à appliquer l'autre pôle dans la même position et du même côté, au voisinage du larynx ; on fait ainsi passer le courant électrique dans le sens de la direction du courant nerveux, et si l'on emploie des courants assez forts, on peut arriver à faire contracter les muscles intralaryngiens auxquels se rend le nerf laryngé inférieur. L'application interne consiste à introduire le pôle positif, sous forme d'un instrument de courbure convenable, dans le larynx ; le pôle négatif extérieur restant sur le larynx. Enfin on appliquera le courant continu, qui jouit d'une action incontestablement favorable, sur la nutrition, en plaçant indistinctement les pôles électriques, sur la gorge, de chaque côté du larynx. Le courant intermittent peut d'ailleurs être appliqué de la même manière.

Comparaison et critique des méthodes. — Si l'on essaie de critiquer, avec un esprit dépouillé de toute prévention, l'action de ces diverses méthodes, on sera bien forcé de reconnaître la très grande supériorité du massage sur l'électricité, qui n'a plus, vis-à-vis du massage, que la valeur d'un procédé complémentaire, pouvant assurément s'ajouter avec fruit au massage, mais que l'on peut, sans grand inconvénient, laisser de côté, lorsque l'autre est employé. L'action la plus efficace du massage consiste à débarrasser rapidement les tissus des produits toxiques résultant de leur activité, et dont l'accumulation a les effets les plus fâcheux ; et aucune des applications électriques ne jouit de cette propriété. La stimulation directe que produit l'électricité, appliquée sur les nerfs laryngés, est également produite par la vibration nerveuse de ces mêmes nerfs et, très vraisemblablement, d'une façon bien plus efficace. Enfin, nous verrons, en étudiant les maladies des organes de la phonation, que l'on peut pratiquer le massage direct, interne, du larynx et exciter ainsi directement, par une action locale, comme avec l'électricité la contraction des muscles intra-laryngiens. Cependant je vous dirai que je ne suis pas partisan de ces excitants locaux, internes, des muscles laryngiens, au moins comme pratiques d'hygiène. Lorsque la muqueuse est malade, le massage intra-laryngien est une méthode excellente pour la guérir, ce que l'électricité est absolument impuissante à faire ; mais le véritable exercice des muscles laryngiens est l'exercice volontaire, au moyen d'exercices vocaux convenablement réglés. Il faut arriver à mettre les muscles en état de se contracter longtemps et fréquemment sans fatigue et l'on obtient ce résultat, surtout par les bonnes méthodes de chant et de respiration. On y arrive également en tonifiant par un bon régime les centres nerveux, les nerfs qui se rendent à ces muscles et ces muscles eux-mêmes ; la douche et le massage, accessoirement l'électricité, seront pour cela les meilleurs procédés.

Je suis rentré dans de longs détails à propos de la douche et du massage du larynx, pour l'orateur et le chanteur, parce que cette pratique constitue, même à l'état de santé, une méthode encore peu connue, mais d'une très grande efficacité et d'une très grande supériorité sur toutes celles actuellement employées. J'ai maintes fois vérifié, sur moi-même et sur diverses personnes, l'action défatigante et fortifiante que le massage externe du larynx exerce sur les organes de la phonation, fatigués par un très long et très pénible exercice et je ne saurais trop vous engager à y avoir recours, avec d'autant plus d'assurance, qu'il ne saurait, dans aucun cas, en résulter pour vous aucun inconvénient ; à condition, bien entendu, que ces manœuvres soient pratiquées par une main exercée.

Continuons maintenant l'énumération des pratiques locales d'hydrothérapie laryngienne et autre, que nous avons interrompue par l'étude du massage et de l'électricité.

AUTRES PRATIQUES HYDROTHÉRAPIQUES

Si vous ne pouvez ou ne voulez appliquer la douche sur la peau du cou, elle peut être remplacée par la cravate d'eau froide. Appliquez sur la face antérieure du cou une compresse trempée dans l'eau froide, laissez-la sept ou huit minutes en contact avec la peau, et le sang qui s'était d'abord retiré de la peau y revient en abondance ; elle rougit et vous exécutez ensuite à sa surface le massage. La cravate d'eau froide, ainsi appliquée, participe aux propriétés de la douche, sans avoir cependant la même action excitante et tonique.

Les bains de pieds chauds, ou bien au contraire froids, dans un courant d'eau ou sous un jet, suivis de frictions et de massage, tels qu'on les emploie dans plusieurs stations thermales, constituent un bon moyen de décongestionner le larynx, mais on ne devra pas les employer, sous leur seconde forme surtout, sans prendre l'avis d'un médecin.

On doit se laver la bouche et les dents, matin et soir, en se levant, avant de se coucher et après chaque repas. Vous vous servirez pour cela d'eau tiède, dans laquelle vous aurez fait dissoudre de l'acide borique (40 grammes pour un litre), et à laquelle vous ajouterez, au moment de vous en servir, quelques gouttes d'eau de Cologne. Vous remplissez votre bouche, renversez fortement la tête en arrière, sans faire aucun de ces mouvements de raclage ou de régurgitation qui constituent le gargarisme et qui ne font qu'irriter la gorge ; vous restez quelques instants dans cette position et recommencez à plusieurs reprises. Au lieu du gargarisme, c'est donc le bain de gorge que je vous recommande ; il nettoie et tonifie les muqueuses de la gorge et de la bouche et n'est pas irritant comme ce dernier. Pour vous brosser les dents, je vous conseillerai surtout la poudre préparée avec le quinquina concassé et le charbon.

De nombreux médecins ordonnent le lavage intérieur du nez comme pratique hygiénique. Nous discuterons plus loin les dangers et les inconvénients de cette douche nasale, qui peut être remplacée avantageusement, au point de vue de la simple hygiène, par le massage intérieur de cet organe, que je vous apprendrai à exécuter.

Les bains russes ou turco-romains constituent de

bonnes pratiques hygiéniques pour le chanteur et l'orateur, qui retireront surtout des avantages des inhalations vaporeuses, balsamiques ou simples, qui les accompagnent; mais ces bains occasionnent, chez la plupart des personnes qui n'y sont pas habituées, une grande fatigue. Je vous recommande de placer autour de la tête, pendant votre passage à l'étuve, un linge imprégné d'eau froide, fréquemment renouvelé, de façon à éviter la congestion céphalique et le coup de chaleur; et indépendamment du massage général, que l'on applique toujours dans le courant du bain, de vous faire frictionner vigoureusement après la douche, qui devra toujours se terminer par un jet d'eau chaude sur les pieds. Dans la plupart des cas, la piscine est au moins inutile.

Le massage général du corps, appliqué pendant le bain turc, ou isolément, est une pratique hygiénique excellente, dont l'usage fréquent ne saurait être trop conseillé. Il entretient et développe la vigueur des muscles, la souplesse du corps, permet de lutter contre l'envahissement de la graisse, rend la peau résistante à l'action du froid, qui ne retentit plus, ou tout au moins bien moins facilement, sur les organes internes, pour y déterminer la congestion et l'inflammation.

EXERCICES

On peut diviser les exercices que devra exécuter le chanteur et l'orateur, en spéciaux et généraux.

Exercices spéciaux. — Nous avons déjà parlé, dans le courant de cet ouvrage, de presque tous les exercices spéciaux. Je me contenterai de les énumérer ici. Il y a d'abord les exercices des organes de la vibration et de la résonance, les exercices des organes de la respiration, exécutés avec l'aide du spiromètre, du pneumographe ou sans ces instruments. On peut aussi renforcer l'action des muscles qui servent accessoirement; dans les grands mouvements respiratoires, les muscles des épaules principalement, par les exercices de trapèze et de barre fixe, d'escrime et surtout d'haltères, qu'il est très facile de faire chez soi. Tous ces exercices, en dehors de leur action fortifiante locale, auront une très grande et très heureuse influence sur la vigueur et la santé générale.

Exercices généraux. — Il est très important pour tous les hommes, en particulier pour le chanteur et l'orateur, qui doivent jouir d'une parfaite santé générale et d'une réelle vigueur, de faire chaque jour un exercice modéré au grand air. Le meilleur de tous les exercices physiques est assurément la marche, de tous c'est celui qui met simultanément en jeu le plus grand nombre de muscles ; il sera surtout excellent pour vous, lorsqu'il sera exécuté en plein air, à condition qu'il ne pleuve pas, autant que possible après les repas. Il est absolument nécessaire de marcher dehors, une heure ou deux par jour, à une bonne allure. Il ne faut pas être aussi difficile pour le temps que le sont d'ordinaire les chanteurs ; avec des vêtements convenables pour la saison et de bons souliers, on peut affronter les temps incertains. Les femmes, surtout celles qui sont menacées par la graisse, ont une tendance à abuser de la voiture et à négliger les exercices et la marche, ce qui favorise cette disposition fâcheuse pour tous, mais en particulier pour le chanteur; car la graisse altère la voix, surtout dans les parties moyennes de la tessiture, diminue les forces générales et rend très pénibles les moindres efforts.

L'escrime est, après la marche, le meilleur des exercices, parce qu'elle aussi met en jeu un très grand nombre de muscles. Pour le chanteur et l'orateur, en particulier, elle est excellente, car elle développe la poitrine et les muscles des parties supérieures du corps (on doit s'habituer à tirer des deux bras); mais, malheureusement, on la pratique à la maison (ce qui, à d'autres points de vue est une supériorité), et on perd ainsi les avantages de la respiration et de l'exercice en plein air. Faites de l'escrime, surtout les jours de pluie. Les femmes peuvent tirer de l'escrime les mêmes avantages que les hommes. Tous les exercices corporels devront être exécutés avec modération ; méfiez-vous de l'assaut, si vous avez le caractère bouillant et impétueux, et tirez plutôt au « mur ». Un certain nombre de *très courtes* séances de « mur », pratiquées régulièrement tous les jours, surtout après vos repas, lorsque vous ne sortirez pas, vous donneront des résultats excellents. Cette habitude est très utile pour faciliter et activer la digestion.

Vous pouvez encore pratiquer à la maison tous les exercices de la gymnastique suédoise de chambre, que vous trouverez décrits dans l'excellent livre du docteur Lagrange sur l'exercice, dont je ne saurais trop vous recommander la lecture.

La natation, le canotage, l'équitation, sont de bons exercices, à condition de les pratiquer avec modération, de suivre scrupuleusement les règles de l'hygiène, d'éviter le surmenage, la fatigue et les refroidissements.

La bicyclette n'est pas un mauvais exercice, si l'on s'astreint à suivre exactement les mêmes prescriptions; mais les bicyclistes sont malheureusement trop portés à faire des excès et à respirer par la bouche, pratique pire pour eux que pour tout autre, car l'air et la poussière viennent frapper avec une grande force le fond de leur gorge et y déterminent facilement l'inflammation. Ils surveilleront donc beaucoup leur respiration, qui doit rester exclusivement nasale.

Tous les exercices violents, dans lesquels on est très disposé à se laisser entraîner, ou ceux qui se pratiquent au milieu de la poussière doivent être soigneusement évités, tels sont le foot-ball, le tennis, la danse et la chasse.

Il est absolument nécessaire, non seulement de ne pas se fatiguer, mais même de ne se livrer qu'à un exercice très modéré, les jours où on doit parler ou chanter ; on se contentera d'une courte promenade en plein air, ces jours-là. Mais rester au lit toute la journée, lorsqu'on doit parler ou chanter le soir, me paraît être une exagération et constituer une méthode peu recommandable.

DÉMONSTRATIONS ET EXERCICES PRATIQUES

Continuation de l'étude laryngoscopique des registres.

Application et démonstration de la douche locale externe du larynx.

Application et démonstration des diverses manœuvres du massage externe de la gorge et du larynx.

Application de l'électricité sous ses diverses formes.

DIXIÈME LEÇON

SOMMAIRE

Hygiène du chanteur et de l'orateur (Fin).

Fards, pommades, cosmétiques, teintures, parfums.
Vêtements, corset.
Aliments, condiments, toniques, excitants. — Alcool, café, thé, maté, chocolat, kola, tabac, recettes et pratiques spéciales pour les chanteurs.
Nervosité.
Acoustique.
Hygiène de l'appareil respiratoire.
Hygiène de l'appareil circulatoire.
Influence du sexe.
Influence de l'âge.
Influence de la race.
Influence favorable du chant sur la santé générale.

FARDS, POMMADES, COSMÉTIQUES, TEINTURES, PARFUMS

Mesdames, Messieurs,

Toutes les personnes qui abordent la scène sont obligées d'employer des fards et des poudres ; je conseille vivement à ceux qui ne sont pas dans ce cas, de proscrire absolument cette fausse parure, dont l'effet sera toujours, quelque inoffensives que vous paraissent les substances employées, de produire, au bout d'un certain temps, l'altération et le vieillissement prématuré de la peau.

Les poudres sont composées de substances minérales ou végétales pulvérisées. Les poudres minérales sont : le sous-nitrate de bismuth, l'oxyde de zinc, l'albâtre, la craie et le talc ; on les considère généralement comme inoffensives, cependant elles encrassent les pores de la peau, sont très difficiles à enlever et très adhérentes et cela suffit pour produire l'irritation de la peau.

La poudre de riz proprement dite n'est guère employée, parce qu'elle manque d'adhérence ; la poudre de farine de blé est, au contraire, très adhérente et très adoucissante ; c'est elle qui doit vous être recommandée de préférence. La poudre d'iris, par contre, doit être repoussée, parce qu'elle est très irritante. Les poudres que vous emploierez seront très discrètement parfumées, ou mieux, ne le seront pas du tout, parce que les parfums, ainsi que je vous le dirai tout à l'heure, ont, ou tout au moins peuvent avoir, une influence très fâcheuse sur la voix.

Parmi les fards blancs, les uns contenant du sous-nitrate ou du sous-chlorure de bismuth, de l'oxyde de zinc, de l'albâtre, peuvent être considérés comme non dangereux ; avec cette réserve cependant, qu'il est très difficile d'en débarrasser complètement les pores de la peau, qu'ils rendent précocement rugueuse. Mais les fards blancs, désignés sous le nom de blanc de perle, sont généralement très dangereux, parce qu'ils sont colorés avec une substance très toxique, qui est le carbonate de plomb ou céruse. Il vous est facile de reconnaître, vous-mêmes, la présence de la céruse dans un fard blanc, vous n'avez qu'à y ajouter de l'iodure de potassium : s'il y a de la céruse, le fard devient jaune et vous devez le rejeter immédiatement.

Les fards rouges sont souvent colorés avec du vermillon ou sulfure de mercure, ou bien avec du sulfure d'arsenic : ces substances sont extrêmement dangereuses. C'est le carthame qui constitue pour les fards rouges la coloration la plus inoffensive ; mais si vous n'êtes pas sûrs de la nature de la matière colorante d'un fard rouge, je vous engage à le faire examiner, avant de l'employer, par un chimiste.

Les fards noirs doivent leur coloration à une substance tout à fait inoffensive, qui est le noir de fumée.

Vous devez enlever, aussi soigneusement que possible, toutes les particules des poudres colorantes, des fards, qui se sont pour ainsi dire incrustées dans votre peau ; vous pouvez le faire en frictionnant soigneusement la peau, avec un linge imprégné d'une substance onctueuse, telle que la vaseline. Mais n'oubliez pas que la vaseline n'est pas une substance grasse proprement dite, qu'elle ne peut pas être dissoute par le lavage au savon, tandis que les graisses jouissent de cette propriété ; c'est donc le cold-cream, fait avec le saindoux, qui vous permettra d'exécuter, au moyen du savon, le nettoyage le plus complet de la peau.

Certaines personnes, à peau très délicate, sont obligées en tout temps de s'enduire le visage et les mains d'une substance protectrice, qui les préserve de l'action de l'air sec ou froid et prévienne le hâle. Je ne vous recommanderai pas la glycérine, qui est très irritante pour la peau ; vous pouvez employer la vaseline, mais de toutes les substances connues, la lanoline, qui est une matière grasse, miscible à l'eau, est la plus avantageuse, parce que, alors même que vous l'appliqueriez sur la peau humide, elle lui adhérerait parfaitement et parce que, ainsi que pour toutes les matières grasses, on peut en débarrasser ensuite complètement la peau par l'action du savon. De plus, son action sur la peau est très favorable.

Pour la chevelure, les huiles doivent être préférées aux pommades qui rancissent très facilement. Tous les fixateurs de la chevelure ont en général une action très défavorable sur les cheveux.

Les teintures noires pour les cheveux, contenant des sels de plomb ou d'argent, sont très dangereuses, parce que ces substances sont très toxiques ; leur emploi, longtemps continué, a pu amener de véritables empoisonnements.

Les teintures blondes, américaines, au sulfate de cadmium et au sulfhydrate d'ammoniaque, sont à peu près sans danger.

L'eau oxygénée, qui amène une coloration blonde, altère sensiblement la chevelure.

La préparation faite avec 150 grammes de

rhubarbe dans un demi-litre de vin blanc et qui teint les cheveux en blond, est absolument sans danger.

Vous trouverez des renseignements plus étendus sur toutes ces questions, dans l'excellent livre du D\ Monin : « *Hygiène de la beauté.* »

Je conseille vivement aux hommes de porter les cheveux taillés très courts, presque tondus en arrière. Quant aux femmes, elles éviteront, autant que la mode le leur permettra, les édifices capillaires haut placés sur la tête. Moins longtemps les cheveux recouvriront le crâne d'une couche épaisse, mieux cela vaudra ; aussi longtemps qu'elles le pourront, elles porteront, dans la journée et toute la nuit, les cheveux complètement libres ou nattés, ou bien simplement rassemblés dans un large filet.

Toutes les odeurs intenses, bonnes ou mauvaises, sont toujours défavorables, souvent même, très dangereuses pour la voix. J'ai déjà eu occasion de vous parler des odeurs désagréables, à propos de l'hygiène de l'habitation ; vous y serez rarement exposés, et on est plus porté à se défendre contre elles, en raison de l'impression pénible et désagréable qu'elles produisent. Les odeurs suaves, presque aussi nuisibles, sont peut-être plus dangereuses, parce qu'elles ne contiennent rien, en elles-mêmes, qui vous engage à vous en préserver, au contraire. C'est un fait très certain, que les odeurs, qu'elles proviennent directement des fleurs elles-mêmes, de leur distillation ou de préparations chimiques, ont une influence très fâcheuse sur la voix; elles peuvent même déterminer une complète aphonie et accumulées en trop grande quantité dans une chambre à coucher, elles sont capables de déterminer la mort. Telles personnes sont beaucoup plus susceptibles que d'autres à l'action des parfums, et à certains parfums plutôt qu'à d'autres. Ne conservez donc jamais, ni dans votre loge, ni dans votre chambre à coucher, ni même dans votre chambre de travail, le moindre bouquet de fleurs. Évitez de chanter dans un salon surchargé d'émanations provenant des fleurs ou des parfums dont se couvrent certaines personnes; cela pourrait être réellement dangereux pour votre voix. Soyez sobres également de parfums, dans votre toilette, et je crois que le bon goût y trouvera aussi bien son avantage que l'hygiène de votre voix.

VÊTEMENTS

Il est bien évident, et tous les hygiénistes le constatent avec regret, que le costume des hommes et surtout celui des femmes est, à l'époque actuelle, en même temps moins simple, moins élégant et moins hygiénique que le costume des anciens, des Grecs et des Romains. Toutes les tentatives qui ont été faites pour ramener à ce point de vue l'esprit humain dans la voie du bon sens en même temps que du bon goût, ont jusqu'ici complètement échoué; il me faudrait une forte dose d'illusions pour oser espérer un résultat meilleur, si j'essayais de rompre en visière avec les préjugés régnants. Je me bornerai donc à vous donner quelques conseils hygiéniques touchant le vêtement, sans vous demander des sacrifices complets, que d'ailleurs vous ne vous résoudriez probablement pas à accomplir. Sur la grave question du corset, cependant, j'engagerai résolument le combat et vous montrerai les conséquences qu'a fatalement pour votre santé générale, pour votre voix et pour votre beauté, l'usage de ce barbare instrument de torture qui est le corset, tel au moins qu'on le porte actuellement.

Il est nécessaire évidemment de porter des vêtements adaptés aux saisons, plus épais en hiver, mais toujours légers, de préférence en laine. N'oubliez pas, si la laine vous paraît trop chaude, que les habitants des pays les plus chauds tissent leur vêtement de cette substance, la plus apte justement, en raison de ses propriétés de corps mauvais conducteur, à protéger contre les rayons ardents du soleil, en même temps que contre les sautes subites de température et le refroidissement brusque du corps, lorsqu'il a été surchauffé. Complétez, suivant les circonstances atmosphériques, ce qui peut vous manquer, par des vêtements mobiles, des manteaux et des par-dessus, qu'il ne faut jamais conserver lorsqu'on rentre dans une maison ou un endroit clos. La nature et l'épaisseur de l'étoffe pourront varier dans une plus large mesure, si vous prenez la précaution de porter sous la chemise une légère flanelle ou un jersey de soie. Au cas où vous ne voudriez pas vous astreindre à cette pratique, si utile dans nos climats, portez au moins une large ceinture de flanelle, qui protégera le ventre et les reins.

Les femmes devront porter en toute saison des pantalons fermés, et celles qui sont de santé délicate et susceptible, devront même s'astreindre, dès que la saison devient un peu plus rigoureuse, au port de la flanelle blanche. Les pantalons des dames seront serrés au genou par un ruban, jamais par un caoutchouc; ils ne doivent pas avoir d'ampleur inutile. Les pantalons, ainsi que les jupons, doivent être suspendus au corset par des boutons et des annerettes, et non pas serrés au niveau de la taille par le moyen de coulisses. Cependant, avec l'usage du nouveau corset que nous proposons, l'usage de la coulisse a moins d'inconvénients, en raison de son obliquité.

Les hommes porteront des caleçons, en étoffe de laine, l'hiver, en toile fine ou en soie, l'été. Ces caleçons seront boutonnés, bien entendu, au niveau de la ceinture, mais ils ne doivent pas être serrés, ni tenir sur le corps par suite de leur constriction, ils présenteront, sur tout leur pourtour, des boutonnières, au moyen desquelles ils seront fixés à la ceinture du pantalon, ou tout autre moyen de suspension. Le pantalon, lui-même, sera suspendu aux épaules par de bonnes bretelles et il ne doit aucunement serrer l'abdomen. Dans aucun cas on n'emploiera de ceinture pour soutenir le pantalon. Vous le voyez, ni les hommes ni les femmes ne doivent subir, au niveau de la taille, par suite de la fixation des vêtements, la moindre constriction, qui aurait forcément pour conséquence de contrarier les mouvements d'expansion de l'abdomen, et d'empêcher, ou tout au moins de gêner, la respiration diaphragmatique.

La chaussette convient le mieux, en toute saison, à l'homme, la femme portera des bas suspendus à la ceinture par des jarretelles ; l'usage de la jarretière, même serrée au-dessus du genou, est tout à fait antihygiénique, car ce lien empêche le retour du sang vers le cœur et favorise le développement des varices.

Les souliers seront de cuir léger, absolument imperméables à l'eau, mais on doit complètement, proscrire les chaussures de caoutchouc, qui condensent les vapeurs sortant du pied, surtout pendant la marche et empêchent leur évaporation, congestionnent le pied et le rendent extrêmement sensible aux meurtrissures et au froid. De même, et pour les mêmes raisons, vous ne devrez employer aucun vêtement de caoutchouc ou caoutchouté (imperméables). La meilleure forme de soulier, pour la marche, est le brodequin lacé et protégé en avant, ou la bottine boutonnant sur le côté. Les souliers ne doivent être, ni carrés ni pointus, à leur extrémité, mais doivent s'adapter le mieux à la forme du pied et ne gêner en aucune façon ses mouvements et ses efforts. Les talons plats, dits talons anglais, sont les plus favorables à la marche et devraient être exclusivement employés par les hommes comme par les femmes ; mais les femmes, en général, ne les aiment pas, parce qu'ils donnent au pied sa longueur naturelle et n'augmentent pas la hauteur de la taille, tandis que les souliers à talon élevé font paraître le pied plus court, lui donnent une forme plus cambrée, plus élégante et augmentent la taille, avantage précieux pour les personnes petites. Mais cette forme de talon, très défavorable à la marche, est très fatigante ; par la modification que les talons de cette forme impriment à la position du pied, ils empêchent les muscles de la jambe de produire, en se contractant, une action efficace ; ils exposent aux entorses et ont encore pour les femmes d'autres inconvénients spéciaux.

Toute gêne et toute constriction du cou doit être soigneusement évitée ; les cols de chemise des hommes seront toujours larges, les cols droits, à bords cassés en avant, constituent la forme préférable ; ils sont élégants, protègent le cou en arrière, et en avant, ne compriment pas le larynx ni les vaisseaux du cou et laissent les muscles de cette région parfaitement libres.

Les femmes, esclaves volontaires de modes changeantes et bizarres, auront plus à en souffrir que les hommes ; elles éviteront le plus possible les cols hauts et serrés et adopteront de préférence les modes consistant à échancrer les corsages. Ce n'est pas seulement la constriction qui est à redouter, mais la simple présence de ces ornements inutiles, qui, sans serrer le cou, le préservent du contact de l'air et le rendent ensuite bien plus sensible à l'action du froid.

On ne peut répondre d'une façon absolument générale à cette question si souvent posée : doit-on se couvrir le cou? Je vous en ai assez dit, à propos de la douche et du massage du cou, pour avoir seulement besoin de vous répéter ici, que les refroidissements du larynx, provenant de l'action de l'air extérieur sur le cou, ne se produisent que chez des personnes très délicates et très sensibles, lorsqu'elles passent brusquement d'une atmosphère chaude dans une atmosphère froide et surtout lorsqu'elles viennent de parler ou de chanter. Il faut donc que ces personnes, dans ces circonstances, protègent soigneusement le cou; on peut même dire que tout le monde fera bien, avec plus ou moins de soin, d'en faire autant à ces moments. Mais, d'une façon ordinaire et générale, il vaut infiniment mieux s'habituer à garder le cou découvert; c'est une habitude qu'il faut donner aux enfants et il n'est personne, si sensible soit-il, surtout s'il a reçu cette éducation dès l'enfance, qui ne puisse arriver, surtout avec l'aide du massage général ou local et de l'hydrothérapie, à supporter impunément, sur son cou largement découvert, toutes les injures de la température.

On doit habituer les enfants à coucher et à rester

toujours tête nue à la maison ; les hommes devront toujours porter la chevelure courte et ne jamais avoir recours à l'usage de calottes. Les femmes, ainsi que je vous l'ai dit, lorsqu'elles ont beaucoup de cheveux, les laisseront pendre, libres ou nattés, ou bien retenus dans un large filet, derrière la tête. Lorsque vous serez obligés, au théâtre, de vous surcharger la tête de lourdes perruques, évitez de vous exposer sans transition à l'air extérieur ; restez assez longtemps dans votre loge, la tête découverte, il serait peut-être même prudent, pour en sortir, de vous protéger plus complètement et plus efficacement la tête que par le moyen d'un simple chapeau.

Les exigences du théâtre obligent fréquemment à se surcharger le corps de vêtements et d'accessoires fort lourds ; après vous en être débarrassés, reposez-vous longuement dans votre loge et couvrez-vous bien le corps pour en sortir, même si la température extérieure était douce, car vous êtes à ce moment très exposés aux refroidissements. Par contre, les femmes plus que les hommes sont obligées de chanter, sans être suffisamment couvertes, dans des salles trop froides ou au contraire trop chaudes, ce qui les expose aux refroidissements lorsqu'elles passent brusquement dans l'atmosphère plus froide des coulisses, des couloirs et des escaliers. Au moment où l'on pénètre dans les coulisses, il faut rapidement se revêtir d'un manteau et regagner la loge sans ouvrir la bouche, sans dire un mot, en prenant bien soin de respirer par le nez. Les vêtements de flanelle ou de soie, appliqués directement sur la peau, constituent une protection très efficace pour le chanteur et l'orateur, contre les dangers du refroidissement, auquel, malgré toutes leurs précautions, en raison des circonstances, ils ne peuvent pas toujours se soustraire.

Corset. — De toutes les questions qui intéressent l'hygiène du vêtement, celle du corset est de beaucoup la plus importante pour toutes les femmes et, d'une façon plus particulière encore, pour les femmes qui chantent. J'ai essayé de vous montrer, à plusieurs reprises, combien il était nécessaire à tout le monde, aux chanteurs et aux orateurs en particulier, de respirer suivant une bonne méthode et de corriger, par des exercices spéciaux, les défectuosités que peut présenter leur mode de respiration. Ces conseils étaient bien plus nécessaires aux femmes qu'aux hommes, parce que, chez elles, c'est justement une des pièces essentielles de leur toilette, le corset, qui est la cause fatale des défectuosités les plus graves, dans leur mode de respiration ; et tant qu'elles n'auront pas modifié leur corset, conformément aux lois du bon sens, qui sont en même temps celles de l'hygiène, tous leurs efforts, tous les exercices respiratoires qu'elles pourront faire pour corriger leur respiration vicieuse, seront de nul effet ; elles fatigueront prématurément leur voix et leurs forces, et ne pourront jamais atteindre les résultats, auxquels leurs moyens naturels, fécondés par l'étude, eussent pu leur permettre de prétendre ; leur santé générale et, ce qui les touchera peut-être d'avantage, leur plastique et leur beauté, en souffriront.

Chez les anciens Grecs et Romains, les vêtements, aussi bien ceux des hommes que ceux des femmes, s'appuyaient sur les épaules, d'où ils tombaient librement jusqu'aux pieds ; la nécessité d'une ceinture passant par le milieu du corps ne se faisait évidemment pas sentir, et les seins étaient soutenus par une simple bandelette. Lorsque le costume des deux sexes se divisa en deux parties, correspondant chez la femme au corsage et à la jupe, on fit intervenir une sorte de ceinture, destinée à soutenir les vêtements recouvrant le bas du corps et on fit, en même temps, remonter cette ceinture, qui ainsi ressembla à une cuirasse (et qui peut-être doit être considérée comme une réminiscence de cette armure) jusqu'aux seins, qu'elle servait à soutenir. C'est probablement l'observation de cette courbe gracieuse, existant naturellement sur le corps de la femme bien faite, au niveau du rétrécissement de la taille, qui inspira l'idée de la constriction, au moyen du corset, en ce point. La mode procède en effet souvent par exagération d'une qualité ou d'une élégance naturelle, lorsque, au contraire, le besoin des contrastes ne la pousse pas dans la voie inverse, à la création de véritables monstruosités, ou lorsqu'elle ne se livre pas à de pures fantaisies, auxquelles on ne saurait découvrir aucun sens. Il est en effet certain, comme vous pouvez le constater sur les statues réputées belles, de l'avis de tous, qu'un léger rétrécissement de la taille est élégant, de même qu'un pied ou une main relativement petits sont élégants. La mode Chinoise accentue, au moyen de véritables instruments de torture, la petitesse des pieds (et toutes les nations blanches, qui ont des prétentions à un haut degré de civilisation, s'accordent à condamner cette coutume comme barbare); la mode des blancs, coutume mille fois plus barbare, enserre le corps lui-même, qui renferme tous les organes essentiels à la vie, dans un autre instrument de torture, infiniment plus nuisible, qui est le corset.

Le corset actuel est assurément un instrument barbare, car, indépendamment des inconvénients spéciaux et très graves qu'il a pour la chanteuse, il amène des déformations, des atrophies et des déplacements d'organes très importants, dont il vicie ou altère le fonctionnement et cause des déformations du corps, qui l'enlaidissent profondément. C'est, en outre, un des plus puissants facteurs déterminant l'accumulation de la graisse, lorsqu'au contraire il ne contribue pas au développement de l'anémie, de la chlorose et de cette terrible maladie qui s'appelle la phtisie. Le corset, enfin, produit dans l'organisme maternel des troubles qui retentissent fortement sur l'enfant avant sa naissance ; il est donc aussi nuisible au développement de l'individu qu'à celui de l'espèce.

Tel qu'il est actuellement construit, le corset est une sorte de cuirasse, rétrécie en son milieu, comme un sablier. Il est formé de deux moitiés latérales, soutenues par une puissante armature d'acier et se rejoignant, en avant, par l'intermédiaire des agrafes du busc, en arrière, d'un lacet, qui va de haut en bas du corset et peut être serré à volonté. Le corset remonte en haut jusqu'au niveau des seins, est creusé de goussets pour les recevoir, descend vers le bas jusqu'au niveau des hanches. C'est au milieu du tronc, dans l'espace qui sépare la pointe du sternum de l'ombilic, au niveau de cette région épigastrique, qui, je crois vous l'avoir démontré, doit toujours être capable de se mouvoir librement, surtout chez le chanteur, que se produit la constriction principale, due en même temps à la forme du corset et au serrement du lacet.

C'est sur le terrain esthétique que se placent le plus volontiers les défenseurs du corset actuel, justement sur ce terrain où ils sont peut-être le plus vulnérables. Comme il est facile de s'en rendre compte par l'étude des belles œuvres de la statuaire de tous les temps, le corps d'une femme bien faite comporte latéralement un léger rétrécissement au niveau de la taille, en arrière une cambrure très accentuée au niveau de la chute des reins et en avant une courbe saillante et régulière de la région épigastrique et abdominale.

Le corset actuel tend à faire disparaître l'élégante cambrure postérieure du corps de la femme, en redressant à ce niveau la colonne vertébrale, qui doit former avec le sacrum, sa base naturelle, un angle obtus, ouvert en arrière. La courbure normale et régulière de l'abdomen est détruite; la constriction du corset produit en effet, au niveau de l'estomac, une véritable encoche, refoule vigoureusement les viscères abdominaux vers le bas et transforme l'abdomen en une volumineuse et disgracieuse besace. Le corset, en gênant la respiration, limite, par suite du défaut d'oxygène, les combustions qui se produisent dans le corps, et contribue ainsi fortement au développement de la graisse, qui accentue et rend encore plus hideuses les déformations produites. Pendant quelques années, les femmes pourront peut-être se faire illusion sur le résultat auquel elles aboutiront d'ailleurs fatalement, pour peu qu'elles aient la moindre tendance à l'embonpoint.

Rien n'est beau, dans le corps humain, en dehors de la correction et de la pureté de la ligne et de la perfection des proportions, comme la souplesse unie à la vigueur. Tous les exercices du corps, si en honneur chez les anciens, amoureux de la forme jusqu'à l'adoration, exercices qui avaient justement pour but de développer cette souplesse et cette vigueur, ne sauraient être d'aucun profit à la femme munie de son corset, et d'ailleurs inapte à les exécuter pour la plupart. Par l'usage du corset, les nombreuses pièces osseuses, empilées les unes sur les autres, qui composent la colonne vertébrale, sont devenues immobiles,

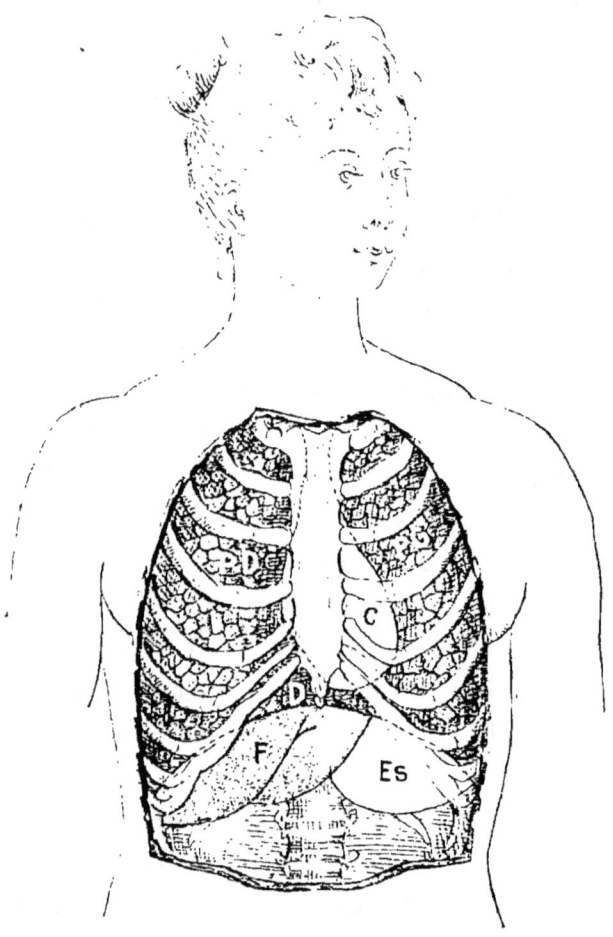

Fig. 66. — Corps d'une femme, non déformé par l'usage du corset.
PD, poumon droit. — PG, poumon gauche. — C, cœur. — D, diaphragme. Es, estomac. — F, foie.

se sont pour ainsi dire ankylosées ; les innombrables muscles qui les font agir s'atrophient, faute d'exercice, ou se transforment en graisse ; le corps de la

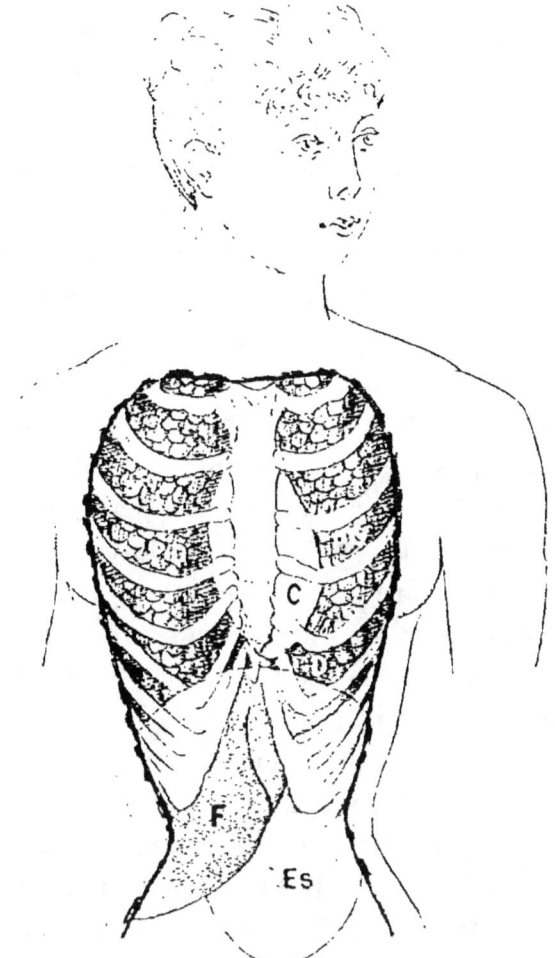

Fig. 67. — Corps d'une femme, déformé
par l'usage du corset.
Les lettres ont la même signification que dans la figure précédente.

femme perd toute souplesse, toute élégance ; il ne peut
se ployer que tout d'une pièce, au niveau de l'articu-

lation de la hanche, avec la grâce d'un jouet anglais.

Soumis à la constriction du corset, les organes qui se trouvent logés dans la région où elle se produit, le foie, la rate, les reins, fixes et immobiles, n'ayant pas la ressource de fuir, comme les intestins, devant la pression, s'atrophient et cessent de fonctionner. Les reins, ainsi que l'a montré Mme le docteur Gaches-Sarraute[1], et particulièrement le rein droit, se déplacent, ce qui constitue un phénomène très fâcheux; le foie peut devenir le siège d'affections très graves et enfin l'estomac subit des transformations pathologiques spéciales, sous l'influence du corset. Cet organe, fixé au diaphragme, ne peut plus subir sur place, dans un corps rétréci par le corset, les modifications temporaires de volume et de position, qui lui sont imposés au moment des repas; il est obligé, pour trouver un espace libre, de descendre très bas (jusqu'au niveau de l'ombilic), de se dilater considérablement et dans les intervalles des digestions, il ne revient pas sur lui-même. On observe alors tous les symptômes de cette fâcheuse affection connue sous le nom de dilatation de l'estomac : mauvaises digestions, flatulence, gaz fétides, borborygmes, véritable empoisonnement de l'organisme, produit par la formation de substances toxiques dans l'estomac. Vous pouvez voir, par la comparaison des deux figures

[1] Dans un intéressant article paru récemment dans le journal *la Voix*.

(fig. 66 et 67), combien profondes sont les modifications de volume et de forme que l'usage du corset imprime aux organes abdominaux, surtout à l'estomac.

La compression et le refoulement des organes abdominaux par le corset est la source, pour les femmes, de très nombreux troubles spéciaux, quelques-uns très graves, dont je ne veux pas aborder l'étude ici ; mais qui, je le répète, compromettent en même temps la vie de l'individu et l'avenir de l'espèce.

Il est très commun de voir des jeunes filles se serrer follement, au moment même où leurs organes abdominaux, en voie de développement, auraient besoin de toute leur liberté ; les méfaits du corset sont encore plus graves à cette période qu'à toute autre, et beaucoup ont payé de leur vie ou tout au moins de la ruine précoce et définitive de leur santé, cette coquetterie, d'autant plus mal entendue, qu'elle constitue, en réalité, une véritable aberration esthétique.

Voilà quelles sont les conséquences de l'usage du corset sur les organes abdominaux ; étudions-les maintenant pour les organes thoraciques.

La cage thoracique est surtout comprimée dans sa partie inférieure par le corset. Les côtes inférieures, en particulier, ne s'implantant pas directement sur le sternum, mais s'appuyant les unes sur les autres, subissent une grande déformation par rapprochement, bien indiquée dans la figure 67, qui représente les modifications subies par le squelette sous l'influence du corset et que vous devez comparer à la figure 66, où vous voyez l'état normal du squelette. Il en est de même des côtes flottantes, libres à leur extrémité et complètement incapables, par conséquent, de résister à l'action du corset. Ces modifications persistent, en grande partie du moins, même lorsque le corset est enlevé ; car les articulations des côtes avec la colonne vertébrale ne jouant plus, elles s'ankylosent plus ou moins complètement, c'est-à-dire tendent à devenir immobiles. Aussi, le corset étant enlevé, les côtes ne peuvent plus être relevées et écartées par le jeu des muscles inspirateurs, comme cela est si nécessaire dans la respiration. En effet, nous l'avons vu, que l'on emploie le type abdominal, le seul correct, mais dont il ne saurait être question lorsque l'on porte le corset ordinaire, ou que l'on se serve du type claviculaire, le seul possible avec cet instrument, le mouvement inspiratoire doit toujours être complété par l'expansion des parties inférieures du thorax et toute expansion de cette région est incompatible avec l'usage du corset ordinaire.

La constriction produite par le corset tend à chasser les organes abdominaux dans toutes les directions et ceux qui sont mobiles, comme l'intestin, s'éloignent vers le bas, ce qui détermine l'apparition du gros ventre ; mais le foie, attaché au diaphragme, tend plutôt à remonter vers le thorax, en repoussant devant lui ce muscle en forme de voûte. Non seulement le diaphragme ne pourra pas se contracter et s'abaisser au moment de l'inspiration, mais il est refoulé constamment vers le haut par le corset et l'espace réservé dans la poitrine aux poumons, au cœur et aux gros vaisseaux, se trouve diminué d'autant. Cette compression persistante, que subissent le cœur et les gros vaisseaux, est absolument défavorable à leur activité et à leur développement ; elle engendre, par contre, une très grande disposition à la congestion et aux maladies des organes de la circulation, dont la mort est trop souvent la conséquence.

Les parties inférieures des poumons sont condamnées à ne plus fonctionner et pour établir une compensation, fatalement toujours incomplète, les parties supérieures deviennent le siège d'une suractivité, qui se manifeste par de disgracieux mouvements du haut de la poitrine, surtout marqués pendant le chant. J'ai insisté, à plusieurs reprises, sur les inconvénients qui résultent pour le chanteur de l'emploi de cette méthode pernicieuse, et qui sont surtout : la congestion de tous les organes de la phonation proprement dits et des poumons eux-mêmes, la fatigue rapide et l'impossibilité de régler la respiration, chose cependant essentielle pour l'orateur ou le chanteur. Tous les organes phonatoires sont rapidement usés et deviennent bientôt le siège d'inflammations chroniques, pouvant s'établir d'emblée, par suite de la répétition fréquente de la congestion, ou bien succéder aux inflammations aiguës, qui se produisent facilement dans des organes ainsi prédisposés.

Les parties supérieures du poumon, qui seront seules à fonctionner, s'affaibliront par suite du surmenage, aussi dangereux pour un organe, que l'exercice modéré lui est favorable; et cette région deviendra d'autant plus facilement la proie du microbe de la tuberculose que, dans les conditions ordinaires, ce parasite a plus de tendance à envahir l'organisme en ce point. Lorsque les poumons seront atteints, l'organisme résistera d'autant plus difficilement, que la respiration sera moins active, car elle ne pourra s'effectuer par les parties inférieures des poumons, comprimées par le corset, où l'air ne pénètre plus; et les parties supérieures, malades, seront devenues incapables de respirer.

Il est certain, et le spiromètre le montre, que l'usage du corset réduit, même chez les personnes qui prétendent n'être pas serrées dans leur corset, la capacité respiratoire, d'un tiers; et que, une fois le corset enlevé, bien que cette capacité respiratoire augmente immédiatement, elle ne revient jamais aux proportions normales, que l'on observe chez une personne de même taille, n'ayant pas l'habitude du corset. Cette diminution de la capacité respiratoire est un des facteurs les plus puissants amenant l'anémie ou la chlorose et favorisant le développement de la phtisie chez les personnes délicates, tandis que, chez les personnes robustes, la diminution de la quantité de l'oxygène absorbé, et par conséquent des combustions dans l'organisme, a pour conséquence fatale la surproduction et l'accumulation de la graisse.

Malgré tous les reproches que nous avons à lui faire, nous ne demandons cependant pas la mort du coupable ou sa disparition ; dans l'état actuel de la toilette féminine, que l'on ne peut espérer transformer de fond en comble, il faut bien quelque chose pour soutenir les vêtements, et le nouveau corset, complètement transformé, pourra, cela est certain, non seulement cesser d'être nuisible, mais présenter, à plusieurs points de vue, une incontestable utilité, en même temps qu'il cessera d'imposer au corps des déformations disgracieuses. Un de nos confrères, des plus distingués, Mme le docteur Gaches-Sarraute, qui a pu étudier longuement sur elle-même, les inconvénients du corset, a proposé un type nouveau, qui nous paraît excellent, pour toutes les femmes, et principalement pour celles qui chantent, aussi bien au point de vue hygiénique qu'au point de vue esthétique. C'est en m'inspirant des idées du docteur Gaches-Sarraute, que j'ai fait dessiner le corset représenté dans les figures 68 et 69 et que je vais vous décrire.

Il n'y a aucun avantage à ce que le corset soit en même temps abdominal et thoracique, il y a au contraire à cela de graves inconvénients ; il faut qu'il devienne purement abdominal, qu'il cesse de comprimer l'abdomen, au niveau de la région épigastrique et se contente de marquer légèrement l'étranglement naturel de la taille. Mais tant que l'on voudra faire soutenir les seins par le corset, on le transformera toujours en une instrument de torture et d'ankylose, empêchant complètement les mouve-

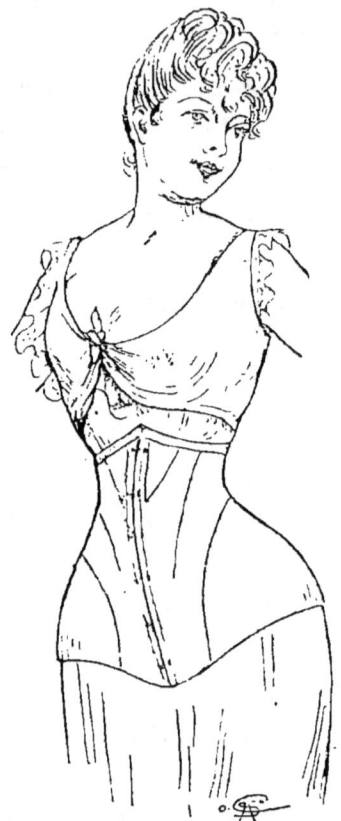

Fig. 68 — Le corset de Mme le Dr Gaches-Sarraute.

ments de la respiration diaphragmatique, ainsi que les mouvements de la colonne vertébrale. Le corset que nous proposons devant descendre très bas, jusqu'au pubis, sur l'abdomen qu'il doit soutenir, il ne saurait être question de le faire remonter jusqu'aux seins. Mais comment peut-on songer à imposer un corset à la cage thoracique, a-t-elle besoin d'être

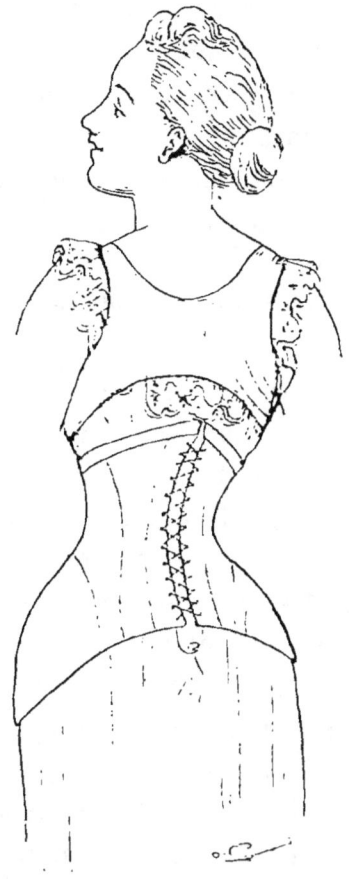

Fig. 69. — Les corset de Mme le Dr Gaches-Sarraute.

soutenue ? En aucune manière. Chez beaucoup de dames et de jeunes filles, les seins eux-mêmes n'ont nullement besoin d'être soutenus et dans les cas où cela devient nécessaire, on peut se servir avantageusement d'un appareil très simple et très élégant, absolument indépendant du corset, consistant en une pièce d'étoffe passant derrière le dos, munie de trous pour les bras qui la soutiennent et dont les extrémités libres viennent se nouer en avant, au niveau de la poitrine.

Le nouveau corset sera en soie ou en coutil; il pourra être complètement fermé en arrière ; ou, comme le corset ordinaire, muni d'un lacet qui ne devra jamais être fortement serré. Il sera muni latéralement de baleines très minces et très peu nombreuses, dont on peut même à la rigueur se passer. Le corset sera fermé en avant, au moyen de buscs semblables à ceux des corsets ordinaires. Vers le haut, le corset ne remontera pas tout à fait jusqu'à la pointe du sternum, en avant, et même à un niveau un peu moins élevé en arrière. Il descendra, en bas et en avant jusqu'à la région pubienne. Dans toute la région antérieure, le corset moulera la courbure épigastrique et abdominale, sans la comprimer. En arrière, le corset sera construit de façon à s'adapter parfaitement à la cambrure des reins, qu'il moulera et dessinera; il en sera de même sur les côtés pour la courbure des hanches, sur laquelle il s'appuiera. Les vêtements se rattacheront au corset par des boutons et des annerettes, de préférence aux cordons et aux coulisses, qui produisent toujours de la compression. Si on emploie les cordons, la ligne de leur application sera fortement oblique de haut en bas et d'arrière en avant et de cette façon la compression s'exercera sur la partie inférieure de l'abdomen, qui doit être soutenue et non sur ses régions supérieures, qui doivent rester libres.

Lorsqu'on prendra mesure à la femme ou à l'enfant, d'un corset, ou lorsqu'on le leur essaiera, ils devront être placés dans la position la plus convenable pour que leurs formes se dessinent dans tout leur développement; ils se tiendront debout, la tête, les épaules et les talons appuyés à un mur, le corps très droit, les bras pendants et appuyés à ce mur.

Ce nouveau corset, au lieu de s'appuyer sur le corps, en le comprimant suivant une ligne horizontale, passant justement par la région épigastrique, qui doit conserver toute sa mobilité, aura, en avant, sa ligne d'appui suivant une direction oblique de haut en bas et d'arrière en avant, des hanches au pubis, dans une région qui assurément ne doit pas être comprimée, mais qui a besoin d'être soutenue. Il ne met aucun obstacle à la respiration diaphragmatique, car, lorsque le diaphragme se contracte, c'est la région épigastrique qui se soulève et le corset, s'il est bien construit, ne doit en aucune manière gêner ce mouvement. Toute la partie mobile de l'abdomen est libre, le reste est simplement soutenu.

L'expérience montre, aussi bien que la théorie, qu'une femme munie de ce corset peut jouir de toute la capacité respiratoire que comporte sa taille, que son *gros ventre*, produit par son ancien corset, diminuera, parce que les intestins, aussi bien que les masses adipeuses superficielles, sont soutenus. L'estomac n'a plus tendance à se dilater, et même le corset est un des moyens qui, joints à une médication convenable, amèneront la réduction et la guérison de la dilatation de cet organe.

Il est inutile, après tout ce que nous venons de dire, de vous faire ressortir les avantages que présente ce corset au point de vue du chant; tant que vous porterez le corset ordinaire, vous ne pourrez espérer tirer aucun avantage durable de vos exercices respiratoires et spirométriques, tandis qu'avec ce corset, les femmes se trouveront dans les mêmes conditions que l'homme et pourront arriver, quelque vicieuse que soit leur méthode respiratoire, à la modifier et à atteindre, avec de la patience et de l'esprit de suite, la perfection.

Au point de vue esthétique enfin, ce corset est bien supérieur à l'ancien; il moule et dessine toutes les formes du corps sans les altérer, conserve à la taille et au corps leur élégance naturelle, la met en relief sans l'exagérer et permet à la femme de lutter contre ses deux ennemis les plus redoutés, le gros ventre et la graisse.

Au point de vue hygiénique général, ce corset présente sur l'ancien, l'avantage de pouvoir être porté par les personnes les plus délicates, sans qu'elles aient à craindre d'y trouver une cause favorisant chez elles le développement de l'anémie ou de la phtisie.

ALIMENTS, CONDIMENTS, TONIQUES, STIMULANTS

L'alimentation consiste dans l'introduction, à l'intérieur du corps, des **aliments**, substances capables de fournir à l'organisme, après leur transformation dans l'estomac par la digestion, et leur absorption par les parois de l'estomac et de l'intestin, les éléments nécessaires pour la réparation des pertes résultant de son activité et pour son accroissement.

Les aliments nécessaires à l'entretien de la vie sont classés en trois groupes, les substances albuminoïdes ou azotées, appelées encore aliments plastiques, les substances hydrocarbonées ou aliments respiratoires, l'eau et les sels.

Les aliments albuminoïdes sont ainsi appelés parce que leur type est l'albumine du blanc d'œuf; ils renferment de l'azote et sont appelés plastiques, parce qu'ils servent surtout à former la trame de nos tissus. On les trouve en très grande abondance dans la chair musculaire.

Les aliments respiratoires ou hydrocarbonés ne contiennent pas d'azote, mais seulement du charbon et les éléments de l'eau, oxygène et hydrogène; ils passent rapidement dans nos tissus, sous forme de sucre et de diverses autres substances, qui sont rapidement brûlées par l'action de l'oxygène de la respiration; ou bien ils s'y accumulent sous la forme d'une matière de réserve, la graisse, qui sera brûlée à son tour, si l'organisme privé d'aliments, doit trouver en lui-même les substances nécessaires pour entretenir son existence, et vivre aux dépens de ses propres tissus. C'est surtout sous la forme de sucre, de beurre, de graisse et de fécule, que nous absorbons les substances respiratoires.

Plusieurs sels, que nous trouvons naturellement dans nos aliments ordinaires, solides ou liquides, sont nécessaires à l'entretien de la vie; le principal est le chlorure de sodium ou sel de cuisine, que nous ajoutons à nos aliments comme condiment, mais qui, avant toute chose, est un aliment indispensable.

Indépendamment de l'eau, que renferment en proportion plus ou moins grande, tous nos aliments, nous devons ingérer, sous forme de boisson, une quantité plus ou moins grande d'eau, qui constitue le substratum de tous les liquides de l'organisme.

Ces divers groupes d'aliments sont absolument nécessaires à la vie, qui ne pourrait être entretenue, soit avec des aliments exclusivement plastiques, soit exclusivement albuminoïdes.

Assurément, dans tous nos aliments ordinaires, les substances plastiques et respiratoires se trouvent généralement mélangées; cependant l'un ou l'autre type domine et il n'y a qu'un très petit nombre d'aliments naturels dans lesquels elles se trouvent convenablement et naturellement dosées. Si, par exemple, on se nourrissait exclusivement de viande, qui contient une très grande proportion de substances plastiques et relativement peu de substances respiratoires, il faudrait surcharger l'estomac d'une énorme quantité d'aliments inutiles, pour que l'organisme puisse trouver, au milieu d'un immense excès de matières plastiques, la quantité de substances respiratoires dont il ne saurait se passer. Par contre, si on se nourrissait de féculents, qui renferment une faible proportion d'aliments plastiques, il faudrait ingérer une grande masse d'aliments, non seulement inutiles, mais encore nuisibles, fatiguant inutilement les organes digestifs, pour trouver la quantité de substance plastique nécessaire.

De plus, ces aliments respiratoires en excès se transformeraient en une énorme quantité de graisse, d'autant plus considérable, que le travail musculaire serait plus faible et la respiration moins active.

Il faut donc, pour composer le régime rationnel d'un individu, trouver une combinaison convenable de matières plastiques et de matières respiratoires, de façon à fournir à toutes les exigences de l'organisme, variables suivant l'âge et le genre d'existence. L'enfant, chez lequel tous les tissus sont en voie de développement rapide et qui mène une existence très active, consommera une quantité proportionnellement plus grande de tous les aliments en général et d'aliments plastiques en particulier, qu'une grande personne. L'ouvrier, qui travaille manuellement, consommera beaucoup plus d'aliments, notamment d'aliments respiratoires, que l'homme de bureau ou de cabinet. Le pain, la viande, les œufs, les légumes et le lait, forment la base de notre alimentation et ils doivent être ingérés sous leur forme la plus digestible.

Les transformations chimiques des aliments, qui s'opèrent dans l'estomac et l'intestin et qui ont pour but de les rendre assimilables, s'accomplissent avec beaucoup plus de sûreté et de perfection, lorsque la masse alimentaire est simplement humectée par une faible quantité de boisson. Si, par suite d'un mauvais choix dans la nature des aliments, on en absorbe de trop grandes quantités, ou bien si on les noie dans une trop grande masse de liquide, on crée des conditions très défavorables à la digestion et au contraire très favorables au développement de la dilatation de l'estomac, affection dont je vous ai indiqué les inconvénients (p. 308); les principaux sont la formation de gaz fétides dans l'estomac et un véritable empoisonnement, déterminé par l'apparition de substances toxiques dans cet organe.

Les chanteurs jeunes et vigoureux, observant bien les règles de l'hygiène, et dont la respiration, par le fait même de leur genre d'existence, est fort active, sont généralement gens de fort bon appétit; mais ils devront soigneusement éviter les repas trop copieux, qui pourraient altérer à la longue leur estomac. Les heures des repas varieront pour eux en raison de leur existence particulière, mais ils seront toujours très éloignés de l'heure du travail, et il ne faut jamais oublier qu'on ne doit parler ni chanter après un repas, même léger. A la suite d'un repas copieux, l'accumulation des aliments dans l'estomac empêche matériellement le fonctionnement et l'abaissement du diaphragme et nuit ainsi, mécaniquement, à l'exercice si délicat de la respiration, pendant la parole et le chant. Mais le travail seul de la digestion, lors même qu'il s'agit d'un repas léger, détermine la congestion de tous les organes, l'accélération des battements du cœur, l'essoufflement rapide, le manque de possession des moyens vocaux et de soi-même.

Vous trouverez dans plusieurs ouvrages, que La Malibran avait l'habitude de manger copieusement en prenant du champagne, au moment même de chanter ; en admettant que le fait fût exact, je ne vous conseillerais pas de l'imiter, mais Mme Viardot, interrogée sur ce point, me répond : « Ma sœur mangeait très sobrement, plusieurs heures avant de chanter. »

Comme tout le monde, vous avez grand avantage à manger à des heures régulières.

Les artistes de théâtre sont habitués à souper ; pour que le souper ne fatigue pas et ne trouble pas le sommeil, qui constitue la meilleure restauration après la fatigue, il est nécessaire qu'il soit léger et peu chargé de viandes.

Nous allons maintenant passer en revue les divers aliments et boissons qui conviennent aux personnes faisant usage de leur voix, pour chanter et pour parler.

La viande, avec le pain, constituera le fond de votre alimentation. Les viandes des animaux de boucherie jeunes, ainsi que la viande des poulets et des pigeons, sont beaucoup moins nutritives que les viandes noires, mais elles sont d'une digestion beaucoup plus facile. Les viandes qui renferment beaucoup de graisse sont très difficiles à digérer. Le type des viandes alimentaires est le bœuf, sous forme de rôti ou de viande grillée; peu cuit, il est infiniment plus facile à digérer et plus nourrissant. Les viandes sautées sont beaucoup moins digestibles; les ragoûts, en raison des condiments qu'ils renferment, doivent être repoussés. Le poisson, mets agréable et d'une digestion facile, est, en revanche, assez peu nourrissant. Les bouillons et les consommés sont agréables au goût, toniques, mais peu nourrissants; le jus de viande, au contraire, est une préparation excellente, facile à digérer et extrêmement nutritive. Le thé de viande, qui se prépare en faisant infuser de petits morceaux de viande dans de l'eau bouillante, est également une bonne préparation. La gélatine, par contre, n'a aucune propriété nutritive.

Parmi les substances qui, sans être de la viande, peuvent en être rapprochées, en raison de leur origine (puisqu'elles proviennent des animaux), de leur composition et de leurs propriétés, qui ressemblent beaucoup à celles de la viande, je vous citerai les œufs, le lait, le fromage. Les œufs et le lait constituent le type de ces aliments mixtes, dans lesquels les substances respiratoires et plastiques sont convenablement mêlées, puisqu'ils peuvent suffire, à eux seuls, à nourrir les jeunes animaux en voie de rapide développement. Vous pourriez donc parfaitement vivre en vous nourrissant uniquement d'œufs ou de lait.

Les fromages frais constituent un bon aliment, nourrissant et d'une digestion facile, il en est de même des fromages secs ; mais vous devez repousser ceux qui sont âcres et salés, parce qu'ils irritent le gosier.

Le beurre n'est autre chose que la graisse extraite du lait ; il faudra en user avec grande modération, ainsi que des féculents, si vous avez tendance à l'embonpoint, car ces substances donnent lieu à la formation de graisse dans l'organisme, après qu'elles ont été digérées.

Le pain est une nourriture végétale, formée avec les débris moulus du froment, qui ont subi une fermentation spéciale et ensuite la cuisson. Le pain doit jouer un rôle très important dans l'alimentation, c'est en effet dans le pain que l'organisme puisera la plus grande partie des substances respiratoires qui lui sont nécessaires. Le pain des villes est presque complètement dépouillé du gluten, substance azotée que renferme la farine, et réduit à l'amidon, substance hydrocarbonée ou respiratoire ; il ne pourrait donc suffire, à lui tout seul, à entretenir la vie, tandis que le pain que l'on mange à la campagne, le pain dit de ménage, renfermant tous les éléments contenus dans la farine, gluten et amidon, constitue un aliment complet et doit être préféré. On fait, pour les diabétiques, un pain uniquement composé de gluten, qui peut être consommé également par ceux qui ont trop de tendance à engraisser et qui doivent modérer le plus possible la consommation des aliments respiratoires.

La pomme de terre est un bon aliment, mais les substances féculentes s'y trouvent en proportion très considérable ; on peut donc se dispenser, lorsqu'on en mange, de consommer autant de pain que d'ordinaire, et pour la même raison son usage ne saurait être recommandé aux gens qui présentent une tendance à engraisser.

Les légumes verts, cuits, sont, à la vérité, peu nourrissants, mais leur usage est néanmoins fort recommandable, car ils sont rafraîchissants et d'une digestion facile.

Les légumes secs renferment tous une grande proportion de matières féculentes, mais la proportion de matière azotée est beaucoup plus considérable que dans la pomme de terre, surtout pour les lentilles. Ils doivent être débarrassés de l'enveloppe coriace et réfractaire aux sucs digestifs, qui les entoure, et consommés sous forme de purée.

Les concombres, les artichauts, les radis, les champignons, les aubergines, les salades, sont des aliments plus ou moins indigestes, dont le chanteur fera mieux de s'abstenir, même si son estomac était en parfait état. Dans le cas contraire, il n'y a aucun doute qu'il doive s'en priver de la façon la plus absolue.

Le sucre est un aliment respiratoire de premier ordre, mais dont les personnes présentant des tendances à l'obésité doivent s'abstenir. On ne doit jamais prendre du sucre en nature ou des solutions sucrées trop concentrées, car cette substance, à cet état, dessèche et irrite les muqueuses. Toutes les pastilles, faites avec du sucre, doivent donc être remplacées par des pâtes de fruits ou des mucilages, auxquels on incorporera les substances actives.

Parmi les fruits, les uns, ceux qui sont doux, peuvent être mangés crus, cependant vous devez en faire un usage très modéré; et tous ceux qui sont acides doivent être consommés cuits. Les noix renferment une huile irritante pour la gorge et se brisent, par la mastication, en innombrables petits fragments, qui vont se loger dans les replis du gosier, provoquent la toux et l'irritation ; ces fruits doivent être proscrits de votre alimentation.

Les **condiments** sont de diverse nature, les uns comme le sel et le sucre, qui sont avant tout des aliments, doivent être conseillés à très petites doses et dissous dans une grande quantité de liquide, de façon à éviter l'irritation de la gorge et de l'estomac, qu'ils produiraient s'ils étaient ingérés à dose plus concentrée. Le vinaigre et le jus de citron seront employés en très petite quantité et surtout en solution très étendue, aussi rarement que possible. Quant au poivre, à la cannelle, aux clous de girofle, à la moutarde, aux piments, en raison de l'irritation que ces substances produiraient fatalement sur votre estomac, vous devez les proscrire absolument de votre alimentation.

De toutes les boissons que vous pouvez absorber, l'eau est incontestablement la meilleure et l'eau simple, la bonne eau de source et de puits, est préférable à toutes les eaux minérales et gazeuses, sauf indication spéciale de votre état de santé, dont votre médecin sera le juge.

Ainsi que je vous l'ai déjà dit, il ne faut boire que le moins possible pendant le repas, jamais au commencement, mais seulement à la fin ; c'est le meilleur moyen, avec le choix convenable des aliments, d'éviter l'obésité et la dilatation de l'estomac, ainsi que tous ses inconvénients. On ne doit jamais boire quoi que ce soit, à moins de circonstances tout à fait particulières, entre les repas, car l'action des boissons, quelles qu'elles puissent être, sur l'estomac, en dehors des repas, est généralement fâcheuse ; cependant un verre d'eau, pris le matin, qui est absorbé facilement et lave les reins, constitue une bonne pratique.

Je n'hésite pas un seul instant à vous recommander énergiquement l'usage de l'eau pure comme boisson ordinaire, car il n'y a pour personne et surtout pour vous, aucun avantage à prendre des liquides renfermant de l'alcool : la bière, le vin, le cidre, etc. Tous les alcools, sans exception, sont certainement des poisons, produisant leur action plus ou moins nuisible, à dose plus ou moins forte, suivant leur nature et suivant leur degré de concentration. Cette action toxique des alcools se manifeste surtout pour les alcools autres que l'alcool éthylique ou alcool de vin ; mais l'observation la plus élémentaire, d'accord avec l'expérimentation, montre que l'alcool de vin, lui-même, est un poison. L'alcool de vin, ou éthylique, est assurément le moins toxique des alcools, mais ce même alcool éthylique peut provenir de sources différentes et à condition d'être parfaitement rectifié, il n'est pas plus dangereux que l'alcool provenant de la distillation du vin, difficile aujourd'hui à se procurer ; c'est toujours en effet, de l'alcool éthylique. Mais, je le répète, cet alcool lui-même est un poison et son usage continu, même à dose extrêmement faible, dans le vin par exemple, a toujours de nombreux inconvénients, plus ou moins marqués, plus ou moins précoces, suivant la quantité qui est consommée et suivant la résistance de l'organisme. L'ivresse, qui est une crise d'alcoolisme aigu, est un des états les plus répugnants et les plus abjects auxquels puisse descendre l'humanité, et cependant, le fait de se mettre en état d'ivresse, de temps en temps, est beaucoup moins préjudiciable à la santé, que l'alcoolisme chronique. Ceux qui boivent beaucoup, lors même qu'ils consommeraient une boisson réputée hygiénique, telle que le vin, et même le très bon vin, éprouvent tôt ou tard des troubles nombreux dans tous leurs organes, ils présentent une grande disposition aux congestions, aux apoplexies, ou meurent prématurément, dans la folie furieuse ou le gâtisme, objets de répulsion et de mépris pour tous ceux qui les entourent. Tous ces phénomènes morbides, que l'on observe chez les gens faisant un véritable abus des boissons alcooliques, se manifestent toujours, quoique à un degré moins prononcé et à une époque plus ou moins tardive, chez tous ceux qui les consomment largement et régulièrement; et pour être moins marqués, les phénomènes qui amènent la dégradation et la fin prématurée de l'individu, la disparition précoce des forces, ne s'en produisent pas moins fatalement. C'est une erreur des plus grossières, quoique des plus répandues, de croire que l'usage de l'alcool augmente ou entretient les forces musculaires ou cérébrales.

L'**alcool** n'est pas un **tonique** mais un **excitant**. Un tonique est une substance qui augmente les forces de l'organisme, sans que son action soit suivie d'une dépression de ces forces, ou d'autres effets fâcheux, tenant à des altérations plus ou moins définitives, produites sur les tissus ou les organes, par l'action de la substance en question, qui, dans le cas contraire, est un excitant.

Lorsque l'on veut faire produire, à un moment

donné, par un organisme sacrifié à l'avance et destiné à périr prématurément, une grande somme de travail, on pourrait, en effet, quelques instants avant le moment du travail, lui donner, avec avantage, de l'alcool, sous telle ou telle forme, mais ce serait folie de vouloir donner de l'alcool à un animal dont la carrière comporte de durables et énergiques efforts; il n'y a pas pour lui de boisson préférable à l'eau.

L'alcool est un excitant, et cette propriété fait qu'il peut être très bien utilisé au moment d'un effort ou pour donner de l'énergie à un organisme débilité. Il constitue en effet un médicament des plus précieux pour relever les forces abattues ; mais, justement, il ne sera réellement efficace que chez ceux qui n'en auront fait, ni abus, ni même usage. Si on le recommande comme excitant, au moment du travail, il est à craindre que l'on ne prenne facilement l'habitude, en raison de l'excitation passagère et agréable qu'il procure, d'y avoir recours hors de propos. L'alcool présente d'ailleurs toujours cet inconvénient, qu'en l'employant on ne reste pas maître de soi-même et de la direction de ses forces et que l'excitation alcoolique est toujours suivie de réaction, d'abattement et d'une altération de l'organisme.

Les liquides renfermant de l'alcool, à un degré élevé de concentration, ont encore un autre inconvénient, ils produisent par leur contact une irritation de la gorge, qui se transmet au larynx, altère rapidement la voix et aboutit à la production de ces voix de rogomme, que vous entendez dans la rue avec dégoût. Sans en arriver à ce point, dans tous les cas, l'usage des liquides alcooliques produira toujours, à quelque degré, l'altération de la voix. La muqueuse de l'estomac subit également, par suite du contact de l'alcool ingéré, les altérations les plus graves.

Tout ce que l'on peut permettre, dans la vie ordinaire et encore faut-il être prévenu que cela est parfaitement inutile, c'est un petit verre de bon vin de Bordeaux, additionné d'un peu d'eau, vers la fin du repas. Avant le travail, surtout si vous êtes déprimé, vous pourrez prendre, avec avantage, pour vous stimuler, un peu de vin de Champagne, de Marsala, de Porto ou de Madère, mais toujours étendu d'eau, en raison de l'action locale irritante que présentent ces vins, très riches en alcool.

Une personne qui ne boit que de l'eau, est toujours maîtresse absolue de son cerveau et de sa langue, aussi bien que de ses forces ; ce qui est un immense avantage pour tout le monde dans les repas, pour l'artiste dans son jeu.

C'est une erreur et un préjugé de prétendre que les climats chauds et les climats froids exigent l'usage de l'alcool. Des médecins de marine consciencieux, ont constaté que dans les climats les plus meurtriers, par le froid, comme par la chaleur, les hommes les plus résistants sont les plus sobres et que ceux qui succombent le plus tôt, sont ceux qui usent et surtout abusent de l'alcool. Dans ces pays, on absorbe surtout l'alcool par désœuvrement, pour se procurer des excitations et des illusions factices et on justifie cette malfaisante pratique par de faux prétextes physiologiques et hygiéniques.

L'alcool chaud, tel qu'on le prend dans les grogs, les punchs, doit être encore plus impitoyablement proscrit, son action locale et son action générale sont infiniment plus fâcheuses ; cependant, ainsi employé, il peut présenter de réels avantages comme médicament, mais il ne devra être absorbé sous cette forme que sur ordonnance du médecin.

Je rapprocherai de l'alcool, une autre substance, bien plus dangereuse et dont l'usage se répand en France dans d'effroyables proportions, c'est l'**absinthe**, dont la vente devrait être absolument prohibée. Tous les dangers de l'alcool, l'absinthe les présente, à un degré infiniment plus considérable, avec plusieurs autres qui lui sont propres.

Mais il y aura vraisemblablement toujours de nombreuses personnes incorrigibles, qui continueront à boire de l'alcool ; à celles-là nous recommanderons l'usage des bonnes marques de rhum, de préférence à l'eau-de-vie, car l'alcool provenant de la distillation de la canne à sucre est relativement peu nuisible et en raison de son bas prix de revient, il n'y a pas intérêt à le falsifier, tandis que dans les eaux-de-vie ordinaires, de même que dans les vins adultérés, on trouve souvent une proportion plus ou moins considérable d'alcools amylique et autres, beaucoup plus vénéneux que l'alcool éthylique.

En résumé, je vous recommande donc l'eau comme boisson ordinaire, et je crois que vous pouvez vous passer de toute autre.

La température de l'eau ingérée devra être tempérée en hiver et fraiche en été; il vaut mieux ne jamais absorber de glace, surtout lorsque l'on a chaud, cela est très imprudent et l'on a vu des pneumonies, des pleurésies, des bronchites et des laryngites se produire fréquemment, à la suite d'ingestion d'eau glacée, ainsi que des dérangements intestinaux graves, surtout pendant la saison chaude.

L'eau potable ne doit pas être surchargée de sels calcaires; on reconnaît qu'il en est ainsi à ce qu'elle dissout complètement le savon, cuit bien les légumes, et ne laisse qu'un dépôt médiocrement abondant à la suite de l'ébullition. L'eau doit être limpide et débarrassée de matières organiques et de germes, qui peuvent provenir de sa souillure au contact de l'air ou d'infiltrations traversant le sol. Les causes d'infiltration les plus dangereuses et malheureusement les plus fréquentes, dans les sources et puits dont on consomme l'eau à la campagne, sont dues aux fosses d'aisances et aux fosses à fumier, situées dans le voisinage des sources et qui ne sont jamais étanches. Les eaux peuvent être très limpides et cependant contenir des germes dangereux, tels que les microbes de la fièvre typhoïde, du choléra, etc., impossibles à y reconnaître et à y déceler autrement que par des méthodes qui ne sont pas à votre portée. Le procédé le plus simple, le plus pratique et le plus sûr de purifier votre eau, est de la faire bouillir pendant un quart d'heure ; il faudra ensuite la laisser refroidir à l'abri de toute poussière, mais malheureusement l'eau a été débarrassée de ses gaz par la coction et pour l'aérer un peu, il est nécessaire de la battre avec des verges. On ne peut cependant lui restituer ainsi qu'une faible quantité d'air et cette eau est lourde à l'estomac.

De tous les filtres préconisés, aucun ne débarrasse pratiquement et sûrement l'eau de tous ses microbes ; dans ces derniers temps on en a proposé de nouveaux, dont on dit grand bien, mais la question n'est pas encore mûre.

Le filtre Chamberland parait encore être le meilleur et le plus sûr, à condition que l'on soit certain que la bougie ne présente pas de fêlures, qu'on la nettoie, en la faisant rougir, de temps en temps, et que l'on n'emploie pas trop longtemps la même bougie.

Les microbes vivent très bien au milieu de la glace ; et vous courez les mêmes dangers avec la glace qu'avec l'eau, lorsque vous absorbez la glace préparée avec l'eau de rivière congelée, ou bien la glace recueillie dans des flaques et des étangs ignobles et conservée dans des glacières.

Les eaux minérales recueillies à la sortie du griffon, dans des bouteilles stérilisées et fermées immédiatement avec des bouchons stérilisés, présentent seules une absolue garantie contre les microbes. Il est malheureusement rare que les choses se passent ainsi dans la mise en bouteilles des eaux minérales. L'eau recueillie dans les vasques contient toujours des microbes. Bien plus dangereuses encore sont les contrefaçons d'eaux minérales, plus répandues qu'on ne le croit et préparées souvent avec des eaux très impures.

L'eau de Seltz est bien souvent préparée avec des eaux contaminées, et même en dehors de ce danger, qu'elle présente très fréquemment, je ne vous en recommanderai pas l'usage, pas plus que celui des autres eaux gazeuses, minérales ou artificielles, si vous êtes en bonne santé; car l'excitation constante produite sur la muqueuse de l'estomac, par l'acide carbonique, a de sérieux inconvénients. Les eaux minérales et gazeuses ont cependant leurs indications, mais on ne doit jamais les prendre sans consulter un médecin. Les eaux d'Evian constituent le type des eaux minérales, très légèrement minéralisées, indifférentes, que vous pouvez prendre sans inconvénient, comme eaux de table.

La température du liquide absorbé détermine les effets les plus différents sur l'organisme, indépendamment de la nature du liquide lui-même. Les liquides chauds ne doivent être absorbés que sur les conseils du médecin, on les utilise surtout pour provoquer la sudation.

Cependant il est certaines substances, rentrant dans l'alimentation ordinaire, que l'on prend en général chaudes et qui peuvent être considérés, ainsi que les liquides alcooliques, à un double point de vue : comme boissons, en raison de la considérable quantité de liquide qui les accompagne, comme excitants, en raison de la présence d'une substance excitante, la caféine, qu'ils renferment tous : ce sont le thé, le maté, le café et le chocolat.

Le **chocolat** est un aliment préparé avec le cacao et le sucre, que l'on fait dissoudre dans de l'eau ou du lait, et que l'on prend seulement le matin, comme dans nos pays, ou à plusieurs reprises, dans la journée, comme le font les peuples espagnols. Mais, surtout en Espagne, la quantité de liquide dans laquelle le chocolat se trouve dissous, est proportionnellement très faible, c'est alors plutôt un aliment proprement dit qu'une boisson. Le chocolat est très nourrissant, en raison de la grande quantité de substances alimentaires qu'il renferme ; sa teneur considérable en matières grasses et en sucre, fait qu'il ne doit pas être recommandé à ceux qui ont tendance à engraisser. Aux doses où on le prend d'ordinaire, la quantité de substance active, de caféine, qu'il renferme, est si faible, quelle ne peut avoir aucune influence marquée, ni sur la voix ni sur la santé générale.

Il n'en est pas de même du **café**, qui, grâce à la proportion considérable de caféine qu'il contient, est un excitant énergique. Il est assurément beaucoup préférable de ne pas contracter l'habitude de prendre du café; si on l'a, il faut réserver son usage à une demi-tasse, prise après le déjeuner. Une plus grande quantité développerait la nervosité, accélérerait les battements du cœur, rendrait la respiration courte et la voix chevrotante. Il est rare que l'on prenne des quantités de café suffisantes pour qu'il y ait lieu de faire des observations au sujet du volume de liquide absorbé. Le café, mêlé au lait, constitue un liquide doué de très grandes propriétés nutritives.

En Chine, dans l'Inde et dans tous les pays de race Anglaise, on fait une très grande consommation d'infusion de feuilles de **thé**, certains individus en prennent, peut-on dire, toute la journée. Il en va de même pour l'infusion de **maté** ou **yerba-buena**, dans plusieurs parties de l'Amérique du Sud. On boit simplement l'infusion de thé, tandis que l'on aspire l'infusion de maté, au moyen d'un chalumeau (bombilla). L'habitude de boire constamment des liquides chauds a, sur la gorge, une action aussi fâcheuse que celle de boire constamment des liquides glacés; les uns comme les autres déterminent la congestion d'abord, l'inflammation ensuite. L'absorption de grandes quantités de liquides a pour l'estomac les fâcheuses conséquences que nous avons déjà signalées. En raison de la caféine que le thé et le maté contiennent, l'absorption de trop grandes quantités d'infusion de ces deux substances a une action excitante fâcheuse sur tout l'organisme. De plus, il ne faut pas laisser l'infusion se prolonger, parce que l'eau dissout ainsi de grandes quantités de tanin, substance contenue en abondance dans les feuilles de thé et qui forme dans l'estomac, avec les produits de la digestion, des composés insolubles très indigestes.

La **coca** est une substance dont l'usage présente autant d'inconvénients et même des inconvénients plus graves que l'alcool, et dont je ne vous parlerai, qu'en raison des tentatives que l'on a faites pour l'appliquer, comme tonique général ou local, en particulier aux chanteurs, et pour vous en déconseiller absolument l'usage sous toutes ses formes. Je puis d'autant mieux vous parler des effets de la coca, que j'ai visité les régions de l'Amérique, le Chili, la Bolivie, le Pérou, où pousse la coca et où elle est surtout consommée et je puis vous renseigner, *de visu*, sur l'exactitude des légendes qui, habilement exploitées et dénaturées, ont servi de base aux récits fabuleux tendant à propager en Europe l'usage de cette substance.

La cocaïne, substance active de la coca, présente la propriété de rendre insensibles les parties muqueuses avec lesquelles on la met en contact. Que l'on applique quelques gouttes de la solution de cocaïne sur les muqueuses de l'œil, du nez, de la langue et de la gorge, on pourra ensuite pratiquer toutes les opérations nécessaires, sans provoquer la douleur. La cocaïne est donc un médicament précieux, mais c'est à ce seul titre que la cocaïne peut être utilisée.

Les Indiens ont, depuis un temps immémorial, l'habitude de mastiquer les feuilles de coca pendant qu'ils traversent des déserts arides ; par suite de l'insensibilité qu'elle donne aux muqueuses du tube digestif, elle supprime, dans une large mesure, les sensations pénibles de la faim et de la soif et diminue la fatigue, par suite de l'énergie momentanée qu'elle communique aux systèmes nerveux et musculaire. Il n'en a pas fallu davantage pour que l'on attribuât à la cocaïne, qui calme momentanément l'irritation de la gorge, la propriété de guérir toutes ses maladies, ainsi que celle de fortifier, en même temps, les muscles de tout l'organisme et plus particulièrement les muscles du larynx.

La cocaïne ou la feuille de coca, comme l'alcool, et plus que l'alcool, communique au système nerveux, par suite d'une excitation factice, une énergie passagère, suivie d'un grand abattement. Il est vrai que les mineurs Américains contractent l'habitude de s'en servir et deviennent bientôt incapables de tout travail, sans l'action immédiate de cet excitant, constamment absorbé ; mais sous son influence, ils s'anémient promptement, tombent très jeunes dans l'anéantissement, la cachexie, le marasme, et paient de leur raison et de leur vie, les avantages plus apparents que réels, qu'ils ont pu retirer momentanément de l'usage de la coca.

La cocaïne est un des poisons les plus dangereux qui existent, ainsi qu'en témoignent les nombreux accidents mortels qui se sont produits, au début de son emploi comme anesthésique (à une époque, il est vrai, où on la maniait encore imprudemment), et les lamentables résultats qu'elle produit, chez tous ceux qui en usent d'une façon régulière, comme de la morphine. Les physiologistes ont démontré que la cocaïne jouissait de propriétés anémiantes. On ne peut nier qu'elle ne produise une certaine excitation, au moment où on l'emploie, mais les choses se passent pour la cocaïne comme pour l'alcool, cette excitation est toujours suivie de dépression, et en ayant recours, même exceptionnellement, à ces excitants, on risque de se créer facilement une habitude dangereuse. Que la cocaïne ait une action tonifiante spéciale sur les muscles phonateurs, c'est là une assertion de pure fantaisie, indigne de critique scientifique. Il en est de même de cette prétendue propriété quelle posséderait de prévenir ou d'arrêter toutes les maladies du chanteur ou de l'orateur; ce qui est vrai, c'est qu'elle insensibilise localement et momentanément les muqueuses irritées ou inflammées, et par suite calme la toux. Elle doit surtout cette action à la propriété qu'elle a de faire contracter les petits vaisseaux des muqueuses, et que les médecins utilisent dans le nez, pour amener le dégonflement des cornets et la perméabilité de l'organe; mais au bout de très peu de temps, comme cela se produit après l'action du froid, les vaisseaux se dilatent de nouveau, plus même qu'auparavant et tous les symptômes pénibles reparaissent bientôt, généralement aggravés. Je ne puis donc vous recommander les attouchements, gargarismes, pastilles à la cocaïne, dans les maladies de la gorge et du nez. Quant aux vins à la cocaïne, il faut absolument vous en abstenir, car ils sont bien plus dangereux que les simples préparations à l'alcool, et s'y habituer constituerait pour vous un grand danger.

Les préparations de **kola**, que l'on a beaucoup préconisées dans ces derniers temps, semblent agir comme les substances renfermant de la caféine, par la caféine qu'elles contiennent et peut-être par une autre substance spéciale, le rouge de kola.

Nous signalerons enfin, comme toniques, les **substances organiques**, dites **liquides de Brown-Séquard**; si elles n'ont pas toutes les merveilleuses propriétés qu'on leur a attribuées pour guérir des maladies réputées incurables, ce sont, en tout cas, des toniques puissants et inoffensifs, qui n'ont pas les dangereuses propriétés des excitants proprement dits, et qui, en fortifiant l'organisme, peuvent, ainsi que l'a montré le Dr Bouffé, avoir une action considérable sur la voix.

Pour en finir avec l'action des stimulants, parlons du **tabac**. De même qu'il y a certainement des chanteurs et des orateurs qui boivent beaucoup, sans avoir remarqué en eux, du moins pendant quelques années, de graves inconvénients résultant de cette lamentable habitude, de même vous trouverez certainement des gens qui fument beaucoup et qui vous soutiendront même qu'ils n'ont jamais la voix si claire que lorsqu'ils ont beaucoup fumé. Il y a dans cette assertion une part de vérité, qu'il faut reconnaître; de même que les mangeurs de coca ou les alcooliques ne peuvent travailler que lorsqu'ils ont pris de la coca ou de l'alcool, il se peut que certaines personnes, ayant contracté l'habitude de fumer, ne se trouvent dans de bonnes conditions pour parler ou chanter que lorsqu'elles ont fumé. Mais on ne peut raisonner sur des exceptions, et il ne saurait y avoir, de doute que l'habitude de fumer, pernicieuse pour tous, est encore plus dangereuse pour le chanteur et l'orateur. Je ne vous parlerai pas de l'habitude de chiquer ou de priser, pratiques dégoûtantes et malpropres, qui vous sont certainement inconnues et qui déterminent une violente irritation du nez, de la gorge et du larynx.

Il est certain que la fumée du tabac contient une substance âcre, un poison violent, la nicotine, auquel l'organisme est très sensible; on ne se rappelle jamais sans amertume l'impression pénible produite par les premières pipes ou même les premières cigarettes. Il est vrai que l'usage de ce poison devient une nécessité et détermine par la suite une sensation très agréable. Que l'on fume la pipe, le cigare ou la cigarette, on peut atténuer beaucoup les effets fâcheux que peut avoir la fumée, en se servant de pipes ou de porte-cigares, dans le tuyau desquels on fait glisser par une ouverture latérale ou en les dévissant, une boulette de coton. La fumée, tamisée par le tampon de ouate, qui doit être renouvelé fréquemment, y laisse la plus grande partie de la nicotine qu'elle contient. Il est bon de ne fumer les cigares et les cigarettes qu'aux deux tiers, parce que plus on se rapproche de l'extrémité, plus la fumée se trouve naturellement chargée de nicotine. Le narghileh, dans lequel la fumée du tabac traverse une couche d'eau parfumée avant d'arriver à la bouche et s'y débarrasse d'une partie de sa nicotine, est préférable à la pipe, mais à condition que l'on n'avale pas la fumée, ce que d'ailleurs on ne doit jamais faire dans aucun cas.

Le tabac a sur le cœur, les nerfs et le cerveau, une action très néfaste, d'intensité très variable, suivant les individus; il produit d'abord une action excitante, suivie ensuite de dépression, d'apathie et enfin de paralysie.

L'action locale du tabac est incontestable et très marquée; redoutable pour tous, elle l'est plus encore pour le chanteur et l'orateur. La langue, les gencives, les lèvres, deviennent, chez les fumeurs endurcis, le siège d'une irritation qui peut aller jusqu'à l'inflammation et l'ulcération. On a pu même accuser la fumée du tabac de donner lieu au cancer de la langue et des lèvres. La gorge des fumeurs est toujours le siège d'une forte congestion, qui retentit fréquemment sur le larynx, les oreilles, les bronches, et des granulations, si justement redoutées du chanteur. Ces phénomènes se produisent surtout chez les grands fumeurs, chez ceux qui avalent la fumée, et d'autant plus facilement, qu'ils présentent des dispositions naturelles ou héréditaires à la congestion de la gorge.

Il ne faut rien exagérer, et fumer un cigare ou une cigarette après le repas, ne saurait avoir d'inconvénients bien sérieux ; mais il est beaucoup mieux de ne pas contracter cette habitude.

Je ne vous citerai qu'en passant ces horribles poisons qui ont nom **morphine**, **opium**, **haschish**, **éther** (avec lesquels la cocaïne peut aller de pair) ; si vous y aviez recours, vous en seriez bientôt puni, non seulement par la perte de la voix, mais par la perte de la santé, de la raison et de la vie.

Que faut-il penser des innombrables prescriptions et indications répandues parmi les artistes ? Quelques-unes sont bonnes, d'autres n'ont aucune valeur ; quelques-unes même sont parfaitement absurdes et ne valent que par la confiance que l'on a en elles.

Il faut, je le répète, attendre au moins deux heures après le repas, que la digestion soit terminée, pour parler ou chanter. Mais vous pouvez avec avantage prendre du jus de viande ou gober un œuf cru, avec quelques grains de sel et deux à trois gouttes de vinaigre, quinze à vingt minutes avant de chanter. Ces aliments, riches en substances nutritives, sous un petit volume, et rapidement absorbés, sont les meilleurs toniques. Quant aux avantages que présenteraient les œufs crus, les escargots vivants, au point de vue de la phonation, en lubrifiant la gorge, ils sont très hypothétiques ; c'est probablement par pure suggestion, que les chanteurs croient observer, de ces pratiques, un bon résultat ; ils se figurent avoir ainsi lubrifié leurs cordes vocales, ce qui est tout à fait inexact.

Lorsque les entr'actes seront très longs, vous pourrez prendre un potage tiède, avec un œuf, un quart d'heure avant de rentrer en scène. Un petit verre de vin de Champagne réussit souvent assez bien aux personnes qui sont affligées de trac, de nervosité. Les personnes qui auront la bouche séchée par l'émotion ramèneront la salive en suçant des pastilles au chlorate de potasse ou tout simplement de petits cailloux ; on peut très bien ramener la salive dans la bouche, par une vigoureuse friction, un massage du nerf facial, au niveau de la branche montante de la mâchoire inférieure (voir fig. 82). On calme bien la soif par des bains de bouche avec de l'eau pure ou de l'eau gazeuse. Chacun a ses habitudes, ses procédés, lorsqu'il a confiance en eux, il faut la lui laisser ; enlever la confiance serait en effet, le plus souvent, détruire toute l'efficacité de ces petits moyens.

NERVOSITÉ

Nous sommes directement amenés à nous occuper maintenant des nerfs et de la nervosité. Il existe tous les degrés entre la nervosité plus ou moins marquée, plus ou moins développée par les circonstances, mais absolument passagère, et les états nerveux plus graves constituant de véritables maladies. Lorsque votre irritabilité nerveuse dépasse une certaine mesure et résiste aux pratiques hydrothérapiques simples, que je vous ai conseillées, il faut vous adresser à un médecin. La seule recommandation que je croie devoir vous donner, et malgré sa simplicité elle est bien difficile à suivre, c'est d'éviter toutes les émotions ; l'irritation, la colère, le jeu, ont un effet très fâcheux sur le système nerveux, qu'à la longue ils détraquent complètement.

Depuis les fameux *Paradoxes sur les comédiens*, de Diderot, la plupart des bons observateurs, même parmi les artistes, sont d'accord que le chanteur et l'acteur doivent toujours être maîtres de leur jeu. Il est nécessaire que l'artiste prépare à l'avance tous ses effets, en mesure la portée et que rien dans son jeu ne soit livré au hasard. Cependant il n'est pas de règle sans exception et on comprend fort bien que des artistes tels que Mounet-Sully profitent des grandes ressources de leur généreux tempérament, en s'y livrant complètement. Cependant Talma, un des comédiens les plus puissants qui aient existé, dans ses mouvements les plus pathétiques, restait constamment maître de son jeu et de ses effets.

Je ne veux pas développer cette question au point de vue esthétique et dramatique proprement dit, je ne l'envisagerai qu'au point de vue de votre hygiène et de votre santé. Il n'est pas douteux que des excitations très fortes, régulièrement répétées, ne puissent avoir une influence des plus fâcheuses sur la santé, surtout chez les personnes délicates, mais on n'est pas toujours libre de rester ou de ne pas rester maître de soi. Les orateurs politiques, notamment, mettent souvent beaucoup de passion vraie dans leurs discours; et même ceux, si nombreux, qui, doués de quelque tempérament, ne pensent pas un mot de ce qu'ils disent, arrivent par auto-suggestion et pour feindre mieux la conviction devant leur auditoire, à se mettre dans un état d'excitation aussi fâcheux pour leur santé, que si leur émotion était absolument sincère.

La sensibilité nerveuse se manifeste extrêmement fréquemment chez les personnes appelées à parler et à chanter en public, sous la forme du **trac**, qui atteint également des personnes fort peu nerveuses et n'épargne guère les artistes les plus consciencieux et les plus talentueux. Assurément la confiance en soi-même, légitimée par le talent et le succès, est la meilleure condition pour éviter le trac, mais il arrive souvent que les meilleurs artistes ne peuvent y échapper et que l'on rencontre chez les gens qui ont le plus de talent un manque absolu de cette assurance et de cette confiance en soi-même, si développées chez les médiocres. Il est bien inutile de vous décrire les phénomènes du trac; tous, vous les connaissez : la bouche se sèche, la voix devient tremblante, la gorge se serre, la voix reste dans le gosier. En dehors de la préparation très complète de l'artiste, qui lui donne confiance en lui-même, il doit encore développer, pour éviter le trac, l'habitude du public. Il faut savoir parler et chanter, débiter votre rôle, non seulement devant votre glace, dans votre chambre et y avoir acquis la conviction qu'il ne manque rien à votre chant, à votre diction, à vos effets, à vos gestes; mais il faut encore que, dans toutes les circonstances ou cela vous est possible, vous recherchiez l'occasion de chanter ou de parler en public. Les témoignages d'approbation que vous recueillez devant un public restreint et sympathique, vous donnent confiance en vous-même et vous préparent à mieux supporter les émotions du grand public.

Si vous êtes en proie au trac ou si vous le redoutez, gardez-vous de descendre de votre loge au moment de rentrer en scène, restez plutôt sur la scène ou dans les coulisses, regardez le public arriver par le trou du rideau ; si votre bouche est sèche, suivez les conseils que je vous ai donnés précédemment, un verre de champagne vous fera souvent beaucoup de bien.

La suggestion a été fréquemment employée dans ces conditions et a donné des résultats extrêmement remarquables. Des artistes très nerveux ont pu être complètement préservés, non seulement du trac, mais de toute émotion, par la suggestion. Mais cette arme doit être maniée avec la plus grande prudence, par un médecin très exercé; ne vous confiez jamais, pour cela, ni aux charlatans, ni aux magnétiseurs, ni aux gens du monde.

ACOUSTIQUE

L'acoustique des lieux où vous chantez est une question des plus importantes, malheureusement tout ce que je pourrais vous dire à ce sujet n'avancerait pas beaucoup, pratiquement, cette question très obscure. Vous êtes d'ordinaire obligé de subir les conditions de l'acoustique des locaux dans lesquels vous vous trouvez. Certains locaux sont sourds, d'autres ont une résonance très marquée, d'autres présentent des échos très désagréables pour le chanteur et l'orateur, car ils lui renvoient le son de sa propre voix; dans d'autres enfin, se trouvent des échos à foyers, c'est-à-dire qu'on observe en certains points de la salle des résonances extrêmement fortes.

La forme de l'édifice a une très grande importance pour l'acoustique; mais, je vous le répète, vous devez le plus souvent subir les conditions dans lesquelles se trouvent les locaux où vous chanterez. Il ne faut jamais chanter ni parler en plein air, vous vous épuisez pour obtenir un bien mince résultat. Si vous y êtes cependant obligé par les circonstances, il est nécessaire qu'on dispose au-dessus de votre tête un velum abat-voix, qui jouera le rôle de l'abat-voix placé au-dessus des chaires dans les églises, et dont généralement la surface, soit dit en passant, est insuffisante.

Il faut, au théâtre, chanter en se plaçant sur la scène aussi en avant que possible, face au public; ne dirigez pas la voix en l'air, elle n'a que trop de tendance à y monter naturellement, dans les pièces à plafond très élevé; par contre, les salons bas abattent trop la voix et produisent des résonances très désagréables; ne chantez jamais assis devant un piano droit. Les étoffes éteignent la voix, aussi l'appartement où vous chanterez ne devra jamais être tendu ou capitonné. Le verre et le bois polis sont les corps qui résonnent le mieux, la pierre, beaucoup moins bien; la pierre et le plâtre humide résonnent beaucoup moins bien que ces mêmes substances lorsqu'elles sont sèches. On prétend que, pour cette raison, l'acoustique du Grand-Opéra s'améliore d'année en année. Plus les surfaces sont lisses et dépourvues d'ornements, meilleure est leur résonance; au contraire les surfaces irrégulières, richement ornementées, peuvent diminuer la résonance dans des proportions très considérables. On essaie de détruire, ou tout au moins d'atténuer les échos et les résonances défavorables, au moyen de fils entre-croisés, mais cette précaution a rarement une grande efficacité.

Vous devez proportionner votre voix et vos efforts à la pièce dans laquelle vous chantez ou vous parlez, et pour cela vous êtes obligé de faire, de chaque local, une étude particulière, sans laquelle vous risquerez toujours, malgré votre expérience, ou bien de produire des efforts inutiles, ou bien de n'être pas suffisamment entendu.

APPAREIL RESPIRATOIRE

Nous n'avons pas à traiter d'une façon spéciale l'hygiène de l'appareil respiratoire, qui se confond avec celle de l'appareil phonateur, dont nous nous sommes occupé avec de grands développements et à plusieurs reprises dans le courant de ces conférences, car les deux appareils n'en constituent en réalité qu'un seul, à fonctions multiples.

APPAREIL CIRCULATOIRE

Sans vouloir vous décrire d'une façon complète, l'appareil circulatoire, dont je vous ai cependant parlé avec de nombreux détails, en vous exposant les phénomènes chimiques de la respiration, je vous rappellerai qu'il se compose d'un organe creux, musculaire, logé dans le côté gauche de la poitrine, le cœur, et de nombreux vaisseaux parcourant le corps dans toutes les directions; les uns portant au loin le sang chassé par le cœur (artères), les autres ramenant le sang à cet organe d'impulsion (veines).

Le cœur est divisé en deux moitiés par une cloison médiane, verticale, complète, et chacune de ces deux moitiés est divisée à son tour par une cloison horizontale, incomplète, en deux étages : l'un supérieur, que l'on appelle l'oreillette, l'autre inférieur que l'on appelle le ventricule. Le sang noir, revenant de tout le corps, arrive dans l'oreillette droite, d'où il passe dans le ventricule droit, qui le chasse par ses contractions dans les poumons ; de là il revient à l'état de sang rouge ou artériel, dans l'oreillette gauche. De l'oreillette gauche, le sang passe dans le ventricule gauche, qui l'envoie dans tout le corps, par un gros vaisseau, qu'on appelle l'artère aorte, et qui se ramifie à l'infini. Les dernières ramifications des artères se divisent en innombrables petits vaisseaux portant le nom de capillaires (c'est-à-dire semblables à un cheveu par leur ténuité), dont le nombre et la finesse sont extrêmes. Ces capillaires se réunissent pour former les veines, qui ramènent le sang au cœur.

En partant du cœur, le sang était rouge, riche en oxygène, pauvre en acide carbonique. Au niveau des capillaires il perd son oxygène, se charge d'acide carbonique provenant des combustions vitales dont les tissus sont le siège, et acquiert ainsi les propriétés du sang veineux, qui est de couleur noire, pauvre en oxygène et riche en acide carbonique.

Certaines personnes nerveuses et anémiques sont sujettes à des palpitations du cœur, sous l'influence de la moindre émotion ou des excitations du corps et de l'esprit. Le cœur, tout d'un coup, se met à battre très brusquement, fait des bonds irréguliers, que l'on peut très facilement sentir en appliquant la main sur le côté gauche de la poitrine. Si cela vous arrivait, il faudrait absolument consulter un médecin et bien souvent, les personnes qui présentent ces troubles seront incapables de supporter les émotions et les fatigues des carrières oratoires et théâtrales, ou même simplement celles que subissent les simples *amateurs*. Pour conserver la santé du cœur, surtout si vous êtes un peu nerveux ou anémique, il faut absolument éviter l'usage des excitants, tels que le café, le thé, l'alcool, le tabac, qui rendent le cœur très sensible et le font bondir sous la moindre influence. L'excitation du cœur, produite d'abord par le tabac, se transforme plus tard en paralysie. L'alcool détermine une transformation graisseuse des parois des vaisseaux, qui fait que très précocement ils fonctionnent fort mal et se rompent ensuite, amenant les apoplexies des poumons et du cerveau.

L'exercice du chant, comme tous les exercices corporels, active la circulation et les battements du cœur, mais le cœur ne conserve son rythme régulier que lorsque le chanteur ou l'orateur emploient la respiration abdominale. La respiration claviculaire détermine très vite l'halètement et l'irrégularité des battements du cœur, les palpitations et la congestion des poumons. De plus, les muscles du cou, comprimant pendant les efforts de la respiration claviculaire, les veines de cette région, ce phénomène empêche ou gêne tout au moins le retour au cœur du sang venant des parties supérieures du corps, de telle sorte que le cerveau, le pharynx et le larynx se trouvent bientôt congestionnés.

Je vous ai dit, à plusieurs reprises, ce qu'était la congestion, les inconvénients qu'elle présentait par elle-même et la prédisposition qu'elle créait à l'inflammation.

Toutes les substances qui, comme le café, l'alcool, le tabac, excitent le cœur, favorisent la congestion générale de l'organisme ; et lorsque existent déjà des tendances héréditaires (tempéraments rhumatisants) ou acquises, aux congestions locales des organes de la phonation, ces tendances sont entretenues et développées par l'usage de ces substances. La médication et la guérison deviennent impossibles, lorsque le patient ne consent pas à se débarrasser de ses mauvaises habitudes.

SEXE

Nous avons déjà étudié les transformations des organes vocaux et de la voix qui se produisent chez les enfants des deux sexes, sous l'influence du développement sexuel et qui aboutissent physiologiquement à la mue de la voix. Nous avons indiqué ailleurs les précautions qui doivent être prises pendant cette période.

A l'occasion des dérangements périodiques qu'éprouvent les dames, des troubles plus ou moins graves de la phonation peuvent se produire, dont les uns doivent plutôt être rapportés à des phénomènes nerveux de diverse nature, les autres à des congestions des organes phonatoires. Ces troubles sont généralement plus marqués pendant les deux ou trois jours qui précèdent l'apparition du phénomène; et les chanteuses qui sont réellement incommodées, devront soigneusement s'abstenir de chanter pendant cette période. D'autres, au contraire, la traverseront, non seulement sans être malades, mais encore sans présenter la moindre trace de fatigue.

La grossesse impose toujours une certaine période de repos, par suite de l'empêchement mécanique au jeu du diaphragme, qui se produit toujours pendant les derniers mois. Mais il est assez rare que la grossesse constitue, en dehors de cette gêne, un obstacle au chant, par suite de troubles nerveux ou de congestions des organes de la phonation.

AGE

Nous avons étudié ailleurs l'influence de l'âge sur les organes de la phonation et les transformations qu'il détermine et ne croyons pas devoir y revenir.

RACE

Il est une opinion, à notre avis trop facilement

accueillie, c'est que les races, dites inférieures, sont beaucoup moins bien douées, pour le chant, que la race blanche.

Parmi les peuples de race blanche, même en faisant momentanément abstraction des conditions favorables que crée pour eux, au point de vue du chant, la langue dont ils font usage (et qui est elle-même, dans une large mesure, fonction du climat) les races des pays chauds sont mieux organisées pour le chant que celles des pays du nord, et cependant leur supériorité intellectuelle ou morale n'est pas démontrée.

Il est certain, d'autre part, que l'usage habituel d'une langue riche en voyelles rend les individus plus aptes au chant et cette faculté qui se développe chez l'individu se transmet par l'hérédité. Le soleil développe d'une façon incomparablement plus marquée l'activité sexuelle dans les pays du midi que dans ceux du nord ; et ne sait-on pas que chez l'homme comme chez les animaux, il y a un lien des plus étroits entre les conditions du développement du chant et celles du développement de l'activité ou de la puissance sexuelles. Le rossignol, passée la saison des amours, n'est plus l'incomparable chantre des nuits, mais un oiseau banal, aussi insignifiant par son cri vulgaire que par son terne plumage.

De plus, si l'intelligence et la volonté sont d'importants éléments de développement pour un chanteur, les dispositions naturelles, l'éducation correcte, la valeur des méthodes, ne tiennent-elles pas la première place? Ne sait-on pas que les Grecs[1], dont le développement intellectuel avait atteint des limites que nous n'avons certainement pas dépassées, ne possédaient que des mélopées sur un très petit nombre de notes, qui feraient assez mauvaise figure à côté de nos compositions musicales modernes? Il est probable que le larynx des chanteurs grecs, exercé pour cette musique si simple, eût été incapable d'aborder immédiatement une musique infiniment plus compliquée ; mais il est probable également, que par une éducation convenable, ils eussent pu être mis en état de surmonter les mêmes difficultés que les chanteurs modernes.

On ne pourra discuter sérieusement cette question de l'aptitude au chant des races inférieures, que lorsque l'expérience consistant à enseigner l'art du chant à des sujets convenablement choisis, c'est-à-dire bien doués, aura été pratiquée dans des conditions meilleures et sur une plus grande échelle qu'elle ne l'a été jusqu'ici.

La perfection du chant est liée, d'une façon très intime, à la vigueur et à l'hygiène générale de l'organisme, à la perfection de développement, de structure et de fonctionnement des organes de la phonation, de l'oreille, et à l'exercice, suivant une bonne méthode, de ces organes, ainsi qu'à un développement suffisant de l'intelligence et de la volonté.

L'influence incontestable des conditions locales,

[1] Ainsi que l'a prouvé la récente découverte de l'hymne à Apollon.

clairement manifestée par la richesse en chanteurs de certaines régions, montre, jusqu'à l'évidence, dans quelle large mesure les circonstances extérieures ont dû influer sur le développement des conditions propres à former le chanteur. Tous ceux qui sont, à quelque degré, naturalistes, et qui sont à même d'apprécier les découvertes si intéressantes, qui ont été faites à notre époque sur l'hérédité, sentiront combien des facultés ainsi acquises sont susceptibles d'être transmises par l'hérédité. Malheureusement, les conditions de l'observation sont souvent très complexes, et il est parfois difficile de faire, pour un chanteur, la part qui est due à l'hérédité proprement dite et à l'éducation. Garcia, par exemple, fut doublement le père de ses illustres enfants : par la vie qu'il leur a donnée, les qualités organiques qu'il a pu leur transmettre et par l'éducation si scientifique, si artistique en même temps que si rationnelle, qu'il leur a infusée[1].

INFLUENCE FAVORABLE DU CHANT SUR LA SANTÉ GÉNÉRALE

Comme tous les exercices, le chant pratiqué avec modération et dans des conditions convenables, est

---

[1] La question de l'hérédité pour le chanteur est une des plus importantes, parmi celles qui sont adressées au public et renfermées dans mon questionnaire. Je serai reconnaissant à tous ceux qui liront ces lignes de me transmettre, avec tous les renseignements, les observations qu'ils ont pu faire à ce sujet.

très favorable pour développer les forces des faibles. Chez les personnes robustes, il représente un débouché excellent, un emploi des plus rationnels de leurs forces en excès ; et la suractivité respiratoire qu'il nécessite, constituera un excellent moyen pour eux d'éviter l'accumulation de la graisse. Chez les anémiques et même chez les phtisiques au début, le chant constitue un exercice excellent, maintes fois recommandé, en raison de la suractivité respiratoire qu'il comporte, et du grand développement de forces qui en est la conséquence, pour l'organisme.

DÉMONSTRATIONS ET EXERCICES PRATIQUES

Examen laryngoscopique du larynx, pendant la formation des divers registres.

Application et démonstration des diverses manipulations du massage externe de la gorge. Application de l'électricité.

ONZIÈME LEÇON

SOMMAIRE

Les maladies du chanteur et de l'orateur

Malformations, difformités.
Les maladies du nez. — Coryza aigu, coryza chronique, hypertrophies, polypes, déviations de la cloison.
Maladies du pharynx. — Pharyngite aiguë, pharyngite chronique.
Maladies du voile du palais et de la luette.
Maladies des amygdales proprement dites ou buccales, des amygdales pharyngiennes ou végétations adénoïdes, et de l'amygdale linguale.
Maladies du larynx. — Laryngite aiguë, laryngite chronique, polypes du larynx, nodules des chanteurs.
Influence des maladies générales sur le chanteur et l'orateur. — Maladies des poumons, maladies de l'appareil circulatoire, maladies des reins, maladies du tube digestif, maladies de la femme, maladies du système nerveux.

Mesdames, Messieurs,

Avant d'étudier les maladies qui peuvent atteindre l'orateur et le chanteur et avoir pour eux une importance particulière, je dois vous indiquer plusieurs **malformations** ou **difformités**, dont les unes sont absolument incompatibles avec la parole oratoire ou avec le chant et dont les autres déterminent des altérations de la parole et du chant, qui ne peuvent pas toujours être corrigées par les appareils prothétiques, l'éducation ou les exercices d'orthopédie vocale.

Parmi ces malformations, les unes sont congénitales. La plus fréquente est la division du palais et du voile du palais, qui accompagne parfois la division de la lèvre supérieure; disposition connue sous le nom de bec-de-lièvre, gueule de loup. La voix, chez les personnes atteintes de cette infirmité, est extrêmement imparfaite, l'articulation très défectueuse, au point que la parole est souvent presque inintelligible.

On peut arriver, par des opérations très délicates et des instruments de prothèse habilement construits à améliorer considérablement les troubles de l'articulation et le formidable nasillement qui sont la conséquence de ces malformations, sans cependant les faire complètement disparaître.

La forme ogivale, trop accentuée, de la voûte du palais, que l'on observe parfois chez les enfants malingres, rachitiques, peut être une cause de troubles spéciaux du langage; dans certains cas, où elle est extrêmement développée, il peut y avoir avantage pour la voix à la combler, par une pièce prothétique, en argent ou en caoutchouc durci.

La trop grande brièveté de la voûte du palais, détermine certains troubles de l'articulation, auxquels il est difficile de remédier.

La projection des dents en avant, qui accompagne toujours le palais ogival, est une autre cause de troubles de l'articulation.

Parfois le filet ou frein, qui relie la pointe de la langue au plancher de la bouche, se prolonge trop loin en avant; la pointe de la langue ne pouvant se relever, l'articulation est très difficile. Le seul remède est de couper le filet.

Dans certaines maladies, il se produit parfois des perforations plus ou moins considérables de la voûte palatine; ces lésions locales dépendent toujours d'une maladie générale, qui doit être énergiquement traitée. Quant aux inconvénients qui résultent pour la voix, de la présence de ces perforations, faisant communiquer la cavité de la bouche avec celle du nez, on peut, avec des plaques prothétiques d'argent ou de caoutchouc, les faire disparaître d'une façon presque complète, à tel point que des chanteurs munis de ces appareils ont pu se livrer à leur art, sans que l'on s'aperçût de leur infirmité.

La chute ou l'ablation des dents, surtout des dents antérieures, est très gênante pour la prononciation de certaines consonnes et pour le chant. Ces vides doivent être comblés le plus tôt possible, non seulement dans l'intérêt de l'esthétique, mais aussi dans l'intérêt de la facilité et de la netteté de l'articulation et du chant.

Le chanteur et l'orateur sont fréquemment atteints d'affections, qui peuvent chez eux revêtir un caractère plus grave que chez d'autres personnes, parce que certains de leurs organes, ceux de la phonation, en particulier, sont plus délicats et plus susceptibles, parce que les conditions dans lesquelles les place l'exercice de leur profession les exposent davantage à contracter des refroidissements et surtout en raison de l'importance très grande, qu'acquièrent chez eux, par leur action directe sur les organes de la phonation ou par leur retentissement sur ces mêmes organes, des affections qui passeraient presque inaperçues, pour le plus grand nombre des autres hommes.

Il faut bien que vous en soyez prévenus, la fonction de la phonation peut s'accomplir d'une façon très imparfaite et très incomplète, sans que les organes phonateurs soient malades; des troubles généraux de tout l'organisme ou d'autres organes très éloignés, suffisent à produire ces phénomènes. Il peut arriver souvent que la phonation s'accomplisse mal, les organes de la voix manifestant, à l'examen, un état pathologique très net, ou bien, au contraire restant parfaitement sains, parce que le chanteur ou l'orateur emploient des méthodes phonatoires plus ou moins défectueuses; ce qui suffit, nous le savons, en dehors de toute autre cause, à entraîner le développement de divers troubles ou altérations, qui peuvent être durables ou bien se manifester seulement au moment du travail, et ne disparaîtront que par l'emploi de méthodes plus correctes.

Je me bornerai, à propos des maladies, à vous faire connaître leurs principales causes, à vous décrire leurs symptômes, leurs inconvénients, les précautions que vous pouvez prendre pour les prévenir, et les soins que vous pouvez vous donner vous-mêmes. Sur ce dernier point je serai très bref, car dès qu'une affection prend des proportions ou un caractère inquiétants, c'est au médecin que vous devez vous adresser, sous peine de vous exposer, en vous soignant vous-mêmes, à vous faire plus de mal que de bien.

MALADIES DU NEZ

Les maladies du nez ont sur la voix et sur les organes phonatoires les plus importants, larynx, pharynx et poumons, une influence qui se manifeste de plusieurs manières : par des troubles de résonance, qui affectent surtout le timbre de la voix, par des inflammations de la gorge, du larynx et des poumons, dues à la propagation directe, depuis le nez, de l'inflammation dont cet organe est le siège, ou bien conséquences de la respiration buccale, causée elle-même par l'obstruction du nez. Elles se manifestent également par la diminution de la capacité respiratoire, par des altérations dans le fonctionnement du larynx, sans que cet organe soit malade, déterminées, à distance, par les altérations dont le nez est le siège. Ces derniers troubles sont de nature nerveuse et portent le nom de réflexes.

Le **coryza aigu**, le simple rhume de cerveau, est une maladie banale, qui se produit facilement, surtout au moment des changements de saison, par l'action de l'air froid sur les organes respiratoires ou par suite de l'action du froid sur une autre partie du corps, le plus souvent sur les pieds, organes qui, par suite de leur éloignement du cœur et de leur position déclive, se refroidissent très facilement. Bien que le froid ait agi sur un point aussi éloigné du nez et de la gorge, tantôt l'un de ces deux organes, tantôt les deux en même temps, deviennent le siège d'une inflammation aiguë, qui dure un certain temps et disparaît ensuite, en dotant les organes d'une susceptibilité fâcheuse pour l'avenir, ou bien laisse après elle une altération réelle et définitive.

Vous connaissez tous très bien les symptômes de cette maladie, généralement considérée comme peu grave et qui mérite cependant d'être prise en sérieuse considération, parce qu'un rhume mal soigné se propage facilement à la gorge, au larynx et aux bronches, à ces cavités creusées dans les os de la face et du crâne, que l'on appelle des sinus, et peut déterminer dans le nez une inflammation chronique persistante, ou tout au moins une grande susceptibilité de la muqueuse, vis-à-vis de toutes les causes d'irritation.

Lorsque vous êtes atteints d'un rhume de cerveau, vous êtes généralement obligé d'assister passivement à son évolution. Le séjour à la chambre et au lit constitue le meilleur moyen d'éviter les complications, et de raccourcir la durée de la maladie. Pendant ce temps vous prendrez des tisanes chaudes, pour déterminer la sudation, vous couperez la fièvre par l'antipyrine ou la quinine, dont le médecin devra régler les doses. Si vous ressentez des douleurs dans les oreilles, de la surdité, il faut immédiatement voir un spécialiste, car les complications auriculaires du coryza peuvent avoir les conséquences les plus graves, non seulement pour l'ouïe mais pour l'existence, par suite des inflammations qui se propagent de l'oreille vers le cerveau. On a recommandé l'emploi des bains de vapeur pour couper le rhume de cerveau ; quelquefois ils produisent bien cet effet; d'autres fois, au contraire, ils ont un résultat tout à fait inverse. Vous verrez périodiquement l'indication dans les journaux politiques et même dans les journaux médicaux, de nouveaux remèdes destinés à faire avorter le coryza, jusqu'ici aucune de ces médications n'a donné le moindre résultat, quelques-unes même se sont montrées fort dangereuses.

Pour éviter les complications du côté de l'oreille, souvent dues à ce que, pendant l'acte de se moucher, l'air accumulé sous pression dans l'arrière-gorge s'écoule dans les oreilles par les trompes d'Eustache, entraînant les matières purulentes avec lui, on ne se mouchera pas en serrant à la fois les deux narines; si on n'en presse qu'une seule, pendant que l'autre reste libre, l'air ne sera jamais refoulé dans les trompes.

La protection la plus efficace contre le rhume de cerveau est d'ordre prophylactique, c'est-à-dire qu'il faut prendre toutes les précautions hygiéniques, qui pourront vous préserver contre cette fâcheuse indisposition. Je vous ai exposé avec détails, en faisant l'étude de l'hygiène du vêtement, toutes les précautions concernant le vêtement que vous pouvez et devez prendre. Les applications d'eau froide, les frictions au gant de crin sur la peau, pratiquées dès l'enfance, constituent certainement les moyens prophylactiques les plus efficaces pour préserver du coryza. Vous trouverez dans plusieurs livres d'hygiène la recommandation de vous faire, dans l'intérieur du nez, des irrigations avec de l'eau boriquée tiède, pour vous préserver du coryza. Une longue expérience m'a montré que cette pratique est dangereuse, parce que vous risquez ainsi de faire pénétrer par la trompe d'Eustache de l'eau dans vos oreilles, ce qui aurait presque fatalement pour conséquence une vive inflammation de ces organes, et ensuite parce que le contact fréquemment renouvelé de l'eau sur la muqueuse du nez la ramollit, la prédispose aux fréquentes rechutes de coryza aigu et aux lésions du catarrhe chronique et souvent aussi fait disparaître l'odorat.

J'ai employé, sur moi-même et sur un grand nombre de personnes, avec un plein succès, à titre prophylactique, la méthode du *massage vibratoire* que j'ai été le premier à appliquer en France, à une époque où l'on contestait encore son indéniable efficacité. Ce procédé permet, dans quelques cas, de faire avorter un rhume déjà existant, ou tout au moins d'en raccourcir notablement la durée, mais il faut pour cela qu'il soit employé par une main très exercée, avec de très grandes précautions, en raison de l'état d'irritation de la muqueuse nasale. Au contraire, toutes les personnes auxquelles j'ai pu appliquer une cure sérieuse, ou que j'ai pu dresser à pratiquer sur elles-mêmes le massage vibratoire, à titre prophylactique, ou pour obtenir la guérison d'inflammations chroniques du nez, ont pu arriver à obtenir d'excellents résultats et surtout empêcher, d'une façon presque absolue, le retour de ces manifestations.

Le massage vibratoire des muqueuses a été imaginé par le Dr Braun (de Trieste), qui, en voyant les remarquables résultats de la même méthode, appliquée sur la peau par un masseur suédois, le Dr Kellgren, a pensé que, *à fortiori*, ils pourraient être obtenus sur les muqueuses, en procédant d'une façon convenable. Il est facile de comprendre combien était juste cette manière de voir et combien les muqueuses étaient aptes à bénéficier des deux formes de massage que l'on peut y appliquer : le massage sédatif ou calmant, pour calmer les états inflammatoires des muqueuses, le massage excitant, pour lutter contre leur tendance à l'atrophie et à la paralysie. Dans les deux cas, on se sert de fines baguettes de cuivre rouge, dont l'extrémité, terminée par un renflement, est entourée de ouate fortement serrée, que l'on trempe dans des solutions et des pommades, variant suivant la nature

21.

de l'affection *et que l'on introduit dans le nez ;* mais c'est toujours une sorte de vibration, très vigoureuse et très énergique dans le second cas, très fine et très régulière dans le premier, qui est appliquée. Cette méthode réclame une habileté technique extrême et une très grande pratique, et ce sont ces difficultés techniques qui l'ont seules empêchée de se répandre plus rapidement.

Si donc vous voulez pratiquer le massage vibratoire de la cavité nasale, à titre prophylactique, pour faire disparaître la susceptibilité de l'organe, sa tendance à contracter le coryza, vous faites régulièrement, chaque matin, le massage du nez, pendant deux ou trois minutes pour chaque narine, en trempant la ouate dans une pommade composée, pour les premières séances, de :

Vaseline.	10 grammes.
Biborate de soude.	3 —
Menthol.	0,20 centigr.
Cocaïne.	0,20 —

Je le répète, chacun peut apprendre à faire sur lui-même le massage du nez, mais je m'abstiendrai de toute description, parce qu'elle serait tout à fait inutile; il faut avoir vu appliquer le massage vibratoire du nez et surtout se l'être senti appliquer à soi-même, pour se rendre un compte exact de la façon dont la manœuvre doit être pratiquée. A la fin de cette leçon, je vous enseignerai à vous appliquer à vous-même le massage vibratoire.

Le massage vibratoire du nez doit être exécuté en même temps avec une extrême rapidité et une très grande douceur. Les premières applications du massage vibratoire de l'intérieur du nez produisent toujours un peu d'irritation, quelle que soit la dextérité avec laquelle il est appliqué ; et je ne mets dans la pommade un peu de cocaïne que pour ménager la sensibilité des patients. Au bout de trois ou quatre séances, il vaut beaucoup mieux se passer de cocaïne et employer une nouvelle pommade, très analogue à la précédente, mais dans laquelle la cocaïne ne figure pas :

Vaseline, ...	10 grammes,
Biborate de soude	3 —
Menthol.	0,50 centigr.

La cocaïne, en effet, ne possède aucune vertu curative et il faut complètement éviter l'usage de toutes les poudres ou préparations à la cocaïne, qui, si elles produisent sur le moment un soulagement de la douleur et un dégonflement considérable du nez, amènent rapidement une réaction si forte, que l'état du malade, après leur emploi, est bien pire qu'auparavant.

Pour me rendre compte de la valeur et de la durée de l'immunité que peut conférer le massage vibratoire du nez contre le rhume de cerveau, *j'ai pu, après une série de trente applications, faites il y a près de trois ans, sur moi-même, rester plus de deux ans sans contracter un seul coryza.* L'expérience était d'autant plus intéressante que ma muqueuse nasale présente une grande susceptibilité et que je me suis efforcé, pendant ce laps de temps, de ne rien changer à mes habitudes ordinaires. Je suis convaincu que si j'avais fait chaque année quelques séances de massage,

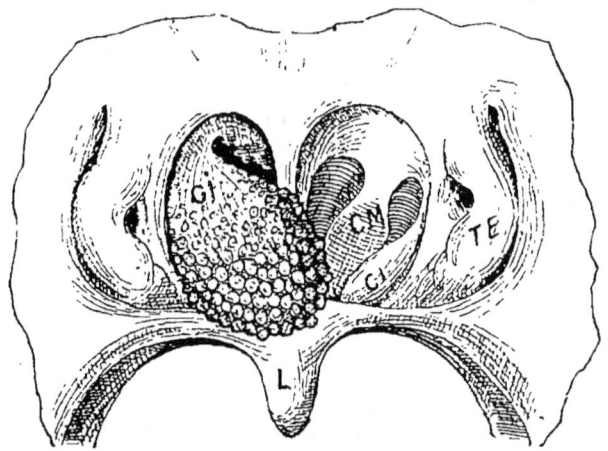

Fig. 70. — Vue des orifices postérieurs des fosses nasales dans le pharynx. L'extrémité postérieure du cornet inférieur gauche CI', présente un renflement en forme de polype, qui obstrue la face nasale correspondante.

Les lettres comme dans la figure suivante.

j'aurais pu prolonger indéfiniment cette immunité. C'est en effet ce que j'ai observé sur divers malades qui se sont soumis au traitement, l'ont renouvelé chaque année et qui, depuis, bien que très susceptibles, n'ont plus été atteints par le rhume de cerveau. Chez le chanteur et l'orateur, le coryza présente une gravité exceptionnelle, en raison des complications fréquentes qui se produisent du côté de la gorge ; la possibilité de pouvoir, grâce au massage vibratoire, se prémunir, d'une façon à peu près certaine, contre le coryza interne du nez, présente donc pour eux des avantages plus appréciables que pour les autres personnes.

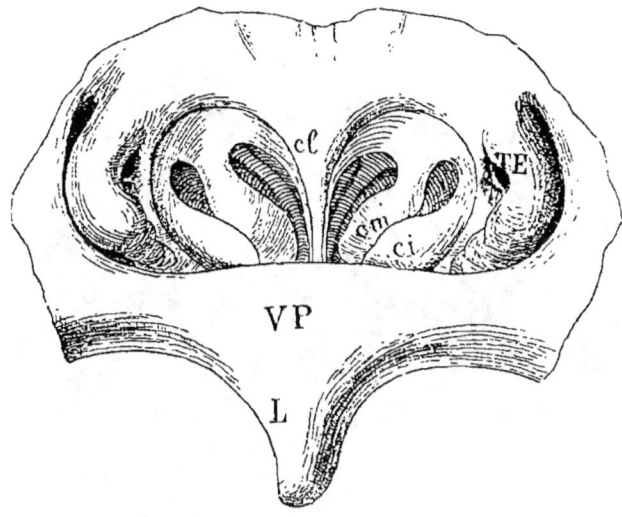

Fig. 71. — Vue des orifices postérieurs des fosses nasales dans le pharynx, sur un sujet normal.

VP, voile du palais. — L, luette. — TE, trompe d'Eustache. — *cl*, cloison. *cm*, cornet moyen. — *ci*, cornet inférieur.

Les adversaires de cette méthode, dont l'efficacité est incontestable, ont insinué qu'elle n'agissait que grâce aux médicaments employés. Certes, l'action des médicaments employés n'est pas négligeable et même, appliqués en même temps que le massage, ils agissent mieux qu'avec le simple badigeonnage, mais c'est surtout le massage lui-même qui transforme la muqueuse, la fortifie et la rend plus résistante. Le Dr Freudenthal (de New-York) l'a montré, en exécutant le massage vibratoire de la muqueuse sans l'aide d'aucun médicament et il a pu obtenir par ce procédé simple, d'excellents résultats. J'ai vérifié et confirmé ses recherches, sur plusieurs malades.

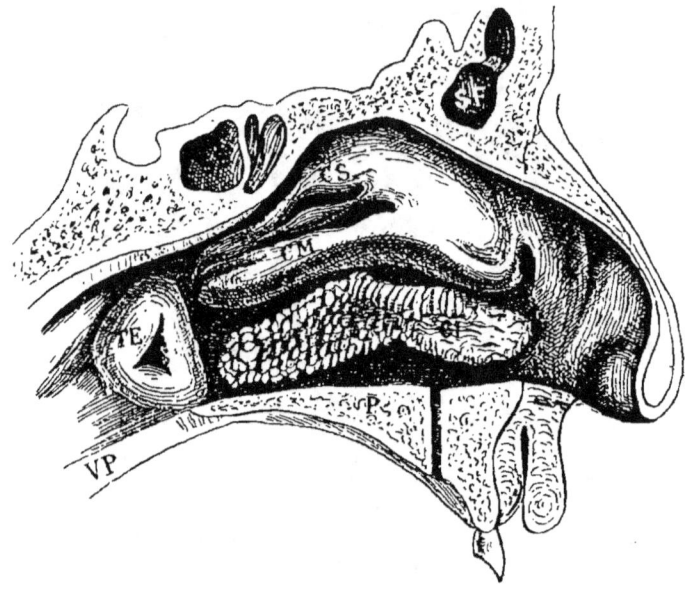

Fig. 72. — Vue latérale de la fosse nasale gauche, avec dégénérescence et hypertrophie polypoïde du cornet inférieur.

P, palais. — VP, voile du palais. — CI, cornet inférieur. — CM, cornet moyen. — CS, cornet supérieur.

Le coryza chronique est dû à une altération persistante, chronique, de la muqueuse nasale, produite sous l'influence de causes diverses, mais en tout cas favorisée, sinon entièrement déterminée, par le retour périodique des coryzas aigus. Le coryza chronique est caractérisé, par l'écoulement hors du nez, à travers les narines et la gorge, d'un liquide purulent, par l'obstruction du nez, le mal de tête, le larmoiement, l'irritation de la gorge, avec ou même sans inflammation, la diminution de la capacité respiratoire, l'établissement de la respiration buccale,

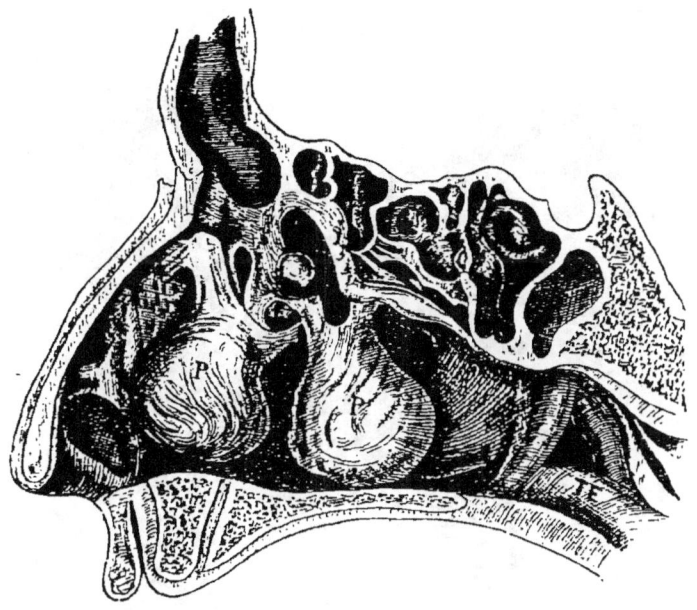

Fig. 73. — Paroi latérale de la fosse nasale droite avec deux gros polypes, P, P, TE, trompe d'Eustache.

avec tous ses inconvénients pour la gorge, le larynx et les poumons.

Les cornets et particulièrement le cornet inférieur se gonflent et ferment plus ou moins les fosses nasales. J'ai fait représenter (fig. 70) une tumeur produite par le développement de l'extrémité postérieure de l'un des cornets et qui ferme complètement la fosse nasale correspondante, en arrière. Vous pouvez comparer cette figure à la figure 71, qui représente les orifices postérieurs des fosses nasales dans la gorge, à leur état normal. Dans la figure 72 vous voyez un cornet fortement gonflé, dont la surface est devenue

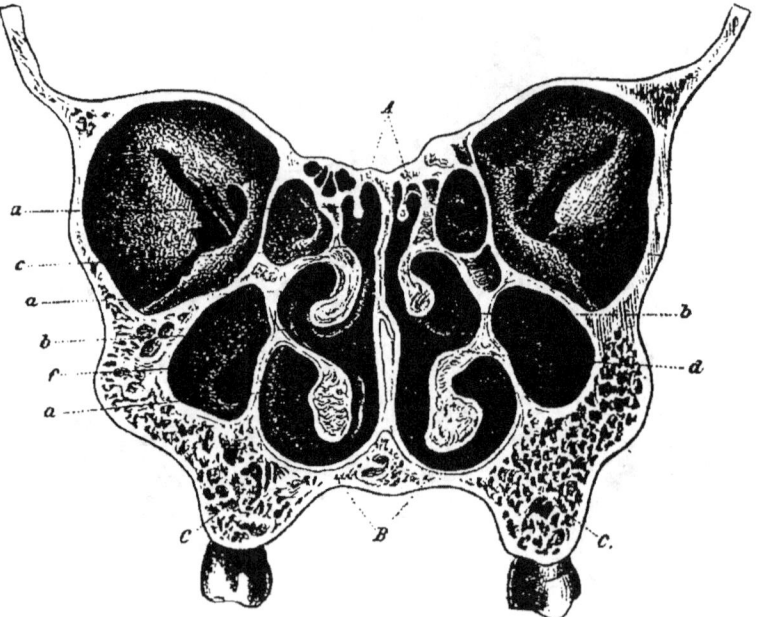

Fig. 74. — Coupe frontale des fosses nasales normales.

A, toit du nez. — B, plancher du nez. — *a, a, a*, les trois méats surmontés chacun par le cornet correspondant. La cloison qui divise la cavité du nez en deux moitiés est droite et normale. Les deux cavités latérales supérieures sont les orbites, les deux cavités latérales, inférieures, sont les sinus maxillaires.

irrégulière et qui obstrue la fosse nasale sur toute sa longueur. Souvent aussi, par suite de l'irritation dont la muqueuse du nez est le siège, se développent à l'intérieur de l'organe, des masses de chair plus ou moins volumineuses, rappelant plus ou moins la forme d'un battant de cloche, qu'on appelle des *polypes* (fig. 73), gênantes par leur volume et par l'irritation du larynx et les affections des poumons,

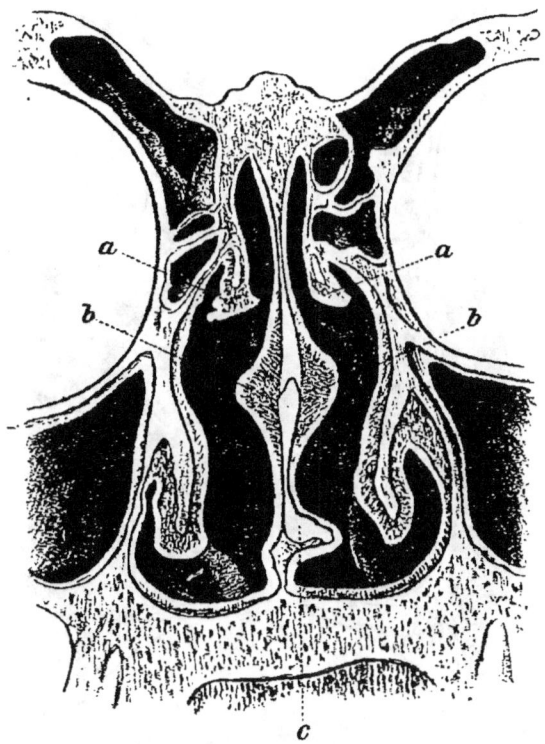

Fig. 75. — Coupe frontale des fosses nasales montrant l'épaississement de la cloison *bb* et le bourrelet qui se trouve dans sa partie inférieure. — *aa*, cornets moyens.

telles que l'asthme, qu'elles déterminent. Les *déviations de la cloison* du nez produisent aussi des phénomènes d'irritation du larynx et des poumons, qui se répercutent à distance. La figure 74 représente une section transversale d'un nez normal. Dans la figure 75, vous voyez une déviation en forme d'éperon, de la cloison, et dans la figure 76 une déviation très considérable de cet organe. Lorsque le gonflement

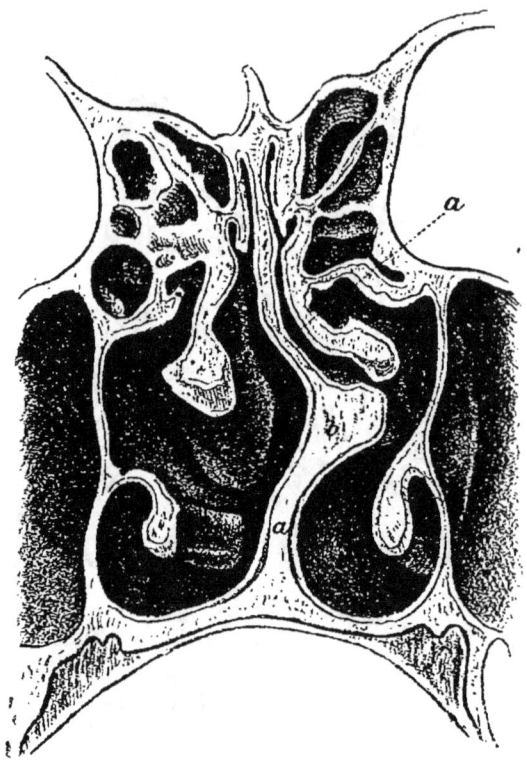

Fig. 76. — Coupe frontale des fosses nasales, la charpente maxillaire avec un éperon osseux *b*, fortement développé sur la cloison *aa*.

des cornets est considérable et quand existent des polypes et des déviations de la cloison, la seule ressource consiste dans l'opération chirurgicale, toujours dépourvue de danger, qui vous débarrassera d'une infirmité gênante et améliorera toujours votre voix, parfois dans des proportions extraordinaires. Les exemples de chanteurs ayant gagné, non seulement une voix plus claire et mieux timbrée, mais encore deux à trois notes, à la suite d'ablations de polypes et de cornets hypertrophiés, de destruction des déviations du nez, ne sont pas rares.

Lorsque le coryza chronique n'est pas accompagné de lésions aussi marquées et qu'il se manifeste seulement par un écoulement plus ou moins abondant, plus ou moins purulent et un peu d'obstruction, on peut arriver à l'améliorer beaucoup par un massage vibratoire énergique, excitant. La pommade dont on se servira alors sera composée de :

Vaseline	10 grammes.
Biborate de soude	3 —
Menthol	0,75 centigr.

Je dois enfin vous signaler une autre application de la forme excitante du massage, c'est dans l'ozène ou punaisie, affreuse maladie caractérisée par une odeur infecte qui s'échappe du nez, rempli de croûtes et de pus. Cette affection, qui retentit gravement sur les oreilles et le larynx, est considérée, à juste titre, comme inguérissable, et ce n'est que par un vigoureux massage, appliqué très régulièrement, que l'on a pu débarrasser les malheureux atteints de cette redoutable infirmité.

MALADIES DU PHARYNX

La pharyngite aiguë ou **inflammation aiguë** du pharynx, est une affection qui se produit par l'ingestion de mets irritants, par l'action du froid, surtout chez les personnes qui usent de la respiration buccale. Son développement est favorisé par les excès de phonation et surtout par les méthodes phonatoires vicieuses. La pharyngite aiguë accompagne également certaines maladies générales, telles que la rougeole, la scarlatine, etc. Le fond de la gorge, très rouge, devient le siège d'une sensation très douloureuse, l'acte d'avaler est très pénible.

On a pu arriver, par le massage vibratoire de l'intérieur de la gorge, aidé du massage externe, dont je vous ai parlé précédemment, à faire avorter des laryngites aiguës ou à limiter singulièrement leur durée. Le massage agit dans ces cas en diminuant la douleur, en activant la circulation du sang et l'écoulement de la lymphe ; mais le massage, aussi bien externe qu'interne, doit être très régulier et menacerait d'être plus dangereux qu'utile, s'il n'était pas exécuté par une main très habile. Le massage interne de la gorge ne peut d'ailleurs être appliqué que par un médecin très exercé, en même temps au traitement local des affections de la gorge et à l'exécution du massage vibratoire interne.

En dehors du traitement par le massage, vous pourrez, dans tous les cas, prendre plusieurs fois par jour des bains de gorge avec une décoction émolliente et tiède de racine de guimauve, additionnée d'acide borique.

La glace, avalée par petits morceaux, est une assez bonne méthode, qui ne réussit pas cependant chez tout le monde. La cravate de Priesnitz, dont je vous parlerai plus loin, à propos des laryngites aiguës, qui accompagnent en général les pharyngites aiguës, est une médication excellente, trop peu connue. On peut recommander également les bains de pieds sinapisés, les bains turco-romains, les purgatifs salins ; car c'est là une chose que j'aurais peut-être dû vous dire déjà au chapitre de l'*Hygiène*, la constipation, si fréquente et si pénible, chez tous ceux qui mènent une existence sédentaire, détermine toujours une congestion intense de la gorge. Aussi l'usage des légumes verts et des fruits, cuits ou crus, est-il très recommandable pour éviter la constipation. Si elle se produit, on doit la faire disparaître le plus vite possible et je vous recommanderai surtout, dans ce but, l'huile de ricin ; les sels ont l'inconvénient d'irriter l'intestin et de donner lieu souvent, après que leur action s'est produite, à une nouvelle constipation.

Lorsque la gorge enflammée sera le siège d'une sensation douloureuse, je vous recommanderai l'usage de la potion suivante, qui réussit en général très bien, surtout combinée à l'emploi de quelques-uns des autres moyens locaux :

Alcoolature d'aconit.	XX gouttes.
Eau distillée de mélisse. . .	100 grammes.
Sirop diacode.	30 —

à prendre par cuillerée à bouche, toutes les heures. Je vous recommanderai aussi les inhalations de benjoin ou d'huile de pin. Souvent on les pratique en versant une ou deux cuillerées à café de teinture de benjoin ou d'huile de térébenthine dans un récipient renfermant de l'eau bouillante et on place au-dessus la tête recouverte d'un linge. Cette manière de procéder a l'inconvénient de déterminer une forte congestion céphalique, il vaut mieux se servir de récipients fermés, munis d'un seul tuyau, dont l'orifice est placé en face de la bouche et par lequel on aspire la vapeur. Vous pouvez aussi, avec quelque avantage, employer les pulvérisations phéniquées et térébenthinées.

Dès que l'affection prend une tournure un peu sérieuse, consultez un médecin; mais je crois devoir vous prévenir que les applications de solutions fortes de nitrate d'argent et de chlorure de zinc, que faisaient les anciens spécialistes et que l'on voit pratiquer encore aujourd'hui, surtout dans les maladies chroniques de la gorge et dans lesquelles elles sont d'ailleurs fort peu recommandables, présentent, surtout dans les affections aiguës, un véritable danger. Quant à la cocaïne, appliquée en badigeonnages ou pulvérisations, elle n'a aucun avantage, bien au contraire ; et, on ne doit l'employer que comme moyen permettant d'appliquer plus facilement, chez les personnes sensibles, le massage interne de la gorge, par suite de l'insensibilité momentanée qu'elle procure à cet organe.

La pharyngite chronique, qui s'établit à la suite de poussées fréquentes de pharyngite aiguë, comme conséquence de l'emploi des méthodes phonatoires défectueuses, ou bien, tout simplement, par suite de la disposition à la congestion de la gorge, que présentent naturellement les rhumatisants, est une affection malheureusement bien fréquente, chez les personnes qui font usage de leur voix pour parler ou pour chanter. Ils la redoutent avec raison, car trop souvent elle arrête prématurément leur carrière. Aux causes que nous venons d'énumérer, il faut ajouter encore les maladies du nez, dans lesquelles l'inflammation se propage à la gorge et qui la déterminent également d'une façon indirecte en provoquant la respiration buccale.

Les maladies des amygdales, les végétations adénoïdes, les affections de l'estomac, affections dont je vous reparlerai plus loin, sont également parmi les causes fréquentes de la pharyngite chronique.

Je vous ai signalé, à différentes reprises, l'influence irritante qu'avaient sur les muqueuses du pharynx et du larynx les méthodes défectueuses de phonation et de respiration. Ce sont surtout la respiration claviculaire, l'habitude de parler ou de chanter *à vide*, c'est-à-dire sans posséder la quantité d'air nécessaire dans les poumons et sans savoir la renouveler à propos, l'habitude de forcer vers le haut les registres, hors de leurs limites naturelles, qui déterminent, par des mécanismes que je vous ai déjà exposés, l'apparition, et le développement de la pharyngite chronique. Chez les individus rhumatisants, ces causes agissent encore avec plus d'énergie et de rapidité.

La pharyngite chronique se manifeste par une gêne, un picotement, une sensation de corps étranger dans la gorge ; ces phénomènes peuvent être constants ou bien se produisent ou s'exagèrent par suite de toutes les causes d'irritation, du moindre exercice vocal. Le patient est obligé constamment de *hemmer*, c'est-à-dire d'essayer, par une sorte de toux spéciale, le *hem*, de débarrasser sa gorge des mucosités qui s'y reforment constamment, tombent sur les cordes vocales dont elles gênent la vibration, et qui sont expulsées et souvent projetées au loin, par les efforts de la toux, sous la forme de petites perles grisâtres. On dit alors que l'on a des *chats* dans la gorge, et on donne aux irrégularités qui se produisent dans la vibration, par suite du contact des mucosités avec les cordes vocales ou de l'imperfection dans le fonctionnement de ces organes, le nom de *couacs*. Bien que les cordes vocales ne soient pas malades, à proprement parler, sous l'influence du moindre travail vocal, de la moindre cause d'irritation, la congestion de la muqueuse du pharynx se propage à celle du larynx et de là aux couches plus profondes, formées par les muscles des cordes vocales, qui deviennent inaptes à se contracter aussi rapidement et d'une façon aussi précise qu'il est nécessaire dans la phonation ou dans le chant. Même lorsque les choses ne vont pas aussi loin, la seule congestion de la muqueuse de ces régions, suffit à altérer plus ou moins fortement la voix.

La pharyngite chronique est très souvent accompagnée du développement de granulations sur la muqueuse de la paroi postérieure de la gorge. Ce sont des petits grains, de petites élevures grisâtres, entourées d'une auréole rouge, dues à l'irritation ou à l'inflammation des innombrables petites glandes logées dans cette muqueuse. L'air, en état de vibration, qui sort du larynx, est réfléchi vers la bouche par cette paroi, et si elle est grenue, irrégulière, il se produit, pour les ondes sonores, un phénomène semblable à celui qui se produirait pour une image réfléchie par une glace à surface irrégulière et dépolie ; elle serait dispersée dans toutes les directions, deviendrait floue et perdrait toute sa netteté.

La guérison complète de la pharyngite est difficile ; et tous ceux qui ont une grande expérience des pulvérisations et des badigeonnages, sont bien obligés de confesser que toutes les méthodes anciennes sont à peu près complètement dépourvues d'efficacité. On a prodigieusement abusé des cautérisations avec le nitrate d'argent, le galvanocautère, la teinture d'iode.

D'une façon générale, les cautérisations sont beaucoup plus dangereuses qu'utiles ; elles développent et entretiennent plutôt l'inflammation qu'elles ne la calment. Dans quelques cas, les cautérisations au galvanocautère peuvent présenter quelque utilité, pour détruire des granulations très volumineuses ou les veines dilatées qui serpentent en grand nombre dans la muqueuse, mais ces applications doivent précéder de quelques jours le véritable traitement, qui est le massage interne des muqueuses et jamais il n'y a avantage à appliquer sur la gorge des solutions fortes de nitrate d'argent ou de teinture d'iode, comme cela est pratiqué couramment, bien au contraire. Cependant les solutions astringentes de chlorure de zinc, ne dépassant pas 1 p. 100, combinées au massage interne, donnent de très bons résultats. Mais le vrai traitement de la pharyngite chronique est le massage, appliqué sous forme de shaking externe, que je vous ai déjà décrit (pages 269 et suiv., fig. 61, 62, 63, 64), et le massage vibratoire de la muqueuse de la gorge, au moyen d'une sonde recourbée, introduite par la bouche. Je n'entre pas, au sujet de cette dernière méthode, dans des détails plus circonstanciés, parce qu'il est absolument impossible de s'appliquer cette méthode à soi-même et que ce massage doit être exécuté par un médecin très exercé [1].

---

[1] Vous trouverez tous les renseignements sur le *massage des muqueuses* dans mon livre déjà cité.

Les eaux thermales, arsénicales et sulfureuses, paraissent avoir une action favorable sur la pharyngite chronique, ainsi que sur toutes les inflammations chroniques des voies respiratoires supérieures ; mais cette action est bien rarement curative, et il faut faire la part, dans les résultats, toujours incomplets, qu'elles donnent, du repos, du changement d'air, ainsi que je vous l'ai déjà dit.

Il est extrêmement probable que ces eaux minérales n'ont d'action que lorsqu'elles sont bues, et que toutes les applications locales, inhalations, humages, gargarismes ne sont douées que d'une très faible efficacité ; seules, les douches en jet, sur le fond de la gorge, que l'on pratique dans certaines stations, ont une action thérapeutique très marquée, qu'elles doivent à l'action mécanique de la douche, semblable à celle du massage. Dans les stations d'eaux sulfureuses et autres, où l'on institue des traitements contre le rhumatisme, la cure d'eau est toujours complétée par une cure de massage, dont la grande efficacité est absolument hors de doute ; il est fâcheux que dans les stations d'eaux minérales, consacrées aux maladies de la gorge et du nez, le massage interne et externe de ces organes ne soit pas pratiqué. Cette méthode qui, appliquée isolément, jouit d'une très grande efficacité, donnerait certainement des résultats encore supérieurs, si on la combinait au traitement thermal.

Ainsi que je viens de vous le dire, on a observé que

le massage général, tel qu'on l'emploie à Aix, à Baden, était un complément des plus utiles du traitement hydrothérapique. Il doit en être ainsi, à plus forte raison, pour le traitement hydrothérapique des affections de la gorge.

La pharyngite chronique aboutit fréquemment à la pharyngite sèche, dans laquelle le fond de la gorge est recouvert d'un enduit semblable à du collodion et qui constitue un état très défavorable pour la phonation.

MALADIES DU VOILE DU PALAIS

Dans les maladies inflammatoires du nez, de la bouche, de la gorge, des amygdales, le voile du palais se prend souvent. Lorsque l'inflammation de cet organe est suffisamment accentuée, il perd la faculté de se contracter d'une façon complète et parfaite, et la voix prend un caractère nasillard, c'est-à-dire un timbre se rapprochant de la voix de polichinelle. Il ne faut pas confondre ce nasillement, dû à ce que la communication de la gorge avec le nez est trop étendue et que la résonance nasale est exagérée, avec le nasonnement, dans lequel cette résonance est au contraire diminuée, par suite de l'obstruction du nez, de la présence de végétations adénoïdes et dans laquelle, par exemple, on ne pourra prononcer les consonnes à résonance nasale, comme *m*, ou les syllabes nasillardes, *an, on, in*.

Ainsi, au lieu de dire *maman*, la personne qui nasonne dira *baba*.

Certaines inflammations violentes de la gorge, l'angine diphtéritique par exemple, laissent très fréquemment après elles une paralysie plus ou moins complète, plus ou moins durable du voile du palais. Ces paralysies doivent être traitées par le massage local du voile, appliqué au moyen de sondes recourbées, aidé de l'électricité et de quelques autres moyens, que connaissent les médecins.

La luette est un petit organe, qui pend au milieu de l'ogive constituée, au fond de la gorge, par le voile du palais. Lorsque la gorge est le siège de poussées inflammatoires aiguës répétées ou d'une inflammation chronique, la luette gonfle, s'allonge, se relâche comme l'on dit, et balayant sans cesse la base de la langue, la chatouille, l'irrite et y détermine un picotement désagréable, cause de la toux. Dans tous les cas où la luette est allongée et touche la base de la langue, elle doit être sectionnée et cette opération ne présente ni danger ni même inconvénients. Elle modifie momentanément un peu le timbre de la voix, mais cela ne persiste pas plus de trois ou quatre jours et la voix reprend ensuite exactement son timbre naturel.

MALADIES DES AMYGDALES PROPREMENT DITES OU BUCCALES, DES AMYGDALES PHARYNGIENNES OU VÉGÉTATIONS ADÉNOÏDES DU PHARYNX ET DE L'AMYGDALE LINGUALE.

L'entrée des voies respiratoires supérieures, représentée en haut par les fosses nasales, en bas par la bouche, est entourée d'un véritable anneau d'un tissu spécial, appelé tissu adénoïdien, constitué par une sorte de substance spongieuse, granuleuse, qui hérisse et rend irrégulière la surface de la muqueuse sur laquelle on la trouve implantée et à l'intérieur de laquelle elle pénètre ; une partie de cet anneau entoure plus particulièrement la bouche, l'autre plus particulièrement le nez. La partie buccale de l'anneau se manifeste, au niveau de la base de la langue, par des traînées généralement peu marquées, mais qui acquièrent parfois un développement considérable et peuvent devenir le siège ou le point de départ de troubles pathologiques divers ; sur les parties latérales de l'isthme du gosier, entre les deux piliers du voile du palais, le tissu adénoïdien présente deux renflements plus ou moins développés, en forme d'amande, qui sont les amygdales proprement dites.

La partie nasale de l'anneau est surtout bien développée au niveau de la voûte pharyngienne, immédiatement en arrière de l'orifice postérieur des fosses nasales dans la gorge. Chez les individus que l'on peut considérer comme normaux, le tissu adénoïdien se trouve en petite quantité, les amygdales buccales, elles-mêmes, sont de petite taille, tandis que chez d'autres, plus particulièrement chez les

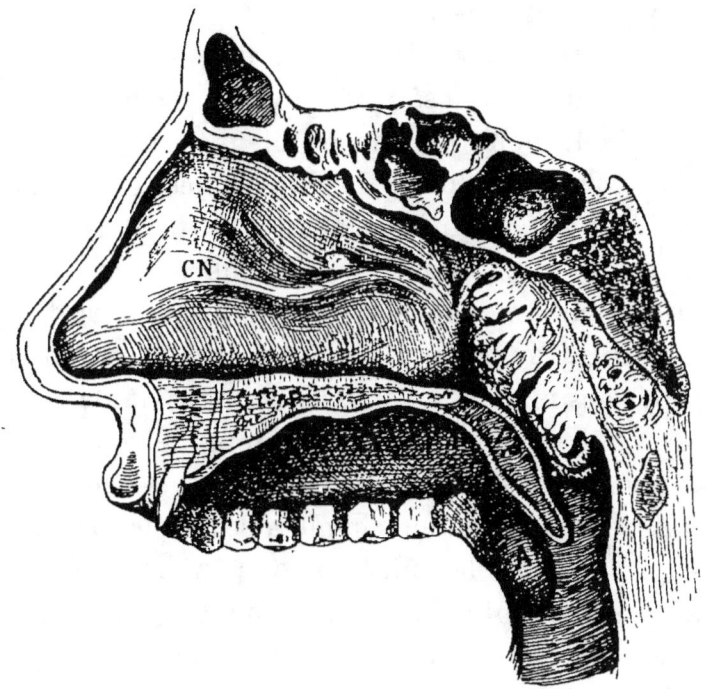

Fig. 77. — Coupe sagittale du nez et du pharynx moitié droite.

CN, cloison du nez. — VA, végétations adénoïdes. — A, amygdales. F, palais. — VP, voile du palais.

sujets lymphatiques, le tissu adénoïdien est très développé sur tout le pourtour de l'anneau, les amygdales buccales sont très volumineuses; du haut de la voûte pharyngée pendent une masse de stalactites, formées de tissu adénoïdien (fig. 77), auxquelles on donne le nom d'**amygdales pharyngées** ou de **végétations adénoïdes du pharynx**. Enfin on donne à la masse de tissu adénoïdien située sur la base de la langue, lorsqu'elle est très développée, le nom d'**amygdale linguale**.

On est resté bien longtemps dans une ignorance complète des services que pouvait rendre le tissu adénoïdien, dont les inconvénients, au contraire, étaient bien sensibles et bien marqués. Un éminent savant russe, qui appartient à l'Institut Pasteur, le professeur Metchnikoff, soutient que le tissu adénoïdien a pour fonction d'arrêter au passage et de détruire une grande partie des innombrables microbes, germes des maladies, tenus en suspension dans l'air que nous respirons et de les empêcher d'arriver à nos poumons. Malheureusement, s'ils rendent à l'organisme ce service, en somme assez léger, puisqu'ils n'empêchent pas les microbes de pénétrer encore en très grand nombre dans les poumons, les organes adénoïdiens de la bouche et du nez présentent pour l'individu, surtout lorsqu'ils sont très développés ou enflammés, une grande somme de dangers et d'inconvénients.

Les amygdales buccale, pharyngienne et linguale peuvent être comparées, en raison de leur structure, à une éponge percée de très nombreux petits trous, dans lesquels vivent, prospèrent et se perpétuent, une quantité énorme de microbes venus de l'extérieur et qui se sont déposés sur ces organes, où ils ont trouvé d'excellentes conditions de développement. Ces microbes peuvent rester longtemps inactifs, mais n'attendent qu'une occasion, par exemple l'inflammation de l'amygdale et de la gorge, sous l'action du froid, pour envahir tout l'organisme et y exercer les plus grands ravages. Le plus grand nombre des angines est causé par des inflammations dont les amygdales buccales sont le point de départ; la diphtérie, le croup, la tuberculose se produisent souvent de cette manière. Vous avez probablement entendu parler surtout des inconvénients que présente le gonflement, l'hypertrophie des amygdales, ainsi que disent les médecins, et dont je vous parlerai tout à l'heure; mais ce ne sont pas justement les grosses amygdales, qui sont les plus dangereuses pour la santé et pour la vie, ce sont au contraire ces amygdales petites, déchiquetées, dont les trous laissent écouler, lorsqu'on les comprime, une gouttelette de pus. Les amygdales, qui sont atteintes d'inflammation chronique, sont notamment la cause de ces angines fréquentes, que l'on appelle angines à répétition, qui s'accompagnent de symptômes plus ou moins graves, et peuvent même déterminer la mort.

Il est très important pour tout le monde, surtout pendant l'enfance et pour les chanteurs et les orateurs en particulier, de subir un examen médical des amygdales et de tout l'anneau adénoïdien. Parfois, mais bien rarement, les gargarismes, les badigeonnages avec des solutions iodées, l'alun, le jus de citron, la pyoctanine, pourront suffire à amener la guérison de l'amygdale éprouvée ; mais le plus souvent, il faudra finir par s'adresser à un moyen beaucoup plus puissant et plus radical, la destruction par cautérisation, des amygdales, au moyen du galvanocautère, auquel il vaudrait mieux avoir recours

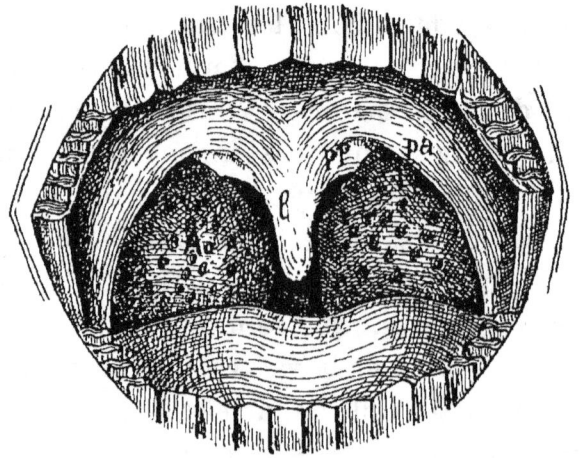

Fig. 78. — Bouche ouverte montrant des amygdales, A, fortement hypertrophiées.

pa, pilier antérieur du voile du palais. — *pp*, pilier postérieur. — *l*, luette.

dès le début. Cette intervention presque indolore ne présente aucun inconvénient, même pour les organes si délicats et si sensibles du chanteur ; elle n'a au contraire que des avantages.

Chez beaucoup d'individus, surtout pendant l'enfance, les amygdales atteignent un volume considérable, parfois elles deviennent énormes et lorsque le patient fait l'acte d'avaler, la bouche étant ouverte, les deux amygdales viennent se rejoindre sur la ligne médiane (fig. 78) ; aussi ne peut-il avaler sans difficulté, et le bol alimentaire, en passant, détermine-t-il fréquemment, surtout lorsqu'il renferme des particules dures ou mal mastiquées, l'irritation et l'in-

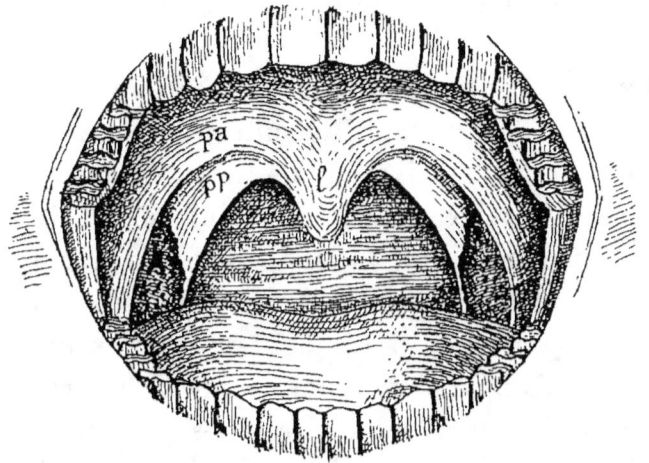

Fig. 79. — Bouche ouverte montrant des amygdales de volume normal.

Les lettres ont la même signification que dans la figure 78.

flammation de ces grosses amygdales, qui se propage ensuite aux parties voisines. J'ai fait représenter, dans la figure 79, des amygdales de volume normal, afin que vous puissiez juger des différences existant entre l'état normal et l'état pathologique. Les grosses amygdales font également saillie dans le pharynx et rétrécissent le couloir qui met en communication la bouche avec le nez, aussi contribuent-elles, dans une large mesure, à l'établissement de la respiration buccale, avec tous ses inconvénients. Au point de vue spécial de la phonation, elles troublent l'articulation, en gênant les mouvements du voile du palais, qui, ainsi que nous l'avons vu, ont une grande importance ; elles donnent à la voix un timbre sourd, cotonneux, et lui font même perdre plusieurs notes.

Il n'existe pas le moindre doute que les grosses amygdales doivent être détruites, dès que l'on s'aperçoit, je ne dirai point de leurs inconvénients, mais de leur existence. Le mieux serait de faire subir cette opération au jeune enfant, avant que ne se soient produites ces poussées d'inflammation du côté de la gorge, si fréquentes chez les individus porteurs d'amygdales hypertrophiées, et avant que les inconvénients résultant de la respiration buccale, qu'elles entraînent fatalement, n'aient atteint un degré trop marqué.

Contrairement à un préjugé fort répandu, cette ablation est plus avantageuse encore pour le chanteur et l'orateur que pour les autres personnes ; non seulement il en retire les mêmes avantages que le commun des hommes, au point de vue de la santé générale ; mais, de plus, sa voix ne peut qu'y gagner, sans avoir jamais rien à y perdre. L'ablation d'amygdales volumineuses entraîne, à la vérité, une modification passagère du timbre de la voix, qui disparaît au bout de très peu de jours. Les enfants, jusqu'à l'âge de douze ans, peuvent être débarrassés, par simple section, de leurs amygdales ; passé cette époque, il vaut mieux faire disparaître les amygdales par le galvanocautère, en raison des hémorragies que la section pourrait causer.

Le développement exagéré ou l'inflammation de l'amygdale linguale, située sur la base de la langue, en avant de l'épiglotte, sont beaucoup plus rares ; ils sont ordinairement accompagnés de congestion et d'irritation de la base de la langue, se propageant jusqu'au larynx, de la formation de varices dans cette région. Lorsque le tissu adénoïdien de la base de la langue est très développé, on le détruit par le galvano-cautère ; dans les cas où on observe seulement de l'irritation et de la congestion locales, le massage interne suffit à faire disparaître ces symptômes.

Les masses de tissu adénoïdien développées sur la voûte du pharynx et qui portent le nom de végétations adénoïdes, s'observent surtout, ainsi que les grosses amygdales, chez les enfants scrofuleux ou simplement lymphatiques, mais les autres n'en sont nullement exempts. Le plus grave et le plus dangereux des inconvénients dus à la présence des végétations adénoïdes, est certainement l'inflammation persistante, chronique, qu'elles entretiennent dans le pharynx, et qui se manifeste par des poussées aiguës, sous l'influence de la moindre cause d'irritation. Les végétations adénoïdes sont, comme les amygdales dont elles ont à peu près la structure, de véritables nids à microbes, qui peuvent sommeiller plus ou moins longtemps, et brusquement donner lieu, ainsi que ces organes, sous l'influence de causes parfois peu apparentes, à des affections de la plus haute gravité.

Les végétations adénoïdes ont, dans presque tous les cas, l'influence la plus fâcheuse sur l'organe de l'audition. La caisse du tympan communiquant avec le fond de la gorge par un canal appelé la trompe d'Eustache, l'inflammation chronique du fond de la gorge se transmet, chez les porteurs de végétations adénoïdes, à l'intérieur de l'oreille, par cette voie ; et sous l'influence de cette cause se produit, dans cet organe compliqué, un catarrhe à évolution variable, qui, au bout d'un certain nombre d'années, altère plus ou moins profondément la fonction de l'audition. Très fréquemment encore, les végétations adénoïdes déterminent, par le même mécanisme, des écoulements d'oreille plus ou moins graves, plus ou moins tenaces, qui compromettent irrémédiablement la fonction de l'ouïe et qui, même lorsqu'ils paraissent guéris, exposent ceux qui les portent à des complications de la plus haute gravité, du côté des organes renfermés dans l'intérieur du crâne.

Un autre inconvénient des végétations adénoïdes, c'est d'empêcher mécaniquement l'air de pénétrer dans les poumons à travers le nez, ainsi que le font les grosses amygdales, qui, d'ailleurs, accompagnent souvent les végétations adénoïdes ; et, indépendamment des inconvénients de la respiration buccale, cette absence de circulation d'air à travers le nez et le pharynx est une cause importante d'inflammation de ces organes.

L'enfant atteint de végétations adénoïdes se développe très mal, en raison des accidents locaux que déterminent les végétations, en raison aussi de sa constitution débile (car très souvent les végétations apparaissent sur un terrain déjà anémié, scrofuleux), et surtout des troubles de nutrition qu'entraîne la respiration buccale ; il est pâle, malingre, anémique, ne grandit pas, ses épaules ne s'élargissent pas, sa poitrine rétrécie est bombée en avant, comme celle d'un pigeon ou d'un poulet. La présence des végétations adénoïdes détermine la forme ogivale de la voûte palatine, la projection en avant des dents, dispositions qui sont également défavorables pour la phonation, les lèvres sont grosses et épaisses, la bouche presque constamment ouverte. Chez les adénoïdiens scrofuleux ou lymphatiques, la pointe du nez est relevée, le dos du nez ensellé, les ailes écartées, les pommettes saillantes ; les yeux sont fréquemment rouges et larmoyants. Presque toujours l'adénoïdien est dur d'oreille, d'une façon temporaire ou durable ; il se plaint de ces organes, qui sont fréquemment le siège d'un écoulement constant ou intermittent. Bien que souvent on puisse constater, par un examen attentif et bien dirigé, que l'enfant est intelligent, il est arriéré, ne travaille pas bien, surtout parce qu'il est incapable de porter son attention sur n'importe quel sujet, d'une façon durable ; il est presque toujours distrait et se plaint d'une pesanteur de tête, qui s'exagère par suite du moindre travail intellectuel et qui est due à ce que les végétations entretiennent, non seulement dans le pharynx, mais encore dans le cerveau, qui n'en est séparé que par la voûte pharyngienne, un perpétuel état de congestion. Cet état d'esprit, joint à la dureté de l'ouïe ordinaire, aux modifications anatomiques du visage, à la béance de la bouche, au vague du regard, qui, pas plus que l'attention, n'est capable de se fixer, donnent un air idiot à un enfant, qui en réalité ne l'est pas, mais qui, suivant l'expression familière, a toujours l'air d'être dans la lune.

La plupart des enfants possesseurs de végétations adénoïdes mouchent constamment des matières jaunâtres, produits de l'inflammation chronique siégeant au fond de leur pharynx et aspirent les mêmes matières, qu'ils rendent ensuite par la bouche. Ils dorment toujours la bouche largement ouverte, ronflent beaucoup et se plaignent constamment, au réveil, de sécheresse et d'amertume dans la bouche et la gorge. Chez les nourrissons, les végétations adénoïdes, de même que toutes les autres causes d'obstruction du nez, peuvent amener la mort ou tout au moins empêcher, dans d'énormes proportions, le développement, parce que l'enfant est obligé d'interrompre la succion du sein, à chaque instant, pour respirer par la bouche, puisque le nez est fermé ; et l'on est obligé de nourrir ces enfants à la cuiller dans les pires conditions.

Au point de vue spécial du chant, les végétations adénoïdes présentent de graves inconvénients ; d'abord parce qu'elles nécessitent la respiration buccale, dont vous connaissez tous les inconvénients, ensuite parce qu'elles entretiennent un état inflammatoire de toute la région pharyngée, qui se transmet au larynx. La voix d'un adénoïdien n'a pas le timbre clair et éclatant qu'elle devrait posséder, parce que, par leur présence, les végétations empêchent ce léger degré de résonance nasale nécessaire pour que la voix possède cette qualité; elle est alors nasonnée et cotonneuse. L'irritation que produisent les végétations adénoïdes dans le pharynx retentit, par l'intermédiaire des nerfs, sur les cordes vocales, dont elle empêche la contraction régulière et, quel que soit le mécanisme par lequel le phénomène se produit, la présence des végétations diminue la tessiture de deux ou trois tons. C'est là un fait incontestable, que l'on a observé fréquemment, et que l'on a pu reproduire expérimentalement, en introduisant un tampon d'ouate derrière le voile du palais, à la place des végétations.

Le seul procédé permettant de débarrasser l'individu des végétations et des inconvénients qu'elles présentent, est l'ablation chirurgicale, qui doit être faite dès que l'on a constaté la présence des végétations ; il y a grand avantage à ce que l'opération soit exécutée le plus précocement possible, car plus on attendra, plus les désordres de toute sorte, physiques et intellectuels, liés à la présence des végétations, s'accentueront. Il est vrai que les végétations ont une tendance spontanée à diminuer ou même à disparaître avec l'âge. Mais d'abord il n'en est pas toujours ainsi et en tout cas, avant de disparaître, elles ont déterminé, chez l'enfant et le jeune homme, pendant toute la période de son accroissement physique et intellectuel, des troubles d'une haute gravité, portant sur son développement général, le développement de ses poumons, qui deviennent si fréquemment la proie de la phtisie, sur les organes de l'audition, souvent perdus, toujours compromis, sur l'organe de la phonation, sur l'intelligence, qui reste toujours en retard et souvent ne se développe jamais. L'opération, bien exécutée, ne présente ni dangers ni inconvénients d'aucune sorte. Les parents qui, mis au courant de la question, négligeraient de faire opérer leurs enfants encourraient une grande responsabilité. Bien plus grave encore serait celle du médecin qui, par ignorance ou apathie, ou pour toute autre raison, n'exécuterait pas ou ne ferait pas exécuter l'ablation des végétations adénoïdes, aussitôt qu'il a reconnu leur présence.

Il faut donc opérer, et opérer le plus tôt possible. Il n'y a qu'une seule manière rationnelle d'opérer, c'est pendant la narcose complète, obtenue au moyen du chloroforme ou de l'éther, le patient étendu sur une table, la tête débordante et inclinée vers le bas, de façon à ce que le sang qui s'écoule par le nez ne gêne pas l'opérateur et ne risque pas de tomber, à travers le larynx, dans la trachée et les poumons. L'opérateur, maître de son temps et de son malade, qui est complètement insensible, peut opérer ainsi sans précipitation, sans risquer par exemple de blesser, dans sa hâte, les trompes d'Eustache et acquérir la certitude qu'il a complètement débarrassé le patient, ce qui est absolument essentiel. Il est impossible d'opérer avec les mêmes garanties lorsqu'on n'endort pas le patient, ou bien si l'on se sert pour l'endormir du bromure d'éthyle. Lorsqu'elles sont bien enlevées, les végétations adénoïdes, pas plus que les amygdales, ne repoussent jamais. Cependant l'opinion contraire s'est répandue, bien à tort, dans le public, et même parmi les médecins; voici sur quoi est fondée cette erreur. Lorsque les végétations adénoïdes sont opérées sur un sujet non endormi ou par une main inexpérimentée, il arrive le plus souvent que seules les grosses masses occupant le milieu de la voûte pharyngienne sont détachées; les petites végétations restées sur les côtés se développent à leur tour, tandis que si elles avaient été rasées dès le début, le phénomène ne se serait pas produit; il ne s'agit donc pas, en réalité, d'une véritable récidive. La narcose, au moyen du chloroforme ou de l'éther, confiée à des mains prudentes, ne présente, chez les enfants en particulier, aucun danger.

MALADIES DU LARYNX

Les affections du larynx sont assez nombreuses, mais je ne songe, en aucune façon, à en faire ici une étude complète ; cela ne vous servirait à rien, car dès qu'une affection du larynx prend un caractère sérieux, il vous faut consulter le spécialiste et vous ne sauriez raisonnablement prétendre à appliquer les connaissances laryngoscopiques que je vous ai données et qui peuvent vous être d'une grande utilité pour le chant et pour l'enseignement, au diagnostic et au traitement des maladies du larynx.

Laryngite aiguë. — Vous connaissez trop bien, certainement, les symptômes de cette affection qui se combine le plus souvent avec la pharyngite aiguë, pour que j'y insiste longuement. Elle s'accompagne de gêne, de picotement dans le larynx, de toux, d'une raucité plus ou moins marquée de la voix, parfois même d'une aphonie qui peut être complète, d'extinction de voix, d'un état fébrile plus ou moins marqué. La cause la plus fréquente de la laryngite aiguë est le froid, qui peut agir sur cet organe de façons diverses : à l'intérieur, sur le larynx lui-même, lorsque l'on a respiré de l'air froid, surtout par respiration buccale (l'air chargé de poussières et de vapeurs irritantes a, comme le froid, une action néfaste sur le larynx); à l'extérieur, sur le larynx, ou sur les nerfs laryngés placés superficiellement dans le cou, d'une façon directe, ou d'une façon indirecte, par action réflexe, comme on dit, lorsque le froid a saisi un organe fort éloigné de la gorge, les pieds par exemple, et que cette action a déterminé la congestion et l'inflammation du larynx. Je vous ai déjà dit, à plusieurs reprises, que le larynx était bien plus sensible à toutes les causes d'irritation ou de refroidissement, à la suite des exercices vocaux.

Le surmenage de la voix, la respiration claviculaire, l'habitude de chanter avec une quantité d'air insuffisante, à vide, et par-dessus tout l'habitude de porter trop loin vers le haut les registres, déterminent une telle congestion du larynx et du pharynx, que la moindre cause extérieure, parfois même inappréciable, suffit, surtout chez les rhumatisants, pour donner lieu à une laryngite aiguë. Il faut ajouter encore aux causes de laryngite aiguë la propagation au larynx des inflammations siégeant dans le nez et le pharynx et qui, ayant d'abord laissé le larynx indemne, s'y propagent ensuite secondairement. Dans la laryngite aiguë, les cordes vocales ne sont plus blanches et nacrées, mais deviennent le siège d'une coloration rouge, qu'il est parfois difficile de distinguer de la congestion plus ou moins intense, qui se produit toujours après un travail vocal pénible, mais qui n'est pas de nature inflammatoire.

En présence d'une laryngite aiguë, gardez un repos absolu du larynx, vous abstenant même

23.

de parler à voix basse, si cela vous est possible, restant à la chambre et même au lit, en provoquant la sudation par des tisanes chaudes. Vous pourrez aussi prendre avec avantage, toutes les heures, une cuillerée à bouche de la potion à l'aconit, que je vous ai déjà recommandée contre les pharyngites.

> Alcoolature d'aconit. . . . . XX gouttes.
> Eau distillée de mélisse. . . 100 grammes.
> Sirop diacode. . . . . 30 —

Les vaporisations de benjoin, d'huile de térébenthine et de teinture d'eucalyptus, au moyen de l'appareil que je vous ai déjà indiqué, sont utiles, de même que les pulvérisations de ces substances, faites au moyen d'un pulvérisateur à vapeur ; mais il faut bien vous rappeler qu'après une vaporisation et surtout une pulvérisation, votre larynx est devenu très sensible à toutes les causes d'irritation et de refroidissement, et il faut éviter de vous exposer à l'air froid après cette opération.

L'air humide et chaud, surtout chargé de vapeurs balsamiques, a une influence très favorable sur le larynx, aussi il est bon de maintenir à une température assez élevée, ou de faire bouillir de temps en temps, de l'eau chargée de benjoin, d'huile de térébenthine, de teinture d'eucalyptus, dans la pièce où se tient, pendant le jour, le malade atteint de laryngite aiguë, mais il faut bien prendre garde que la température ne s'abaisse pas ensuite, parce que l'action de l'air humide et froid est, au contraire, très défavorable. C'est pour cette raison qu'il ne faudra pas saturer de vapeur l'atmosphère des chambres à coucher.

Il faut, dans le cours de la laryngite aiguë, s'abstenir de toute manœuvre locale dans le larynx, elle ne saurait présenter que des inconvénients; il n'en est pas de même des pratiques locales externes qui, au contraire, peuvent être d'une très grande utilité. Le massage externe du larynx, l'enveloppement de Priesnitz, auront, dans la laryngite aiguë, une très grande efficacité, au point de couper, pour ainsi dire, dans certains cas, la laryngite aiguë, d'en raccourcir tout au moins notablement la durée et de l'empêcher de passer à l'état chronique.

Je vous ai exposé trop longuement le mode d'action du massage externe du larynx, en vous parlant de l'hygiène de cet organe (p. 266), pour avoir à y revenir ici. Le massage agit contre l'inflammation, comme contre la congestion qui en constitue le premier degré ; il provoque le renouvellement du sang dans le larynx et, chose extrêmement importante dans les états inflammatoires, l'écoulement de la lymphe, car c'est elle surtout qui renferme les substances toxiques ; et enfin il agit sur les muscles et sur les nerfs, qu'il excite et tonifie.

Dans le cas de laryngite aiguë, je vous recommande de procéder suivant les instructions que je vais vous donner : trois fois par jour, ou tout au moins deux fois, le massage externe du larynx sera appliqué de la façon suivante :

Les trois manœuvres du shaking du cou, que nous avons décrites et représentées dans les figures 61, 62, 63, 64, pages 273 et suivantes, doivent être appliquées ici, mais avec une très grande douceur et les secousses ressembleront, autant que possible, à de véritables vibrations.

A ces manipulations doit encore s'ajouter, dans le cas de laryngite aiguë, le shaking ou secousse du larynx et de la partie supérieure de la trachée.

« On applique les extrémités des doigts sur l'un des côtés du cartilage thyroïde et le pouce sur l'autre côté (fig. 65, p. 278). Les secousses ont une direction transversale. Ce mouvement a peu d'action sur le larynx lui-même, qui se déplace dans son ensemble, mais il agit plus particulièrement sur la partie de la trachée située au-dessous, car le mouvement ondulatoire se dirige vers le bas.

« Si nous abaissons la main (qui conserve la même position), et exécutons un mouvement latéral semblable, nous agirons plus directement sur la trachée elle-même, et plus nous nous rapprocherons du sternum, plus ce mouvement se propagera profondément dans la poitrine.

« Au lieu de saisir la trachée, nous pouvons appliquer sur cet organe deux ou plusieurs doigts *dans le creux du sternum*, de la façon indiquée figure 80. Dans cette manipulation, il est de la plus extrême importance que la main repose exactement sur la gorge, afin que l'angle formé par les doigts et la trachée soit aussi petit que possible. Lorsque l'angle augmente, le mouvement perd de sa douceur, il devient désagréable pour le malade; naturellement le mouvement produit suit moins le mouvement de

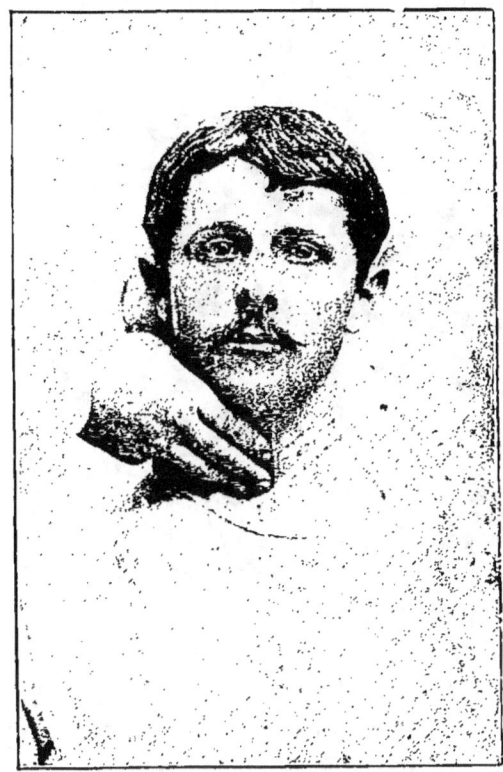

Fig. 80. — Shaking ou secousse du larynx et de la partie supérieure de la trachée.

la trachée et ainsi le coefficient de son effet utile est de plus en plus limité, jusqu'à ce que, lorsque l'angle est grand, l'effet produit devienne pratiquement nul.

« Le corps du malade doit être tout à fait droit,

les épaules doivent être effacées, afin que la respiration puisse s'effectuer librement et convenablement[1]. »

Kellgren recommande encore, avec raison, de faire, dans toutes les affections de la gorge, des sortes de frictions et de vibrations du nerf facial, que l'on peut atteindre de la façon indiquée dans la figure 81, en

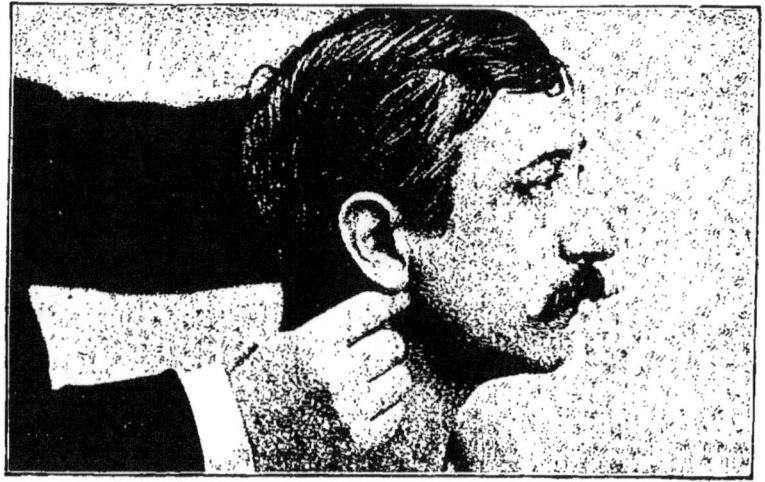

Fig. 81. — Friction et vibration du nerf facial.

exécutant des frictions de haut en bas sur ce nerf, au niveau de ce point où il croise la branche montante du maxillaire inférieur. On pourra aussi stimuler avec avantage les nerfs, laryngé supérieur (fig. 82, p. 421) ou laryngé inférieur, mais ces frictions vibratoires sont très délicates à appliquer ; à con-

---

[1] La description de cette manipulation et les figures qui l'expliquent sont empruntées à ma traduction, déjà citée, du livre de Kellgren.

dition d'être exécutées avec perfection, elles peuvent rendre de grands services dans la laryngite aiguë. Nous les décrirons à propos de la laryngite chronique et des paralysies du larynx, où elles trouvent également leur emploi.

Bien entendu, comme je vous l'ai dit, à propos de l'hygiène du larynx, toutes ces manipulations du massage seront terminées par un effleurage de haut en bas, appliqué sur la surface de la gorge et destiné à ramener vers le cœur le sang affluant dans la peau.

En dehors de toute application de massage, ou en même temps que le massage, on peut employer la cravate de Priesnitz, qui consiste en l'application sur le larynx d'une compresse imbibée d'eau froide, entourée d'une enveloppe de gutta-percha laminée, de façon à empêcher l'évaporation de l'eau. Le tout est assujetti autour du cou au moyen d'une bande. A la sensation de fraîcheur ou même de froid fait rapidement suite une douce sensation de chaleur et cette médication amène très rapidement la décongestion des parties profondes de la gorge.

La **laryngite chronique** est caractérisée par les mêmes manifestations que la laryngite aiguë, moins nettes et moins marquées, sans fièvre, ni douleur. Les symptômes les plus fréquents sont le picotement de la gorge, la sensation de corps étranger, une sécrétion plus ou moins abondante de mucosités, qui sont chassées par la toux sous forme de perles grisâtres. La facilité avec laquelle se fatigue le larynx, à la suite du moindre travail vocal, se manifeste par la défaillance des cordes vocales, les couacs fréquents, l'affaiblissement de la partie moyenne de la tessiture, la perte de notes dans le haut.

Les cordes vocales, à l'examen laryngoscopique, se montrent épaisses, rugueuses, rougeâtres ou grisâtres, parfois striées de petits vaisseaux. Souvent cependant il n'y a pas une relation directe entre les altérations de la voix et les altérations organiques, au moins celles que l'on peut voir, et pour se faire une opinion juste de l'état réel d'un chanteur, un médecin spécialiste consciencieux doit toujours le faire chanter. La capacité fonctionnelle du larynx dépend en effet, non seulement de l'état de santé de la muqueuse, mais aussi de l'état des nerfs et des muscles ; et s'il arrive parfois que ces organes ont conservé leur intégrité fonctionnelle, alors que la muqueuse présente des altérations très manifestes, l'inverse se produit aussi très fréquemment.

Un malade atteint de laryngite chronique doit toujours consulter un médecin, sans cela il a peu de chance d'en guérir et beaucoup, au contraire, de voir son état empirer.

La première médication, lorsqu'on veut obtenir la guérison complète d'une laryngite chronique, est d'imposer un repos absolu à l'organe ; bien entendu, on doit s'abstenir de parler oratoirement ou de chanter, mais il faut se contenter de parler à voix chuchotée et encore le moins possible. Il ne faudrait pas prendre l'amélioration qui suit le repos pour une véritable guérison. Il en est de même de l'amélioration qui suit d'ordinaire l'emploi des cures d'eaux minérales, sulfureuses ou arsénicales, cependant très favorables au traitement des laryngites chroniques Nous ne pourrions que répéter ici ce que nous avons déjà dit à ce sujet, à propos du traitement des pharyngites.

Bien souvent, dans la laryngite chronique, tous les symptômes que je vous ai signalés se produisent et sont même très développés, sans que l'on constate de modifications bien appréciables des cordes vocales, surtout après un repos d'une certaine durée. Les choses se passent souvent ainsi, dans les cas où l'affection laryngée provient de la propagation d'une affection du nez et du larynx, d'une méthode de phonation ou de respiration vicieuse et il suffit de porter remède à cet état de choses, pour voir le larynx reprendre toute sa santé et toute sa puissance fonctionnelle. Mais parfois il arrive aussi que l'on s'y prend trop tard et que le larynx a subi des altérations qui ne sauraient plus disparaître d'une façon complète.

Dans ces cas, un traitement local du larynx est seul efficace. Mais que faut-il penser de toutes ces méthodes de traitement, que nous n'appelons anciennes que parce qu'il y a longtemps qu'on les applique et qui devraient être depuis longtemps tombées dans l'oubli, bien que beaucoup de médecins et même de spécialistes continuent à les employer par routine? Les unes, comme les inhalations et les pulvérisations, sont d'une efficacité bien limitée; et les cautérisations du larynx, non seulement n'ont aucun effet utile, mais constituent un procédé vraiment pernicieux et dangereux.

Ce sera toujours un problème de comprendre comment des médecins ont pu, pendant si longtemps, infliger à des malades un traitement nocif sans aucune compensation et croire, de bonne foi, qu'ils leur faisaient du bien; de même, on se demande comment les malades, les chanteurs en particulier, dont un si grand nombre ont perdu précocement la voix, grâce aux attouchements de nitrate d'argent, ont pu continuer, instruits par leur propre expérience et celle des autres qu'ils avaient sous les yeux, à subir ces applications.

Cependant, je dois dire que des solutions astringentes, mais non caustiques, de chlorure de zinc à 1 p. 100, d'alun ou de tanin à 3 p. 100, non seulement ne sont pas nuisibles, mais sont même utiles, surtout si elles sont convenablement appliquées; c'est-à-dire si leur emploi est combiné à l'application du massage sur la muqueuse laryngienne.

Beaucoup de spécialistes avaient observé que les applications médicamenteuses sont surtout efficaces lorsqu'elles sont accompagnées d'énergiques frictions sur la muqueuse; on en avait conclu que c'était parce que les frictions assuraient mieux la pénétration du médicament dans la muqueuse ; mais le Dr Freudenthal et moi, en montrant que l'on peut, par le simple massage des muqueuses, sans l'emploi d'aucun médicament, obtenir des résultats presque aussi satisfaisants, avons bien prouvé que l'action isolée du massage a une très grande importance et une très grande valeur thérapeutique, qui leur est propre.

La réaction contre la malfaisante pratique des cautérisations laryngiennes commence à se manifester, bien que beaucoup de spécialistes continuent encore à les appliquer. Combien est juste cette observation du Dr Michael, distingué spécialiste allemand, à laquelle on ne saurait reprocher que d'être incomplète, parce que, à l'époque où elle fut écrite, il ne connaissait pas le massage du larynx : « Je suis intimement convaincu, écrit-il, qu'un bon nombre de personnes conservent une voix rauque toute leur vie, parce qu'on les a badigeonnés au lieu de les électriser. » De même, le Dr Castex, autre spécialiste distingué des maladies de la gorge, nous dit dans un ouvrage sur la voix : « Je crois devoir insister sur l'abus des cautérisations et des traitements directs sur les diverses parties de l'appareil vocal des chanteurs, on arrive mieux souvent à les guérir par des moyens employés à distance (électrisation extérieure) ou des moyens qui agissent sur la santé générale. »

On ne saurait mieux dire, et si le Dr Castex avait connu et indiqué le massage, cette phrase pourrait servir à vous exprimer, d'une façon typique, l'opinion de tous les médecins, doués de quelques qualités d'observation ou dépourvus de parti pris, sur l'action des cautérisations. Puissent ces quelques lignes et ces citations vous détourner pour jamais de l'emploi des badigeonnages caustiques, s'ils vous étaient proposés !

En dehors des toniques généraux, assurément fort utiles, vous avez, dans l'électricité, mais surtout dans la douche locale et le massage local externes et internes du larynx, des moyens thérapeutiques d'une grande énergie et d'une absolue innocuité, que vous pouvez opposer à la laryngite chronique.

Je vous ai parlé déjà longuement de l'électricité, à propos du traitement hygiénique du larynx. Je vais y revenir brièvement. Elle peut être appliquée dans l'intérieur du larynx, en plaçant un des pôles sur les cordes vocales elles-mêmes, l'autre pôle, alternativement du côté droit et du côté gauche du larynx. Bien entendu cette application ne peut être faite que par un spécialiste. On peut encore stimuler le nerf laryngien inférieur, qui remonte de bas en haut, du sternum au larynx, suivant le bord externe de la trachée, en appliquant fortement un des pôles électriques (le négatif), sur le côté de la trachée, au-dessus du sternum, l'autre pôle étant placé du même côté, sur le larynx ; on refait ensuite la même opération du côté opposé. On peut aussi, avec avantage, appliquer un des pôles sur l'un des côtés du larynx, l'autre sur le côté opposé et faire passer ainsi le courant.

Il y a des inconvénients sérieux à confier au malade lui-même le soin de se traiter par l'électricité, d'abord il ne peut faire les applications intralaryngées, qui sont les plus efficaces; ensuite, les instruments dont il dispose sont généralement insuffisants. De plus, il y a avantage à employer ou à combiner, suivant les cas, les courants faradiques et les courants galvaniques, les courants faradiques de fil fin et de gros fil; le malade est incapable d'exécuter toutes ces combinaisons, et les instruments qu'il peut louer ne lui permettent pas de le faire. En abandonnant au malade lui-même la direction du traitement, il est tout à fait certain qu'il ne profitera pas de tous les avantages, très sérieux et très réels, que peut lui procurer l'électricité.

Mais l'électricité n'agit qu'en stimulant l'activité musculaire et l'activité nerveuse, et indépendamment des démonstrations qu'en donne l'expérience clinique, un peu de réflexion et d'analyse montre bien vite que dans la laryngite chronique le traitement électrique doit être considéré comme un traitement de second plan, un traitement complémentaire du massage laryngé.

Les lésions de la laryngite catarrhale peuvent porter sur les nerfs, les muscles et la muqueuse, mais ce sont ces derniers organes qui sont le plus souvent atteints et qui résistent le plus au traitement. La plupart des laryngites chroniques résultent de l'action de causes irritatives sur la muqueuse revêtant l'intérieur du larynx, qui s'enflamme, s'épaissit et s'irrite ; et cette muqueuse qui, accolée à elle-même, constitue le bord vibrant des cordes vocales, devient beaucoup moins apte, dans ces conditions, à vibrer d'une façon régulière.

L'inflammation dont la muqueuse est le siège principal se transmet aux couches musculaires sous-jacentes et les muscles atteints deviennent impropres à se contracter d'une façon régulière; à supporter la moindre fatigue ; parfois même, sans être absolument paralysés, ils sont, comme l'on dit, parésiés, c'est-à-dire qu'au repos ils ne sont pas en cet état de tension qui caractérise le muscle en bonne santé et ne sont pas capables, sous l'influence de l'excitation de la volonté ou d'excitants artificiels, de se contracter avec énergie et régularité. Les nerfs eux mêmes peuvent être malades, lorsque l'action du froid a porté sur la face externe du larynx et leur état pathologique peut contribuer, pour une part plus ou moins importante, à l'impotence fonctionnelle, absolue ou relative, des muscles du larynx ; mais le plus souvent cette impotence est uniquement due à l'inflammation chronique de la muqueuse et des muscles intralaryngés.

Le traitement le plus actif et le plus énergique de la laryngite chronique sera celui qui fera disparaître la congestion locale et activera la circulation de la lymphe, en même temps qu'il excitera les nerfs et les muscles. Je vous ai trop longuement expliqué ce que peuvent faire, dans cet ordre d'idées, la douche et le massage locaux du larynx, pour avoir besoin d'y revenir longuement; ces pratiques constitueront le fond du traitement de la laryngite chronique, avantageusement complété par l'électricité.

Le massage peut être appliqué à l'intérieur du larynx, au moyen d'une sonde recourbée, qu'il suffit de raccorder, par un fil, à une source d'électricité, pendant que l'autre pôle est appliqué sur la gorge, pour combiner, dans une même application, l'électricité et le massage. Le massage des cordes vocales est une manipulation d'une grande difficulté, qui exige une grande dextérité pour être correctement exécuté. Les tampons pourront être imprégnés d'une solution de chlorure de zinc à 1 p. 100, c'est le seul médicament (astringent et non caustique à cette dose) dont l'usage pourra être admis, avec celui de la vaseline mentholée, pour le traitement intra-laryngien de la laryngite chronique. Les chanteurs et les orateurs atteints de la laryngite chronique retireront du massage intra-laryngien des bénéfices considérables; et, pour mieux dire, c'est actuellement le seul traitement qui, combiné au massage externe de la gorge, puisse leur faire espérer le retour complet de leurs moyens vocaux.

Le massage externe de la gorge, du larynx, joue un grand rôle dans le traitement de la laryngite chronique; il est très important qu'il soit convenablement et scientifiquement appliqué et les avantages que vous retirerez du massage, qui, en général, devra être combiné à la douche locale et à l'électricité, seront proportionnés à la perfection avec laquelle il est exécuté.

Deux fois ou trois fois par jour, on pratiquera les manœuvres du shaking de la gorge, décrites pages 273 et suivantes, et représentées dans les figures 61, 62, 63, 64.

Le massage du larynx et de la trachée décrit page 278 et représenté dans la figure 65, est également fort utile dans la laryngite chronique, ainsi que le massage du nerf facial, décrit et figuré page 410 figure 81, à titre complémentaire.

La friction vibratoire des nerfs laryngés est une méthode excellente dans le traitement de la laryngite chronique, mais pour qu'elle soit efficace, il est nécessaire que le manipulateur sache les atteindre et aussi qu'il sache exécuter la friction vibratoire des nerfs; cette action, lorsque le mouvement est bien pratiqué, est tonique et excitante de l'activité nerveuse, et bien plus active que l'électricité. Lorsque le mouvement est mal exécuté, il peut être beaucoup plus nuisible qu'utile, c'est pour cela que je vous ai déjà recommandé de ne laisser pratiquer en général ce mouvement, malgré son efficacité, que par une personne très exercée à ce genre de massage.

Le *nerf laryngé supérieur* peut être atteint au-dessous de la grande corne de l'os hyoïde, avant qu'il ne traverse la membrane hyoïdienne. On place l'extrémité des doigts sur l'extrémité postérieure du bord supérieur du cartilage thyroïde et on la ramène brusquement en avant (fig. 82).

« Pour stimuler le *nerf laryngé inférieur*, on in-

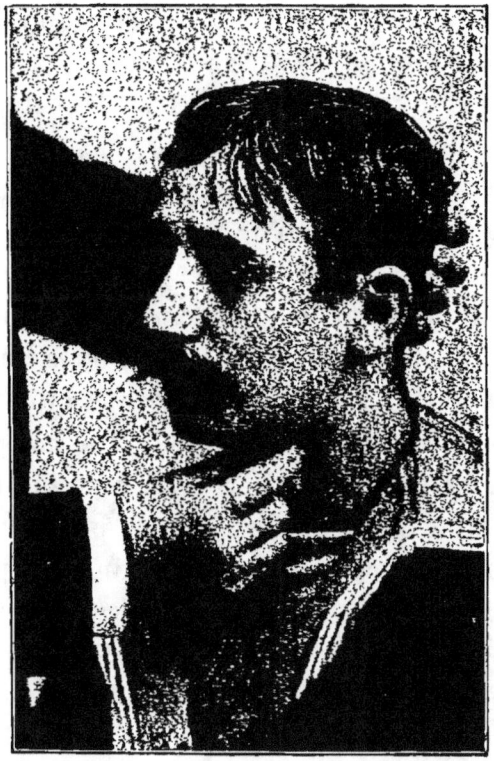

Fig. 82. — Friction et vibration du nerf laryngé supérieur.

cline la tête du patient vers le côté où se trouve le nerf qui doit être stimulé, et légèrement en avant ; on abaisse le doigt le long de la trachée, jusqu'au bord interne de la partie inférieure du muscle sterno-mastoïdien et on exécute la vibration vers la trachée. »

J'ai voulu rapporter ici la description que fait Kellgren de ces mouvements, mais il vous resterait à connaître la façon dont doivent être appliquées les frictions vibratoires des nerfs et je ne puis que vous renvoyer, pour cette question très délicate, au livre déjà cité de Kellgren.

Je dois vous signaler les **polypes du larynx**, qui sont des excroissances de chair, plus ou moins volumineuses, poussant sur les cordes vocales. Elles déterminent toujours, par leur présence, une raucité plus ou moins marquée de la voix ; parfois elles rejoignent, comme un pont, les deux cordes vocales l'une à l'autre et chaque moitié de la glotte, vibrant indépendamment pour sa part, on observe la voix bitonale. Le médecin, en examinant le larynx, peut se rendre compte que votre raucité vocale est due à la présence d'un polype, qu'une ablation chirurgicale bien exécutée seule est capable de faire disparaître. Ces opérations sont très délicates ; mal exécutées elles peuvent entraîner des troubles graves et définitifs de la phonation ; tandis que, le plus souvent, lorsque l'opération a été bien faite, la voix du chanteur peut revenir, aussi bonne qu'auparavant.

On observe assez fréquemment, chez les chanteurs et les orateurs, de petites excroissances, posées le plus souvent sur le bord libre des cordes vocales, qui déterminent l'apparition d'un sifflement accompagnant le son et qu'on appelle les **nodules des chanteurs**. Elles sont susceptibles de guérir par le simple repos vocal; d'autres fois, au contraire, elles doivent être enlevées chirurgicalement ou cautérisées.

INFLUENCE DES MALADIES GÉNÉRALES SUR LE CHANTEUR ET L'ORATEUR

Il arrive très fréquemment que le larynx, ne présentant aucune trace de maladie quelconque, visible au laryngoscope, la voix est très défectueuse, tandis que, chez d'autres individus, présentant au contraire, des lésions considérables et manifestes du larynx, la voix est beaucoup mieux conservée ; cela tient à ce que les lésions superficielles de la muqueuse peuvent retentir plus ou moins fortement sur les muscles et les filets nerveux sous-jacents, suivant des circonstances très nombreuses et très complexes, dépendant de la nature de la maladie et de l'état général du sujet. Parfois les troubles de fonctionnement du larynx dépendent de l'état pathologique d'organes qui en sont très éloignés, tels que le cerveau, le cœur, l'estomac, les reins et qui retentissent sur le larynx, sain en apparence.

Il va de soi et cela se comprend de soi-même, après la longue étude que nous avons faite de l'hygiène du chanteur et de l'orateur, il n'y a plus, je le pense, aucun doute dans vos esprits : qu'un sujet convenablement nourri, vigoureux, entretenant cette vigueur générale de l'organisme par des exercices physiques et des promenades au grand air, arrivera à surpasser un chanteur, dont le larynx aura peut-être été mieux doué par la nature, mais qui sacrifiera toute l'hygiène générale à ce qu'il croit devoir passer bien avant l'hygiène de son larynx, qu'il entendra d'ailleurs souvent fort mal. Assurément on doit entourer le larynx de précautions hygiéniques complexes et délicates, que je vous ai énumérées soigneusement, mais ce serait une grave erreur de négliger l'hygiène générale, par exemple en s'abstenant d'exercices au grand air, dès que le temps n'est pas parfait. Un chanteur qui se laisse anémier, par suite de cette erreur de diététique, ou qui, présentant des dispositions à cet état, négligera de les combattre, verra bientôt sa vigueur disparaître et s'essoufflera très rapidement. Si vous vous laissez envahir par la graisse, et c'est surtout aux femmes que cette observation s'adresse, vous verrez votre voix s'altérer dans ses notes moyennes et parfois même, de ce seul fait, vous pourrez en perdre quelques autres.

Le chanteur est évidemment exposé à toutes les maladies qui atteignent l'espèce humaine et nous ne saurions songer à les décrire ici ; un grand nombre n'atteignent pas directement le larynx, mais toutes celles qui débilitent l'organisme et qui laissent après elles l'anémie ou la faiblesse nerveuse, et ces maladies sont innombrables, affectent toujours, pour les raisons que je vous donnais tout à l'heure, les organes de la phonation dans leur fonctionnement.

Je vais terminer, en vous parlant de quelques affections, plus importantes pour vous, en ce sens qu'elles retentissent, plus directement que les autres, sur la phonation, sans pourtant causer, dans tous les cas, des altérations du larynx lui-même.

MALADIES DES POUMONS

Toutes les maladies aiguës des poumons et des bronches, bronchite, pneumonie, pleurésie, qui sont accompagnées d'ailleurs très fréquemment d'inflammation des voies respiratoires supérieures, des organes de vibration et de résonance, nécessitent un repos complet et de longue durée de la voix, surtout de la voix chantée. La terrible phtisie du poumon n'est pas nécessairement une contre-indication du chant, dans les formes évoluant avec lenteur, le chant, exécuté avec modération et accompagné d'une respiration irréprochable, peut être considéré, au contraire, avec les purs exercices pneumatiques, comme un excellent moyen de faire exécuter au poumon une gymnastique rationnelle, qui le mettra à même de lutter contre l'envahissement du terrible microbe. Lorsque le larynx est attaqué par la tuberculose, tout exercice phonatoire est au contraire rigoureusement contre-indiqué.

MALADIES DE L'APPAREIL CIRCULATOIRE

Les maladies de l'appareil circulatoire, du cœur en particulier, gênent singulièrement l'exercice du chant, surtout en raison de la congestion des poumons et de l'essoufflement qui se produit très vite. Dans quelques-unes de ces maladies, les organes de la vibration et de la résonance se congestionnent très facilement et cessent bientôt d'être aptes à fonctionner correctement. Cette congestion momentanée se transforme très facilement, en présence des progrès de l'affection de l'appareil circulatoire ou par suite d'efforts phonatoires, qui n'ont pas besoin dans ce cas d'être très exagérés, en congestion chronique et même en inflammation véritable. Chez les gens atteints de graves affections du cœur ou d'anévrismes des gros vaisseaux, le chant est absolument contre-indiqué, les efforts qui l'accompagnent hâteraient l'évolution de la maladie et pourraient donner lieu aux plus graves accidents. Les personnes atteintes d'affections légères de l'appareil circulatoire peuvent continuer à chanter, mais pour elles, en raison de leur tendance à la congestion et à l'essoufflement, la respiration diaphragmatique ou abdominale est encore plus nécessaire que pour les autres.

MALADIES DES REINS

Dans certaines maladies des reins, qui, d'ailleurs, sont accompagnées de maladies du cœur, le larynx se congestionne très fortement, devient hydropique à des degrés divers, ce qui entraîne des troubles de la phonation, d'intensité variable, pouvant aller jusqu'à la complète aphonie.

MALADIES DU TUBE DIGESTIF

Il est nécessaire que le tube digestif du chanteur jouisse d'une santé parfaite; la constipation, qui s'accompagne de congestion du larynx et du pharynx, le dérangement d'entrailles, qui affaiblit, les alternatives fréquentes de ces deux états, doivent être soigneusement prévenus et évités.

Les maladies d'estomac sont plus graves pour le chanteur et l'orateur que pour les autres personnes; elles peuvent, à elles seules, entrainer des troubles très profonds de la phonation, sans que le larynx soit réellement malade par lui-même. Il suffit que vous soyez prévenus, car c'est évidemment l'affaire du spécialiste, auquel vous aurez fait part des symptômes que vous éprouvez du côté de l'estomac, de décider, après examen minutieux de votre larynx, quelle part doit être attribuée à la maladie de l'estomac dans la production des troubles phonatoires et quel traitement doit être institué.

MALADIES DE LA FEMME

Chez la femme, d'autres organes peuvent être le point de départ de troubles laryngiens plus ou moins graves, qui se produiront surtout par l'intermédiaire du système nerveux et qui peuvent être guéris par le traitement des organes atteints.

MALADIES DU SYSTÈME NERVEUX

Le système nerveux peut être enfin la cause de nombreux troubles de la phonation, les uns très légers, les autres, au contraire, allant jusqu'à la plus complète aphonie. Ces troubles peuvent dépendre d'affections du système nerveux lui-même, ou bien ils sont, comme dans les cas précédents, de nature réflexe et peuvent être guéris par le traitement des organes malades. Lorsqu'ils sont dus à des affections du système nerveux lui-même, ils peuvent dépendre : 1° d'altérations produites sous la muqueuse, dans la région où les nerfs se terminent dans les muscles auxquels ils communiquent l'énergie ; 2° d'altérations qui se sont produites dans les filets nerveux qui se rendent au larynx, ou enfin 3° d'altérations produites dans les centres nerveux : cerveau ou moelle, d'où partent ces filets.

1° Dans le premier cas, on doit appliquer un traitement local à l'intérieur du larynx. Lorsque la muqueuse est le siège d'ulcérations, évitez toutes les causes de congestion et d'inflammation (respiration vicieuse, habitude de chanter avec une quantité d'air insuffisante, habitude de forcer les registres vers le haut) et appliquez surtout la douche, le massage interne et le massage externe du larynx et du pharynx, l'électricité, la cravate de Priesnitz, c'est-à-dire les moyens les plus propres à amener la décongestion du larynx, l'écoulement de la lymphe, et à le fortifier.

2° Dans le second cas, où les troubles sont le plus souvent dus à l'action du froid sur les nerfs du larynx situés sous la peau de la gorge, et qui se combine très souvent au premier, on ajoutera au traitement interne du larynx, s'il y a lieu de l'instituer, les divers modes de médication externe du larynx que je viens de passer en revue et que je vous ai décrits ailleurs, et en particulier la friction vibratoire des nerfs laryngés supérieurs et inférieurs.

3° Dans le troisième cas, les troubles phonatoires, parfois très complexes, sont dus souvent à des affections très graves et bien difficiles à améliorer ou à guérir, du cerveau ou de la moelle, dont je ne vous parlerai pas. Je vous signalerai cependant les troubles dus à l'hystérie, qui ne s'accompagnent d'aucune lésion sensible d'aucun organe. On voit des individus devenir subitement aphones, pour un temps plus ou moins long et ensuite recouvrer subitement la parole ; mais leur mutité peut durer de nombreuses années. Le traitement par la suggestion constitue la médication la plus efficace et il est probable que l'électricité et le massage agissent, lorsqu'ils réussissent, surtout par l'intermédiaire de la suggestion. Cependant il existe quelques cas dans lesquels des aphonies hystériques, qui avaient résisté au traitement par suggestion, ont pu être guéries par le massage, qui semblerait jouir ainsi, dans le traitement de cette affection, d'une action thérapeutique propre, indépendante de l'action suggestive.

DÉMONSTRATIONS ET EXERCICES PRATIQUES

Examen laryngoscopique du larynx, pendant la formation des registres.

Application et démonstration des diverses manifestations du massage externe et interne de la gorge et du larynx ; application de l'électricité.

DOUZIÈME LEÇON

RÉCAPITULATION, CONCLUSIONS

SOMMAIRE

Indications spéciales concernant l'hygiène de la voix parlée et chantée.

Avantages que présente, pour l'artiste et le professeur, la connaissance scientifique des conditions physiologiques de la production de la voix, de l'hygiène et des maladies du chanteur et de l'orateur.

Je veux encore, en terminant, vous donner quelques indications concernant l'hygiène de la voix parlée et chantée, mais je serai très bref, surtout pour ce qui concerne cette dernière; car, d'une part, je ne veux pas m'engager sur un domaine autre que celui de la physiologie de la phonation et, d'autre part, j'estime qu'il est bien inutile de vous répéter ce que je vous ai déjà dit, soit dans la première partie, soit dans la seconde partie de cet ouvrage.

Dans les différentes formes de la voix parlée : conversation, récitation, déclamation, dans l'antique mélopée (à laquelle on revient aujourd'hui et que l'on peut considérer comme intermédiaire entre la parole et le chant), on utilise quatre ou cinq notes, correspondant à la partie moyenne de la voix, au médium. Les hommes parlent presque toujours en voix de poitrine ou en se servant du registre épais, les femmes utilisent généralement le registre mince, comme tous les enfants, et beaucoup de vieillards du sexe masculin.

On observe parfois que certains individus, ayant pour le chant une très belle voix ont, pour la parole, un organe déplorable, de même que l'inverse n'est pas exceptionnel ; ces différences tiennent surtout au manque d'éducation spéciale et d'exercice, car lorsque la voix est harmonieuse et pure, lorsque les organes de la respiration, de la vibration et de la résonance fonctionnent correctement et harmonieusement, chez une personne intelligente, il ne lui manque que l'exercice, dans l'une ou l'autre direction, pour que la voix, qu'elle soit parlée ou chantée, se montre à peu près égale à elle-même et l'on n'observera qu'un bien petit nombre d'exceptions à cette règle.

On rencontre aussi parfois des personnes qui, pour réciter, lire ou déclamer, dans la conversation même, ne se servent pas des notes correspondant à leur médium, parlent avec une voix aiguë de ténor et chantent avec une voix relativement grave, ou inversement; ce sont là des erreurs préjudiciables, aussi bien aux deux sortes de voix, voix chantée et parlée, qu'aux organes de la phonation eux-mêmes, et que l'on peut très bien corriger par l'éducation, en obligeant le sujet à parler dans son médium.

Si l'on cause naturellement, on trouve très facilement, en commençant à parler, le ton de la voix normale ; il n'en est pas de même lorsqu'on doit déclamer, lire ou parler en public, surtout quand on est émotionné. On peut, à ce propos, citer et recommander l'exemple bien connu de Talma, qui, avant de rentrer en scène, demandait toujours à une personne, qui lui répondait avec sa voix naturelle, l'heure qu'il était. Talma prenait ainsi le ton dans lequel il devait commencer à parler.

Mais si on parlait, lisait ou déclamait toujours sur la même note, rien ne serait plus intolérable. Rappelez-vous, d'une part, l'affreuse souffrance que produit chez l'auditeur la monotonie du débit, d'autre part, l'intérêt, le charme, je dirai même parfois la conviction (lorsqu'il s'agit d'une thèse), qu'entraîne avec elle la virtuosité des grands manieurs de parole, orateurs sacrés ou profanes, tragédiens ou comédiens, lecteurs et même causeurs. Ils apprennent parfois à disposer de sept à huit notes et des ressources des différents registres ; leur articulation est parfaite, leur timbre harmonieux, leur vibration pure, ils scandent et modulent la phrase avec art, s'aident d'un geste, tantôt puissant et impérieux, tantôt insinuant, toujours habile et approprié à la forme de la phrase, à sa période, à sa sonorité, à l'idée qu'elle renferme ; et vous ne sauriez douter que, pour l'orateur presque autant que pour le chanteur, la perfection avec laquelle il saura manier et diriger sa voix, sera une condition et un gage de succès, presque égale à l'art avec lequel sera composé son discours lui-même.

Evitez de parler au milieu du bruit et, si vous étiez contraint de lutter dans de pareilles circonstances, essayez de vous faire entendre par la perfection de votre articulation et de vous imposer à votre auditoire sans élever la voix, sans pousser des cris perçants. Abandonnez la partie plutôt que d'avoir recours à de pareils moyens, qui risqueraient de vous rendre aphones, pour un temps plus ou moins long, et amèneraient sûrement dans vos organes des altérations sérieuses, parfois inguérissables.

La perfection de l'articulation, l'habitude de faire résonner la parole en avant et non pas en arrière, comme dans la voix gutturale, qui se produit surtout lorsque la base de la langue est rebelle et se soulève, donnent à la voix une portée bien plus grande que les grands efforts, les cris, si dangereux pour les organes de la phonation ; et l'on peut dire que plus la perfection déployée par un orateur ou un chanteur pour assurer la portée de sa voix sera grande, moins il sera enclin à contracter, dans l'exercice de son art, aucune des affections organiques que causent si fréquemment les méthodes phonatoires défectueuses. Il est bien entendu que l'effort de la voix doit être proportionné au local ; mais la puissance, l'étendue et la portée dépendent beaucoup plus de l'art avec lequel s'exerce la phonation, que de la violence des efforts; et vous pourrez voir un orateur ou un chanteur vigoureux, mais inexpérimenté, s'épuiser, sans parvenir à se faire entendre, dans un édifice de médiocre étendue, tandis que tel autre, disposant souvent de moyens physiques inférieurs, mais sachant les employer avec science et habileté, réussira à faire porter sa voix, claire, nette et intelligible, jusqu'aux derniers rangs de son auditoire, dans un édifice immense et sans effort apparent.

Lorsque vous aurez à parler, lire ou chanter, vous devrez vous abstenir, autant que possible, de parler dans la journée. Il faut bien se garder de forcer ses effets en commençant sa lecture, on s'échauffera peu à peu, on observera un crescendo en rapport avec la nature du texte. Cette méthode sera en même temps favorable à l'hygiène des organes phonatoires et à l'effet produit sur les auditeurs.

Evitez les gestes exagérés, qui sont fatigants, et atteignent rarement le but que vous vous proposez. Un orateur ne doit jamais marcher en parlant; le chanteur, le tragédien et le comédien marcheront le moins possible.

On doit éviter de parler ou de chanter lorsque la gorge est le siège de la moindre irritation. Le surmenage, l'habitude de chanter, à de courts intervalles, des rôles de tonalité très différente, altèrent rapidement la voix et en amènent la décadence à brève échéance.

On admet qu'il ne faut pas s'exercer à chanter, en tout plus d'une heure par jour et encore doit-on diviser ce temps en trois ou quatre exercices, qui n'excéderont pas un quart d'heure à vingt minutes chacun, séparés par de larges intervalles.

Toutes les règles d'hygiène des appareils phonateurs se déduisant directement de la physiologie ont été exposées dans la première ou la seconde partie de cet ouvrage ; ce serait entrer dans des redites que de vous les exposer à nouveau et je me bornerai à vous rappeler, en raison de leur extrême importance, comme pratiques d'hygiène ou de thérapeutique, les applications toujours inoffensives et si efficaces, de la douche, du massage et de l'électricité, qui doivent complètement remplacer pour vous la dangereuse cautérisation de jadis. Tout ce qui concerne l'éducation spéciale du chanteur et de l'orateur, les règles de cet art difficile, qui, assurément doit se baser sur la physiologie, mais ne se confond pas avec elle, c'est aux traités spéciaux, basés sur ces notions scientifiques, c'est à vos maîtres, que vous devez les demander.

Nous voici enfin arrivés au terme de cette route déjà longue, que nous avons parcourue ensemble et le moment est arrivé de tenir la promesse que je vous avais faite au début de ces leçons. Je vous affirmais, dans notre première conférence, plutôt que je ne vous la démontrais, la nécessité théorique et pratique d'une étude scientifique des conditions de production de la voix, pour le chanteur et l'orateur. Par un exemple frappant, tiré de la mécanique, en vous disant que le chanteur se trouve être à la fois l'instrument, le mécanicien et l'ingénieur, j'espérais, sinon entraîner déjà votre conviction, au moins préparer vos esprits à la compréhension de ce qui me paraît une vérité évidente, dont ces leçons devaient être la démonstration et le développement. Si j'ai réellement atteint le but que je me proposais, cette affirmation, que je considère comme fondamentale, doit vous apparaître actuellement aussi claire qu'à moi-même et doit ressortir pour vous nettement, et spontanément, de tout cet enseignement. Je veux cependant, en terminant, grouper, ainsi que je vous avais promis de le faire, en un faisceau destiné à les faire agir avec plus de force sur vos esprits, les arguments propres à vous montrer rapidement les avantages que vous pouvez et devez tirer, au point de vue pratique, de l'enseignement scientifique.

On peut appliquer à l'art du chant, comme à tous les autres, la définition suivante, généralement acceptée : « L'art consiste dans l'application de connaissances scientifiques et théoriques à la réalisation d'une conception quelconque. » Parmi tous les *artistes*, c'est-à-dire parmi ceux qui s'occupent, à divers titres, d'un art, c'est-à-dire des applications pratiques de la science, dans une quelconque de ses branches, les artistes de la parole et du chant constituent une véritable exception. Elèves et maitres, il faut bien le reconnaitre, affectent en général de ne se préoccuper en aucune manière des conditions précises, c'est-à-dire scientifiques, dans lesquelles fonctionne l'instrument qu'ils possèdent et qu'ils dirigent. Chacun a son système particulier, fondé uniquement sur la fantaisie et dont la discussion est absolument impossible, justement pour cette raison et parce que, pour la plupart des maitres, il n'existe ni règles fondamentales et générales, ni langage scientifique de quelque précision, susceptible d'exprimer des idées, qui n'en ont pas d'ailleurs davantage. Il semble que l'art de la parole et surtout du chant, commence avec chaque maitre ou chaque artiste et doive également finir avec eux. C'est en réalité à peu près ce qui arrive; puisque, si, par hasard, grâce à des dons naturels heureux (que d'ailleurs ils n'ont pu arriver, faute de bons principes d'éducation, à faire fructifier dans la mesure que leur permettait la nature), et à une méthode plus ou moins bonne, mais inconsciente, ils sont arrivés à de brillants résultats personnels, ils sont incapables de les transmettre à leurs élèves, ne pouvant faire l'analyse des causes qui leur ont assuré la supériorité. Ils sont donc incapables de transmettre leurs qualités, sinon par hasard, puisqu'ils ne disposent, comme méthode d'éducation, que d'un procédé grossier et insuffisant, l'imitation.

La plupart des professeurs de chant sont assurément des personnes fort intelligentes, capables d'observation, ce qui est plus rare qu'on ne croit; mais, malheureusement, beaucoup sont dépourvus de toute éducation scientifique générale ou se rapportant plus particulièrement à l'objet de leurs études, et de toute méthode leur permettant d'utiliser leurs dons naturels. Dans ces conditions, toute discussion sérieuse devient impossible, et l'art du chant se trouve être actuellement à peu près dans l'état où se trouvait n'importe quel autre art, la mécanique, la chimie industrielle, par exemple, à l'époque du moyen âge, alors que tous les principes de la mécanique, de la physique, de la chimie, étaient ignorés, où il n'existait aucune trace de langage et de nomenclature scientifiques, sans lesquels toute discussion, tout progrès, toute transmission des progrès acquis, c'est-à-dire toute éducation, sont matériellement impossibles.

Je le prévois, vous allez m'arrêter par deux objections. En premier lieu, vous me direz qu'autrefois, en dehors de toute notion scientifique, on était arrivé à former de fort grands chanteurs, même beaucoup plus nombreux qu'aujourd'hui; et vous me citerez les vieux maîtres italiens, dont l'exemple paraît si favorable à votre objection, tandis qu'aujourd'hui, à une époque où les notions scientifiques semblent être beaucoup plus répandues, l'art du chant traverse une période de décadence incontestable, bien que personne ne puisse sérieusement songer à prétendre que l'humanité produit aujourd'hui moins de belles voix qu'autrefois.

Je vais répondre de suite à cette première objection, ce qui me permettra d'analyser en même temps quelques-unes des causes, assurément fort complexes, de la décadence de l'art du chant.

Les vieux alchimistes, hommes fort sagaces et bons observateurs, ont fait, dans le domaine de la chimie, dont ils ignoraient cependant profondément les lois générales, des découvertes importantes et intéressantes; qui songerait à le nier? De même, les vieux maîtres italiens, sans connaître la physiologie du chant, avaient découvert, par empirisme, deux principes essentiels pour former les bons chanteurs : la valeur de la respiration diaphragmatique et la nécessité des exercices de chant, prolongés pendant des années, avant que l'on permit aux élèves de se risquer à chanter un morceau ou une partition. Pénétrés de ces notions fondamentales, ces maîtres, aussi dévoués à leur art qu'à leurs élèves, obtenaient de disciples respectueux et soumis, disposés à subir pendant des années les nécessités reconnues de cet enseignement méthodique, avant de songer à se produire, des résultats très supérieurs à ceux que l'on obtient aujourd'hui. Cela est fort naturel et il ne saurait en être autrement. Assurément l'empirisme est une mauvaise méthode, mais comme toutes les mauvaises méthodes, il peut exceptionnellement donner de bons résultats; de plus, c'est une erreur de prétendre que le niveau scientifique actuel des gens qui se livrent au chant soit supérieur à ce qu'il était autrefois, ou tout au moins qu'il soit susceptible de fournir de meilleurs résultats pratiques, car l'apparent bagage scientifique de beaucoup de gens, n'est qu'un verbiage dépourvu de tout fondement. Le mode de respiration dans le chant nous fournira justement la preuve de ce que j'avance; on employait par empirisme la respiration diaphragmatique, on employa de la même manière la respiration claviculaire. Ceux qui se servent de l'une ou de l'autre, en général, ne savent pas très bien pourquoi, et sont, en tout cas, le plus souvent, incapables de le dire et de le montrer à leurs élèves. Ils les emploient, peut-on dire, d'une façon inconsciente. Il y a beaucoup de maîtres et de maîtresses qui, préconisant la respiration diaphragmatique, tolèrent parfaitement, sans même s'en apercevoir, que leurs élèves femmes respirent par le haut de la poitrine, et ce qui est plus piquant encore, beaucoup de maîtresses respirent par le mode claviculaire, sans s'en rendre compte, tout en préconisant l'autre procédé.

Une méthode appliquée dans ces conditions est-elle une méthode scientifique, je vous le demande? Il serait facile de trouver des exemples semblables dans toutes les autres parties de l'art du chant, en ce qui concerne l'exercice des organes de la vibration et de la résonance, par exemple. Les prétendues notions scientifiques actuelles des maîtres de chant n'ont donc, sauf quelques honorables exceptions, à peu près aucune valeur et aucune influence sur leur enseignement, et ne sauraient compenser, en aucune manière, les autres causes de la décadence actuelle de l'art du chant.

Parmi ces causes, nous signalerons l'absence de tout enseignement du chant pendant l'enfance, par suite de la disparition progressive des maîtrises. Assurément il y a bien des critiques à adresser aux maîtrises, les méthodes d'enseignement n'y étaient pas rationnelles et méthodiques (le sont-elles toujours beaucoup plus ailleurs?), les sujets y étaient soumis fréquemment à un véritable surmenage, beaucoup de voix étaient brisées, détruites, dans les maîtrises, par suite des exigences vocales de tous genres auxquelles elles étaient soumises, cela est incontestable; mais les robustes et les forts émergeaient et au sortir de la mue, ils se retrouvaient avec une éducation artistique, déjà très développée, et l'amour passionné du chant, lorsqu'ils avaient eu l'heur de tomber sur des maîtres intelligents et dévoués.

De plus, les maîtrises présentaient ce très grand avantage d'assurer le recrutement des chanteurs, en révélant à eux-mêmes et aux maîtres, un très grand nombre de belles voix, qui, sans elles, seraient restées ignorées; et voilà peut-être le principal argument militant en faveur de ces institutions, qui pourraient rendre de bien plus grands services que par le passé si leur enseignement devenait plus rationnel et si l'on y évitait le surmenage. Assurément une classe d'enfants dans les conservatoires rendrait de grands services, mais les maîtrises, ainsi comprises, assureraient encore bien plus sûrement le recrutement des belles voix, sans risquer de les détruire. Il est en effet beaucoup plus fréquent que ne veulent le reconnaître certains esprits systématiques, que les belles voix d'enfants, bien conduites et bien cultivées, se retrouvent belles, après la crise de la mue, bien que le contraire puisse se produire ; et il est certain que l'on observe aussi des sujets chez lesquels la voix, insignifiante pendant l'enfance, surgit, merveilleuse, du gosier de l'adulte.

Autre cause de décadence : l'éducation du chanteur, devenue très coûteuse, commençant tard, se poursuivant à la vapeur, doit aujourd'hui donner des résultats immédiats ; les élèves apprécient la valeur de cette éducation par la rapidité avec laquelle ils peuvent arriver à chanter des morceaux dans les salons ou des partitions au théâtre ; et les professeurs, sous peine de perdre tous leurs élèves, sont obligés d'entrer dans cette voie funeste. D'ailleurs ce serait une erreur de croire que les professeurs, au moins le plus grand nombre, s'inspirent aujourd'hui, dans leur enseignement, d'idées plus scientifiques que par le passé. Supposez, et la comparaison me paraît très juste, un jeune chimiste se hâtant de quitter le maître, après une éducation du même genre, et se hâtant de manipuler des produits dangereux, tels que les explosifs; chimiste, instruments et laboratoires sauteront bientôt. De même, un larynx ainsi préparé et exercé, manquera bientôt à son possesseur qui devra encore s'estimer heureux, s'il ne contracte pas, grâce à son inexpérience, une affection parfois incurable de la gorge et des poumons.

On considère avec quelque raison que la musique moderne, la musique wagnérienne, est une cause de destruction précoce pour les voix; il est en effet très certain que cette musique exige d'autres efforts de la part des chanteurs, implique pour eux d'autres fatigues, que la mélopée antique, ou même que la musique de la première moitié du siècle.

Mais justement, ces difficultés spéciales ne créent-elles pas pour le chanteur la nécessité d'un entraînement précoce et complet, seul capable de le mettre à même de chanter cette musique, en même temps d'une façon plus parfaite et sans danger pour la voix.

La science, dit-on en second lieu, est essentiellement différente de la pratique; il n'est pas plus nécessaire, pour bien chanter, de savoir comment on chante, qu'il n'est nécessaire de savoir comment on digère, pour bien digérer. Les professeurs qui possédaient des notions scientifiques très complètes, n'ont eu aucune influence sur l'art du chant et ne paraissent pas avoir mieux enseigné ou exécuté que les autres.

Cette argumentation, qui a été mille fois reproduite,

à propos de tous les arts, a été aussi mille fois réfutée, et ce sont encore les faits eux-mêmes, plus encore que tous les raisonnements, qui en fournissent la réfutation la plus convaincante. Les progrès si considérables, qu'ont réalisé dans ces dernières années tous les arts, ont été préparés et provoqués par les découvertes de principes nouveaux, faites dans le domaine des sciences dont ces arts s'inspirent et sont tributaires. Les progrès de la médecine sont liés à ceux de la physiologie et de la chimie, les progrès de la mécanique à ceux des mathématiques et de la physique. Assurément les applications nouvelles ne supposent pas toutes un nouveau progrès scientifique, la découverte d'un nouveau principe, mais il n'en est pas moins vrai qu'une découverte de cet ordre a été leur premier point de départ. Un pur mathématicien ne saurait être en même temps un mécanicien ni même un ingénieur, mais il découvrira les principes fondamentaux, qui seront appliqués ensuite, avec plus ou moins d'ingéniosité, par le mécanicien et l'ingénieur. Ceux-ci, par contre, outre la structure propre des machines qu'ils construisent ou dirigent, devront connaître, surtout s'ils veulent créer des applications nouvelles, les principes généraux et spéciaux des mathématiques et de la mécanique, qui ont été découverts, dans le cours des siècles, par de purs savants. Assurément l'homme a digéré de tout temps sans savoir comment, mais ce n'est que par une connaissance parfaite du mode de fonctionnement de l'estomac, que l'on peut espérer arriver à créer l'hygiène de cet organe, c'est-à-dire à le faire fonctionner dans les conditions les plus avantageuses, pour lui-même et pour l'individu qui le porte, à prévenir ses maladies ou à les guérir lorsqu'elles se sont déjà produites ; et, pour les organes qui sont soumis à l'empire de la volonté, comme le larynx, à assurer leur fonctionnement, en même temps le plus hygiénique et le plus parfait, par une éducation inspirée de la physiologie et réglée par l'art. A mon sens, les chanteurs se tromperaient étrangement en demandant aux savants de perfectionner l'art du chant, c'est aux chanteurs eux-mêmes que cela appartient ; c'est aux savants de fixer, soit seuls, soit, pour certaines questions, en collaboration avec le chanteur, les règles physiologiques immuables de la phonation ; c'est au chanteur et au professeur à trouver les règles artistiques et pratiques, qui doivent présider à l'enseignement du chant et à l'exercice artistique de la voix, règles qui doivent assurément reposer sur la physiologie et l'hygiène, mais qui ne se confondent en aucune façon avec elles.

Tout, jusqu'ici, dans l'enseignement du chant, est livré au hasard à la fantaisie et à l'empirisme. Lorsqu'une découverte avantageuse était faite par un professeur ou un artiste, comme il était hors d'état d'en démontrer la valeur absolue, cette découverte ne valait que par l'influence personnelle de celui qui l'employait, et disparaissait avec lui. Il en est ainsi pour toutes les modes. Si, d'autre part, un autre professeur ou un artiste, arrivait, malgré l'emploi d'un mauvais système, à un bon résultat personnel, ce qui peut parfaitement se produire à l'état exceptionnel, le premier système, malgré sa valeur absolue, tombait dans l'oubli.

Peut-on citer de meilleur exemple à l'appui de cette thèse, que celui de la respiration dans le chant? La plupart des vieux maîtres italiens enseignaient avec raison la respiration diaphragmatique, mais comme ils n'avaient pas démontré la supériorité physiologique de ce procédé et que, eussent-ils été en mesure de le faire, la culture des chanteurs ne leur aurait probablement pas permis de saisir toute la valeur et la portée de cette démonstration, lorsque leur influence personnelle disparut, leur système disparut avec eux.

Ne vit-on pas le conservatoire de Paris, enseigner et imposer longtemps la détestable méthode de la respiration claviculaire; et les maîtres de cette école eussent été fort en peine, aussi bien d'ailleurs que les vieux maîtres italiens, de donner les raisons physiologiques de leurs préférences. Il fallut que Mandl, laryngologiste distingué, qui s'intéressait aux choses du chant, fît une véritable démonstration scientifique de la supériorité de la respiration diaphragmatique, des inconvénients et des dangers de la respiration claviculaire. Voilà, n'est-il pas vrai, un très grand service rendu par un savant à l'art du chant et ce n'est assurément pas de sa faute si les professeurs et les artistes ont tenu si peu de compte des préceptes dont il a démontré la valeur absolue ; cela tient à ce que, pour la plupart, ils n'ont pas réussi à se pénétrer sérieusement de leur valeur, ou bien qu'ils ne savent pas en faire l'application, lorsque cette valeur a été reconnue.

Assurément, aucun de ceux qui furent en même temps médecins et chanteurs, ne laissèrent, ni dans une direction, ni dans une autre, une trace bien marquée ; cela ne doit ni surprendre, ni étonner et il ne saurait en être autrement, qu'à l'état exceptionnel. La loi de la division du travail s'impose de plus en plus, par suite de la croissante complexité des sciences et des arts; on ne saurait être à la fois un grand médecin ou un grand physiologiste, et un professeur ou un chanteur éminent, on doit choisir sa voie. Il n'est nullement nécessaire que le professeur de chant soit un physiologiste, il suffit qu'il connaisse les principes de la physiologie qui touchent à son art, de façon à baser sur eux son enseignement, à être capable de lire avec fruit tous les travaux spéciaux et observations spéciales sur tel ou tel point intéressant son art et de façon à en pouvoir faire d'originaux, à son tour. De plus, les exemples que l'on peut citer sont fort peu nombreux, et sans vouloir faire de personnalités, on doit en effet reconnaître que ces hommes ne furent, ni grands médecins ou physiologistes, ni grands chanteurs. L'eussent-ils été, l'argumentation resterait exceptionnelle et elle ne prouverait ni pour ni contre les idées que nous soutenons sur l'éducation physiologique du chanteur ou du professeur. D'ailleurs il serait puéril de prétendre que par le seul fait que l'on possédera cette instruction physiologique, on deviendra un grand professeur ou un grand chanteur ; il faut pour cela bien d'autres conditions essentielles, les unes naturelles, les autres acquises. Mais au fur et à mesure que ces notions se répandront, le niveau général des chanteurs s'élèvera ; et c'est grâce à elles que finira la période de décadence momentanée traversée par l'art du chant.

Garcia fut assurément le type excellent du professeur. Dévoué à son art, grand chanteur lui-même, sans être à proprement parler physiologiste, possédant de cette science tout ce qui était utile à son art et tout ce qu'on en savait à son époque, suffisamment préparé à l'investigation, qui était en même temps un besoin pour cet esprit original et curieux, songeant immédiatement à appliquer ses idées ou ses découvertes en composant des exercices qui s'appuyaient sur elles et étaient appropriés aux voix diverses qu'il avait à conduire, il mérite d'être proposé comme modèle aux professeurs du présent et à ceux de l'avenir ; et c'est un esprit semblable à celui qui l'animait, le véritable esprit scientifique en même temps qu'artistique, que l'on aimerait à rencontrer chez tous les maîtres.

On peut diviser en trois catégories les personnes

qui s'occupent de l'enseignement de l'art du chant, aussi bien que les ouvrages qui en traitent :

1° Les vulgarisateurs, enseignant et vulgarisant dans des ouvrages du genre de celui-ci, aussi clairement et aussi méthodiquement que possible, d'une part les principes de la physiologie sur lesquels est fondé l'art du chant, d'autre part les principes généraux et spéciaux d'esthétique, qui trouvent leur application dans le chant et la façon dont ces principes, au premier abord si différents, doivent se combiner. Comme types de ce genre d'ouvrages, je vous signalerai deux livres excellents et récents de M. Victor Maurel[1], dans lesquels est appréciée, à sa juste valeur, l'importance des principes scientifiques, pour le chanteur ;

2° Les investigateurs, physiologistes ou chanteurs, cherchant, ensemble ou séparément, à creuser les problèmes qui se rattachent encore aux diverses questions intéressant la phonation ; et je vous citerai, comme type de ces ouvrages, le célèbre livre de Merkel[2], dont je ne saurais, malgré son ancienneté, trop recommander la lecture à ceux qui lisent l'allemand ;

3° Les professeurs, qui s'ingénieront à créer de nouvelles méthodes d'enseignement, de nouvelles formules d'exercices rationnels, basées sur ces inves-

---

[1] *Le chant renouvelé par la science*, et *Un problème d'art*.
[2] *Anatomie und Physiologie des menschlichen Stimm-und Sprach-organs (Anthropophonick)*.

tigations, sur ces lois scientifiques qu'ils doivent connaitre, de façon à tirer le meilleur parti des voix dont ils auront la direction et à les conserver le plus longtemps possible.

Lorsqu'un physiologiste discute avec un professeur de chant ou un artiste, il arrive bien souvent que la discussion ne peut se prolonger et n'est d'aucun profit, en raison de l'absence d'un langage précis et faute de pouvoir s'entendre. Bien souvent, les mots, pour les chanteurs, ne correspondent à aucune idée précise et bien définie. Lorsqu'un chanteur vous parle, par exemple, de prendre la respiration au creux de l'estomac, dans le ventre, on n'est jamais bien sûr de savoir ce qu'il veut dire, ni qu'il le sache exactement lui-même. Lorsqu'il vous entretient des vibrations, de la résonance, de la hauteur, du timbre, on s'aperçoit très vite que la signification de ces mots est pour lui bien loin d'être précise et qu'il n'a pas la notion exacte que ces mots sont des symboles d'entités matériellement existantes et démontrables. Comment parler sérieusement du son, sans savoir et sans bien se représenter qu'il est produit par les vibrations des corps sonores, transmises par l'air; comment parler de l'intensité, de la hauteur, du timbre, de la nature même de ces qualités du son, des conditions dont elles dépendent, des défectuosités qui peuvent se manifester dans les sons, au point de vue de telle ou telle de leurs qualités, sans savoir et sans concevoir exactement de quelles conditions elles dépendent. Comment peut-on songer à discuter sur le son laryngien, à enseigner les meilleurs règles de son mode de production, sans avoir une idée exacte et complète de la façon dont il se forme, de la structure et du jeu des organes, qui, par leur activité, lui donnent naissance.

En dehors de ces notions de physique et de physiologie, sur la nature et le mode de production des sons, il est impossible de constituer un langage scientifique permettant l'exposition, la discussion et l'enseignement.

Recherchons maintenant les avantages immédiats que ces connaissances procurent au professeur ou à l'artiste.

Personne, je le crois, même après un simple examen superficiel, ne songerait à nier l'utilité, pour le chanteur ou le professeur, des notions contenues dans la seconde partie de ces leçons. Il est tout à fait évident qu'il est bon pour eux, de savoir, grâce aux connaissances du physiologiste et à l'expérience du laryngologiste, que les amygdales trop grosses ou qui sont le siège d'une irritation ou d'une inflammation chronique doivent être enlevées ou cautérisées, qu'ils connaissent les inconvénients et les dangers causés par les végétations adénoïdes, les maladies ou les malformations du nez, les déviations de la cloison nasale, les polypes, les gonflements de la muqueuse des cornets, les cautérisations du larynx, qu'ils sachent les avantages considérables que peut avoir pour eux la douche locale de la gorge, les diverses applications du massage, de l'électricité. Mais, serez-vous porté à me dire, c'est là de la pure médecine. Assurément, mais en dehors de ces maladies que je viens de vous énumérer, il en est d'autres qui sont presque exclusivement l'apanage du chanteur ou de l'orateur, dépendent presque uniquement de l'emploi de mauvaises méthodes phonatoires et ne peuvent être guéries que par l'intime collaboration du médecin et du professeur, le premier traitant les lésions déjà produites, le second empêchant, par l'emploi de méthodes plus correctes, le retour d'une affection qui, sans cela, se produirait infailliblement dès que le sujet recommencerait, en faisant de nouveau usage de sa voix, à suivre les mêmes errements que par le passé. Croit-on sérieusement que le professeur pourrait avoir la moindre influence, dans cet ordre d'idée, s'il ne connaît pas à fond la physiologie de la phonation et s'il n'est pas capable de l'enseigner à ses élèves?

Nous n'avons que l'embarras du choix pour trouver des exemples à l'appui de ce que nous venons d'avancer et nous pouvons les choisir dans le domaine du fonctionnement de la soufflerie, des appareils de vibration, ou de ceux de résonance.

Pour ce qui concerne la soufflerie, ne vous ai-je pas démontré tous les avantages de la respiration diaphragmatique et les inconvénients de la respiration claviculaire, aussi bien au point de vue de la perfection du chant, qu'au point de vue de la santé des organes de la phonation et de la santé générale ; de ces notions, n'avons-nous pas tiré des conclusions pratiques pour l'enseignement, puisque vous avez appris les avantages que l'on peut recueillir de l'emploi méthodique et rationnel de la spirométrie et du pneumographe. Je vous ai fourni tout un plan d'exercices respiratoires rationnels, que vous pouvez appliquer ou faire appliquer aux élèves et qui ont pour le chanteur une importance primordiale.

La connaissance et la compréhension du mécanisme des registres, l'examen, sous le laryngoscope, du mode de production des sons et de la production des registres, vous permet de vous rendre compte (ce qui est souvent impossible avec l'aide de la seule oreille), si les registres sont correctement employés, s'ils ne sont pas forcés vers le haut. Ces notions et ces moyens vous permettront d'apprécier exactement la nature des voix, en observant directement le mécanisme par lequel les notes sont produites, de vous pénétrer de la réalité de certains moyens vocaux, tels que le petit registre, qui sont presque ignorés de tous, d'assurer très rapidement et très sûrement la pose de la voix.

N'est-ce pas la connaissance exacte des mécanismes présidant à la résonance, tels que je vous les ai déjà expliqués, qui vous permettra de comprendre et de vous pénétrer des inconvénients que peuvent avoir l'absolue fixation ou l'abaissement du larynx, méthodes auxquelles vous auriez pu être conduits par des considérations d'un autre ordre.

Je pense que ces exemples vous montrent, d'une façon suffisamment probante, le lien indissoluble qui existe entre la connaissance du mode de fonctionnement des organes de la voix, la perfection dans leur usage, au point de vue de l'hygiène comme au point de vue esthétique, et la thérapeutique, qui, pour guérir les états pathologiques déjà établis, devra s'adresser en même temps aux remèdes et à la transformation rationnelle des méthodes défectueuses de fonctionnement. Ces méthodes vicieuses n'ont-elles pas, en effet, contribué, le plus souvent, pour une large part, au développement de ces états pathologiques ou tout au moins ne contribuent-elles pas à les entretenir?

Je veux enfin insister sur l'importance que présente, au point de vue des progrès des méthodes d'enseignement, la connaissance des notions scientifiques.

Ces connaissances nous permettent seules de créer un langage scientifique et précis, condition essentielle de la fixation et de la transmission des progrès acquis, c'est-à-dire de l'enseignement; sans elles, le chant devient un art dépourvu de base solide, de passé, comme d'avenir. En effet, le professeur qui, par bonheur, par hasard, peut-on dire, chante bien, se bornera à conseiller à ses élèves de l'imiter, sans pouvoir leur révéler le secret des mécanismes qui ont chez lui si bien réussi, parce qu'il est incapable de les analyser.

Enseigner par la seule méthode de l'imitation, est aussi puéril que de prétendre former des mécaniciens, capables de fabriquer une locomotive, en faisant assister un groupe de jeune gens, si bien doués que vous les supposiez, dépourvus de connaissances préalables de mathématique ou de mécanique, au montage d'une machine dont les pièces sont préparées ; ou de confier la direction d'une locomotive à un ignorant, qui aurait seulement vu cet instrument fonctionner.

Assurément, c'est surtout la physiologie du larynx que vous devez connaître, mais l'étude préalable de l'anatomie vous est indispensable pour bien comprendre la physiologie ; de plus, pour que vous puissiez arriver à faire avec fruit, vous-mêmes, pendant leur fonctionnement, l'examen des organes de la phonation, il est nécessaire que vous connaissiez leurs dispositions anatomiques.

Je terminerai, en vous montrant, par quelques exemples, combien il est plus avantageux et plus fécond de substituer l'enseignement rationnel et logique à l'enseignement par imitation.

Prenons, par exemple, la respiration dans le chant. Un professeur, respirant correctement sans avoir approfondi le mécanisme par lequel il respire, sans connaître les ressources de la spirométrie, du pneumographe, dira simplement à ses élèves : respirez comme moi ; il ne s'inquiétera pas davantage de la façon dont les mouvements respiratoires sont exécutés, et il arrivera souvent que ses élèves, les femmes surtout, continueront à respirer par le type claviculaire. Bien plus, ainsi que je vous le disais tout à l'heure, j'ai vu des professeurs (femmes) enseigner à leurs élèves (qui d'ailleurs ne l'employaient pas) la respiration diaphragmatique, parce qu'elle leur paraissait, pour des raisons théoriques, être la meilleure, et continuer, elles-mêmes, imperturbablement, sans s'en douter, à respirer par le haut de la poitrine. Tous ces maîtres eussent été fort en peine d'expliquer et de démontrer à leurs élèves en quoi leur respiration était défectueuse et d'instituer des exercices rationnels pour la transformer.

Pour vous pénétrer des avantages que donne au professeur l'habitude du maniement du laryngoscope et de l'examen du larynx pendant le chant, je n'aurais qu'à vous répéter ce que je vous disais, il y a quelques instants, à propos des registres. Un exemple topique vous montrera combien l'enseignement scientifique et rationnel est supérieur à l'enseignement par imitation.

Un bon chanteur, quel que soit le type de voix qu'il possède, et le fait s'observe surtout chez les basses et les barytons, aura tellement bien fondu les registres dans sa voix, qu'il sera souvent porté à nier leur existence, même pour les voix des autres; il se contentera de dire à ses élèves de l'imiter. Méconnaissant l'existence des registres, dont il lui serait si facile de constater la réalité et les limites, par l'examen laryngoscopique, pendant le chant, il n'essaiera pas de les fondre, de boucher les trous qui les séparent et il laissera les élèves perdre leur voix, en forçant les registres vers le haut, tandis qu'il aurait dû leur apprendre à changer de mécanisme, au moment opportun.

Je suis très disposé à le reconnaître, nos connaissances sur la physiologie du larynx sont encore imparfaites, seraient-elles beaucoup plus avancées que cela ne vous servirait pas d'ailleurs à grand'chose. Il importe peu, en effet, que vous sachiez avec précision si tel ou tel muscle fonctionne et de quelle façon précise il fonctionne dans la production du mécanisme correspondant à tel ou tel registre ; il suffit que vous connaissiez bien la position que prend le larynx dans les différents registres. Si, par exemple, vous voulez révéler à vos élèves ou profiter pour vous-même des ressources du petit registre, vous faites chanter, en observant le larynx de l'élève au laryngoscope, ou bien vous examinez vous-même votre propre larynx, pendant que vous chantez, jusqu'à ce que l'organe se soit mis dans la position convenable; il ne vous reste plus qu'à fixer ensuite par l'exercice, le mécanisme ainsi acquis. Vous vous rendrez compte de la même manière si une note donnée correspond à un registre inférieur ou supérieur, ce que l'oreille peut être impuissante à vous apprendre, lorsque les registres sont bien fondus, dans les voix de femmes très cultivées, par exemple; et comme vous savez qu'il y a toujours inconvénient pour l'hygiène et l'avenir de la voix, à trop forcer un registre vers le haut, malgré l'absence d'efforts apparents, vous ferez, sous l'œil, chanter cette note, en employant un mécanisme différent, s'il y a lieu, et ferez prendre à l'élève l'habitude de toujours chanter ainsi.

Je pourrais tirer des exemples analogues du mode de fonctionnement et de l'éducation des organes de résonance, mais je pense que cela est superflu et que j'ai pu arriver à vous convaincre.

DÉMONSTRATIONS ET EXERCICES PRATIQUES

Récapitulation des démonstrations et exercices pratiques faits pendant la durée du cours.

Expériences de physique, démonstrations anatomiques et physiologiques, examen au laryngoscope, démonstration du massage de la gorge, etc., etc.

INDEX ALPHABÉTIQUE

Abaissement du larynx. 108
Ablutions. 252
Absinthe. 333
Acoustique. 350
Age. 356
Alcool. 329
Aliments. 319
Amygdales. 84
Amygdales (maladies des). 390
Anches. 22
Aryténo-épiglottiques (replis). 65
Aryténoïdes (cartilages). 63
Aryténoïdien (action du muscle). 75
Attaque du son. 196
Autolaryngoscopie. 91

Bains. 252
Bains de gorge. 283
Bains de pieds. 282
Basse. 123
Behnke. 5, 110, 191, 199, 201, 206, 218, 221, 224, 231
Bicyclette. 287
Boissons. 328
Bouche. 84, 111
Bouffé. 342
Braun (Michel). 369, 268
Bronches. 32

Browne (Lennox). 5, 110, 191, 198, 200, 206, 218, 221, 224, 231
Café. 337
Capacité respiratoire. 171
Castex. 415
Chant. 25
Chauffage. 241
Chocolat. 337
Circulatoire (appareil). 352
Circulatoire (maladies de l'appareil). 426
Climat. 244
Cloches vibrantes. 8
Coca. 339
Comparaison du larynx avec les instruments de musique. 149
Comparaison de la parole avec le chant. 160
Condiments. 327
Consonnes. 114, 159
Contrebasse (registre de). 122
Cordes vocales inférieures. 69
— vocales supérieures. 67
— tendues (vibration des). 9
Cornets du nez. 85
Corset. 187, 301
Coryza aigu. 365
— chronique. 374

INDEX ALPHABÉTIQUE

Cri. 25
Crico-aryténoïdien latéral (action du). 75, 97
Crico-aryténoïdien postérieur (action du). 73, 87, 97
Cricoïde (cartilage). 60
Crico-thyroïdien. 78, 97
Coup de glotte. 197

Despretz. 16
Diapason. 8
Diaphragme. 43, 51
Difformités. 361
Division des voix. 100, 144
Douches. 260
Douche externe de la gorge. 261

Eclairage. 243
Echo. 13
Electricité. 279, 416
Ellis. 161
Epiglotte. 64, 84
Escrime. 249, 286
Exercices généraux. 285
— de résonance. 221
— respiratoires. 191
— spéciaux. 285
Expiration. 47

Fards. 289
Faure. 139
Fausset. 130
Femmes (maladies des). 428
Fente de la glotte. 67
Fermés (sons). 118
Ferrein. 92
Flexibilité. 199
Flûtes. 22
Filtres. 335
Fosses nasales. 85, 115
Freudenthal. 374, 415

Garcia. 89, 140
Glissement. 198
Gruetzner. 134
Gymnastique. 287

Habitation (hygiène de l'). 235
Harmoniques. 17
Hauteur du son. 15, 103
Helmholtz. 19, 20, 28, 105

Image laryngoscopique. 91
Inspiration. 47
Intensité du son. 14, 103
Instruments à anches. 22
— à bocal. 23
— à cordes. 21

Kellgren. 272, 422, 440
Kola. 342

Lablache. 139
Laker. 268
Langues musicales. 162, 230
Laryngite aiguë. 404
— chronique. 411
Laryngoscopie. 89
Larynx (anatomie du). 59
— (maladies du). 404, 423
Liquides organiques. 342
Limites de la voix. 99
Lobule pulmonaire. 32
Luette. 84
— (maladies de la). 389
Lutte vocale. 165, 197

Malformations. 361
Maîtrises. 140, 442
Maladies générales (influence des). 423
Malibran (La). 89, 140
Mandl. 165, 197
Massage externe du larynx. 407

INDEX ALPHABÉTIQUE

Massage externe de la gorge. 260, 266-279
Massage interne du larynx. 419
Massage vibratoire du nez. 368
— — du pharynx. 387
— du nerf facial. 410
Maté. 338
Maurel. 447
Médium. 126, 212
Metschnikoff. 392
Michael. 415
Mouvements du larynx. 109
Mue de la voix. 139
Müller. 93
Muscles expirateurs. 55
— inspirateurs. 55

Nerveux (maladies du système). 428
Nervosité. 347
Nez (maladies du). 365, 379
Nodules des chanteurs. 423

Oreille (rapports avec le larynx. 154
Ouverts (sons). 110

Parenchyme pulmonaire. 32
Parfums. 293
Parole. 25
Pharyngite aiguë. 380
Pharyngite chronique. 383
Pharynx. 82, 107
— (maladies du). 380, 388
Phénomènes chimiques de la respiration. 34
Phénomènes mécaniques de la respiration. 37
Piliers du voile du palais. 84
Plèvre. 45
Plantes. 240
Pneumographe. 189

Polypes du larynx. 422
Pommades. 293
Pomme d'Adam. 62
Position. 231
Poudres. 289
Poumons (maladies des). 425
— (résonance des). 105
Profession. 251
Propagation du son. 9

Race. 356
Rameau. 17
Réflexion du son. 12
Registres. 119, 202-220
Registre épais. 125, 212
— mince. 129, 212
— (petit). 131, 212
— de poitrine. 211
— de tête. 211
Reins (maladies des). 356
Résidence. 244
Résonance. 19, 220
— (physiologie des organes de). 103
Résonateurs. 19
Respirateurs. 170
Respiration buccale. 168
— claviculaire. 58
— diaphragmatique. 56
— latérale. 58
— nasale. 168

Santé générale (influence du chant sur la). 359
Santorini (cartilages de) 64
Schoppe. 260
Sexe. 355
Sinus. 85
Son fondamental. 17
Sons accessoires. 17
Soufflerie. 26, 28
Spiromètre. 171
Sterno-thyroïdien (muscle). 79

464   INDEX ALPHABÉTIQUE

Suggestion.	349	Tuyaux.	21
		Types respiratoires.	56, 176
Tabac.	348		
Teintures.	292	Végétations adénoïdes.	391
Tessiture.	121	Ventricules de Morgagni.	67
Thé.	338		107, 138
Thyro-aryténoïdien (action du muscle).	77, 98	Vestibule de la glotte.	65
		Vêtement (hygiène du).	294
Thyro-hyoïdien.	79	Viardot (Mme).	89, 140
Thyroïde (cartilage).	61	Vieillissement de la voix.	142
Timbre du son.	16, 104	Vocables.	113
Ton absolu.	158	Voile du palais.	84, 115, 388
— relatif.	158	Voix blanche.	110
Trac.	348	— claire.	110
Trachée.	29, 106	— mixte.	218
Transformations du larynx	137	— sombrée.	110
Tube digestif (maladies du)	427	Voyelles.	111, 159

ÉVREUX, IMPRIMERIE DE CHARLES HÉRISSEY

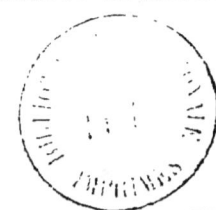

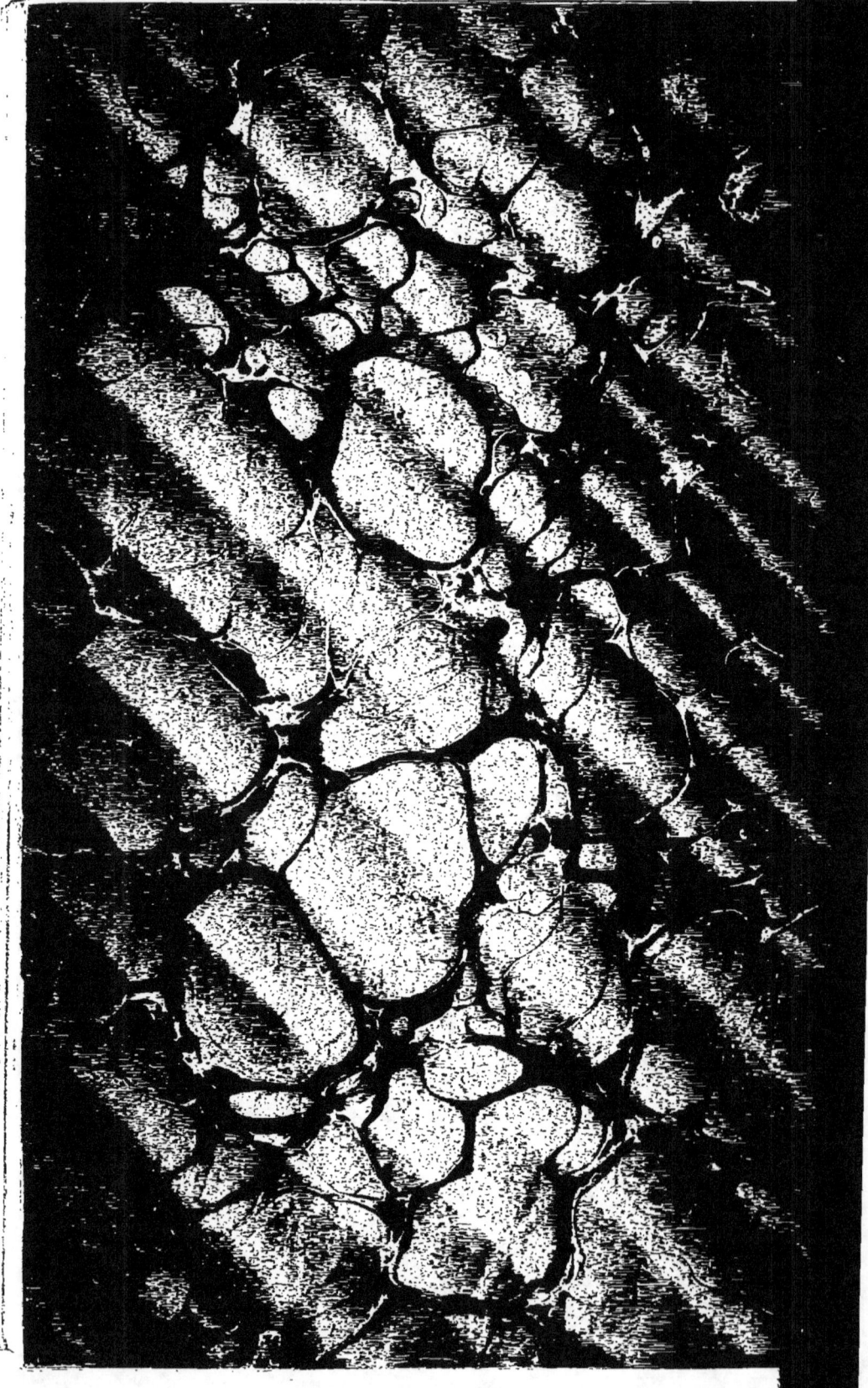

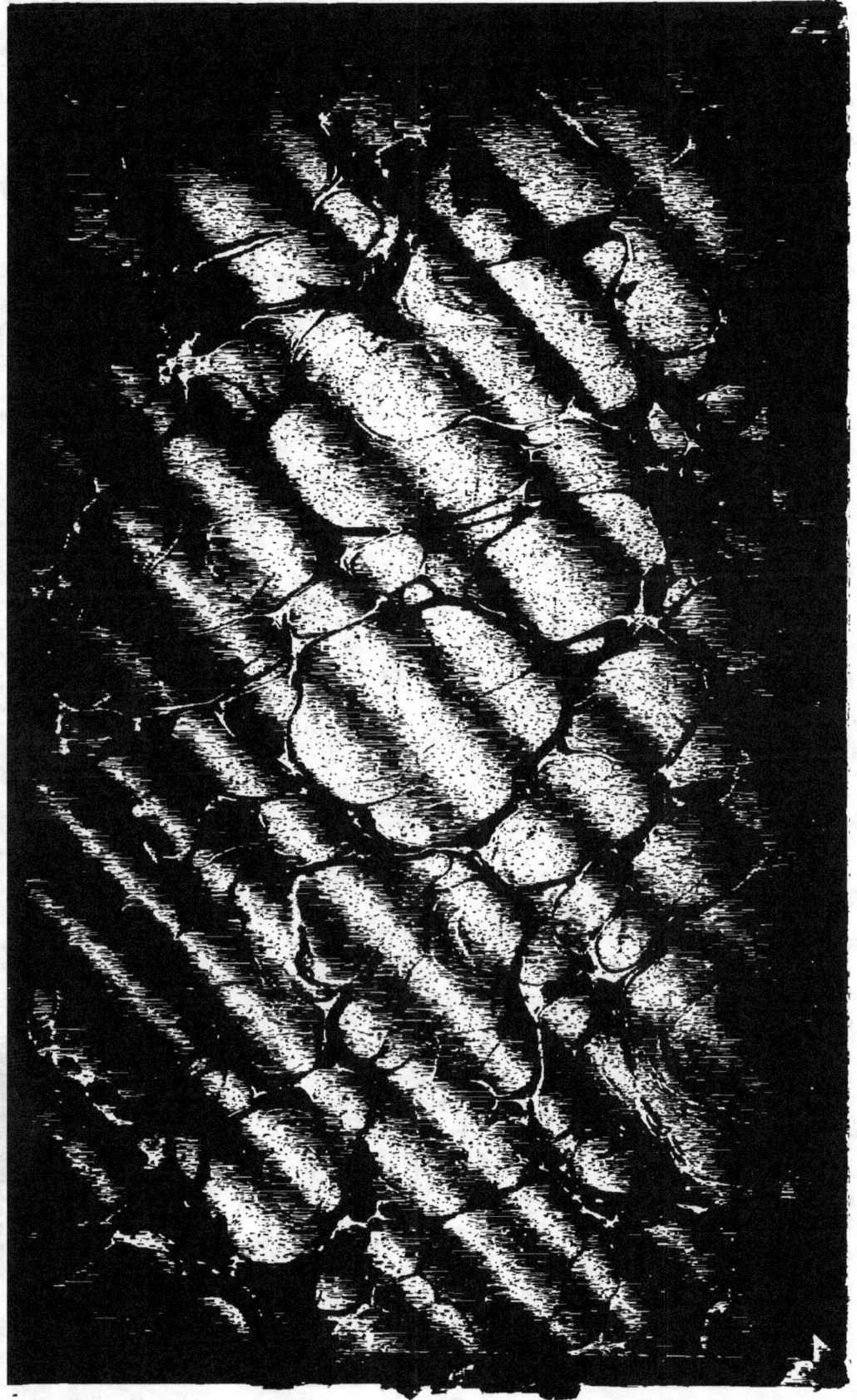

www.ingramcontent.com/pod-product-compliance
Lightning Source LLC
Chambersburg PA
CBHW072213240426
43670CB00038B/1041